"十四五"国家重点出版物出版规划项目

机器人关节外科手术学

Robotic Joint Surgery

主编

李慧武　何　超

主审

王坤正　朱振安

上海科学技术出版社

图书在版编目（ＣＩＰ）数据

机器人关节外科手术学 / 李慧武，何超主编. -- 上
海 ：上海科学技术出版社，2025.1
ISBN 978-7-5478-6652-8

Ⅰ．①机… Ⅱ．①李… ②何… Ⅲ．①机器人技术－
应用－关节－外科手术 Ⅳ．①R687.4

中国国家版本馆CIP数据核字（2024）第099286号

机器人关节外科手术学
主编 李慧武 何 超
主审 王坤正 朱振安

上海世纪出版（集团）有限公司
上海科学技术出版社 出版、发行
（上海市闵行区号景路159弄A座9F-10F）
邮政编码201101 www.sstp.cn
浙江新华印刷技术有限公司印刷
开本 889×1194 1/16 印张 17.5
字数 450千字
2025年1月第1版 2025年1月第1次印刷
ISBN 978-7-5478-6652-8 / R·3025
定价：168.00元

本书如有缺页、错装或坏损等严重质量问题，请向印刷厂联系调换

内容提要

近年来，随着人工智能和机器人技术的迅猛发展，机器人辅助的关节外科手术已经成为现代骨科的重要新兴领域。本书是编者团队集各学科之力，对该领域的技术认知、学科思考和临床手术经验进行梳理、归纳、总结而成的优秀著作。

本书全面而深入地介绍了机器人辅助关节置换手术的基本原理、手术技术和临床应用，详细阐述了从术前规划、手术执行到术后评估的全流程，并对手术机器人存在的问题和未来的发展做了精彩论述，为骨科同道提供了一个系统把握手术机器人新理念的学习途径。

本书可以作为骨科医生及医学科研和工程技术人员等专业人士的案头参考书。

编者名单

主　　编　李慧武　何　超

主　　审　王坤正　朱振安

副 主 编　吴海山　葛　亮　黄　伟　杨　柳　柴　伟

特邀编者（按姓氏笔画排序）

马建兵　毛远青　田　华　史勇红　孙　立　严孟宁

李　川　杨　佩　杨　健　吴浩波　何　锐　宋　红

张　瑗　张国强　张晓岗　张海宁　陈云苏　林　进

姚德民　钱文伟　徐永胜　谢　杰

编　　者（按姓氏笔画排序）

于德刚　王　炜　王　燎　孔柯瑜　孔祥朋　田　润

白全海　许中华　李　涛　李中正　李自汉　李海峰

张子安　张经纬　陈鸣之　努尔艾力江·玉山

赵旻暐　胡　斌　胡越皓　常永云　翟赞京　熊麟霏

秘　　书　乔　桦　金明昊

序 一

21 世纪的医学，正在全面迈入数字化、智能化、精准化、微创化的时代，传统外科手术正在互联网、大数据、人工智能、机器人等新概念、新技术的引导下快速改变着面貌，新型诊疗装备和器材不断涌现。而医工结合的产学研协同创新，将使各种新理念、新技术不断萌生并落地转化，迅速成为改善临床治疗局面、造福患者和社会的康庄之路。人类医学史上的许多里程碑式革命，如生物材料、增材制造、计算机辅助导航等技术的临床应用，都充分体现了医工结合创新的重要性和无穷的生命力。对身处当下这一变革年代的医学工作者来说，重视创新、投身创新、善于创新，已成为比既往历史上任何阶段都要紧迫的意识和要求。

外科手术机器人就是当今医学领域最重要的创新热点之一。手术机器人的出现，不仅改变了千百年来外科治疗的传统观念，更对人工关节置换这类初臻成熟的年轻学科带来了跨越式发展的机遇。围绕着手术机器人的基础研究、装备开发、假体设计、精准手术等一系列工作，都成为世界各国竞相角逐的领域，也在不同程度上对各国未来的医学水平提高起到了标杆式的影响。实践反复告诉我们，关键核心技术是要不来、买不来、讨不来的，只有创新才能自强、才能自立，要坚定不移走自主创新道路，把创新发展主动权牢牢掌握在自己手中。因此，开展国人自主的手术机器人创新，既是时代对我们的要求，也是这一代中国医学工作者义不容辞的使命。

有鉴于此，国内一批医、工、研、企工作者，围绕着中国人髋、膝关节置换的微创化、智能化和普惠化目标，开展了艰苦细致的底层攻关，并研制出性能优良的国产化关节手术机器人装备。在这一创新过程中，他们获取了第一手的技术认知、学科思考和临床手术经验，集合各学科之力，完成了《机器人关节外科手术学》这部学术专著。这是我国在该领域的第一部系统阐述关节手术机器人历史发展脉络、技术模块、手术操作，乃至手术相关的伦理学、卫生经济学等问题的综合性著作，对于我国临床医务人员、医学科研和工程技术人员及国家有关部门人士理性、全面地看待这一新兴技术，提供了很大的参考价值。

相信这部著作的问世，如同机器人创新研发一样，将启迪更多的科技人员投身医学创新的伟业，坚持临床导向，围绕着患者最迫切实际的需要，加快突破和普及外科领域的更多关键核心技术。我很高兴能看到这样的创新努力正在蔚然成风，医工跨界人才必将大量涌现，因此欣然记述，是为序。

戴尅戎

上海交通大学医学院附属第九人民医院

中国工程院院士

2024 年 5 月

序 二

近年来，随着人工智能和机器人技术的迅猛发展，机器人辅助的关节外科手术已经成为现代骨科的重要新兴版块。机器人技术的应用，有助于克服传统关节外科手术的诸多局限，大大降低医生的肢体抖动、生理疲劳、手眼协同差异、操作经验高低对关节置换精准性的影响，其术中的人为误差和手术风险也得到显著改善，有助于患者的满意度提升。

与欧美关节手术机器人快速普及形成鲜明对照的是，我国骨科界在这一领域尚处在初步接触、尝试摸索阶段，大多数国内同道对机器人的基本概念、机器人关节置换术的操作以及相关的围手术问题的认识，都还处在一个比较早期的欠成熟阶段。因此，开展机器人关节手术的全面系统性教育，帮助各级医务人员正确认识这一新技术的方方面面，熟练掌握关节置换机器人的操控技能，开展高质量的本土学术研究，继而进军新一代手术机器人的研发，都具有非常重要而深远的意义。

李慧武教授等人主编的这部《机器人关节外科手术学》全面而深入地介绍了机器人辅助的关节置换手术的基本原理、手术技术和临床应用，详细阐述了从术前规划、手术执行到术后评估的全流程，并对机器人存在的问题和未来的发展做了精彩论述，为骨科同道提供了一个系统把握机器人新理念的学习途径。相信这部著作能够成为中国骨科医生、医学生和相关专业人士的案头参考书，为他们开展相关新技术或投身相关领域的科研、教学提供宝贵帮助，最终造福中国万千患者。

在医学科技日新月异的时代下，我们呼唤更多像《机器人关节外科手术学》这类题材的著作不断问世，为中国骨科医生提供更丰富的知识和信息，并为尽快缩小我国骨科与全球最前沿技术的差距，提供源源不断的动力。

祝大家开卷获益。

王坤正

中华医学会骨科学分会候任主任委员

中国医师协会骨科医师分会副会长

西安交通大学医学部关节外科中心主任

2024 年 5 月

前　言

在数字化医疗的新纪元，机器人辅助的关节外科手术已成为现代骨科的一项重要创新技术。这个领域的迅猛发展见证了人工智能和机器人技术对传统关节外科手术的革新与冲击。为了及时介绍手术机器人最新的理论、技术及其在关节外科的临床应用，我们特别邀请国内骨关节外科及机器人领域的专家学者，共同编撰了《机器人关节外科手术学》一书，旨在为相关领域从业者提供一份较为系统的参阅材料，以期各位能够从中获益，共同进步。

关节手术机器人在欧美等地已进入迅速推广普及阶段，我国关节手术机器人研发虽然起步较晚，但近年来在国家相关政策的引导和支持下，国产关节手术机器人发展迅速。在这一新技术面前，国内同道对手术机器人的基本概念、技术原理、机器人辅助关节置换术的操作流程等的认识与了解尚不充分。因此，我们急需一部对关节手术机器人的基本理论、手术技术及其临床应用进行系统化介绍的专著，以帮助更多的关节外科医生、医疗机器人相关从业者充分认识与了解关节手术机器人，从而推动我国关节手术机器人技术的创新研究、技术转化及临床应用。

本书尽可能全面且深入地介绍了机器人辅助关节置换手术的基本原理、手术技术和临床应用。从手术机器人工作原理、适用条件、术前规划、术中执行、术后评估到具体病例分享，我们详细阐述了整个流程，并对机器人技术存在的问题和未来趋势进行了简要概述。本书配以大量的手术图片，阐述机器人辅助关节置换手术的操作方法和技巧，从而让读者更形象、更直观、更全面地理解文字内容，汲取作者的经验。我们相信，这部著作将为骨科同仁提供一个系统了解机器人辅助关节手术新理念的学习途径。我们期待这部著作能够成为中国关节外科医生、骨科医学生和相关专业人士的案头参考书，为他们在这一领域进行科学探索和实际应用提供帮助，最终惠及广大患者。

本书的完成离不开各位编委专家及其团队成员的鼎力支持和通力协作。手术机器人技术的发展日新月异，虽然在本书的编写过程中我们力求与时俱进，但由于编者水平所限，书中内容难免存在疏漏和不当之处，敬请各位读者批评指正。同时，我们也殷切期盼更多关于手术机器人和数字化智能医疗相关的著作问世，为医疗从业者提供充实而系统的知识与信息。

李慧武

上海交通大学医学院附属第九人民医院骨科

2024 年 4 月

目 录

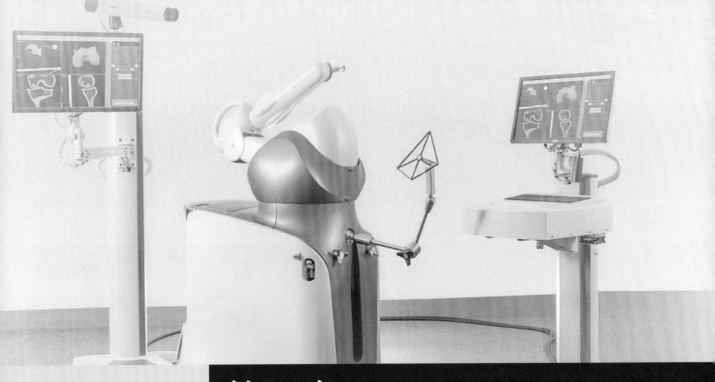

第一章

关节手术机器人的发展和展望

第一节　概　述

步入 21 世纪以来，医学进入精准化、个性化、数字化的新时代，世界各国的健康管理模式也在经历着前所未有的深刻变革。在这一背景下，以手术机器人为代表的智慧医疗解决方案正在快速地走向临床，辅助乃至取代了千百年来由医务人员徒手实施的很多工作[1]。

什么是"机器人"（robot）？"robot"这个词来自捷克语"robota"，原意是"奴役、劳力"。1920 年，它被剧作家卡雷尔·恰佩克（Karel Čapek）用来引申指代一种能够独立完成某项工作的机器，并写进了他的剧本《罗素姆万能机器人》（Rossum's Universal Robots）。"robot"这个词，在 20 世纪很快就有了多重使用和发展，其拟人化的意味也越来越重（图 1-1-1）。1941 年，美国著名科幻作家阿西莫夫（Issac Asimov）在其短篇小说集《我，机器人》（I, Robot）中，提出了著名的"机器人三原则"：① 机器人不得伤害人类，或坐视人类受到伤害；② 机器人须服从人类的命令，除非该命令与第一原则相违背；③ 机器人应保护自己，除非与第一或第二原则相违背。这个著名的三原则，将在日后的医疗手术机器人发展中得到体现，并引发更加深刻的伦理问题。

几千年来，人类对于发明一个长得像自己，也能像人一样劳动生产或休闲娱乐的机器，始终有着不辍的兴趣。东西方历史上都曾出现过许多人形机械，或类似的自动化装置的构思。20 世纪 50 年代，美国人德沃尔（Devol）发明了现代历史上第一种工业机器人"Unimate"（图 1-1-2），并获得专利。虽然第一代 Unimate 机器人销量惨淡，几乎无人问津，但它很快就在后续迭代下，用于现代大工业化生产，继而开启

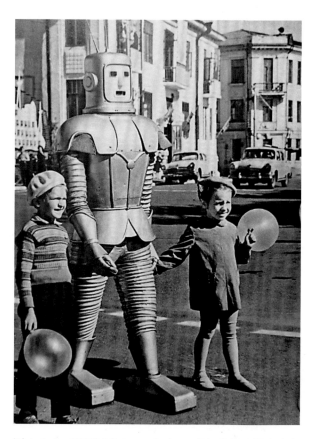

图 1-1-1　"机器人"（robot）在 20 世纪获得了爆发式发展，这一概念也逐渐深入人心。这是 1967 年苏联阿尔汉格尔斯克的街头，一位马戏团演员扮演的机器人携儿童之手穿过马路的场景，标志着人类对于机器人的憧憬（图片来源：LCDM/UIG via Getty Images）

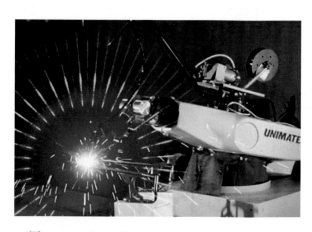

图 1-1-2　世界上第一种工业机器人"Unimate"

了制造业自动化、无人化的先河。随后，"机器人"这一概念也进入了外科治疗领域。1985年4月11日，人类史上第一台投入实战的手术机器人PUMA 200[2]（Programmable Universal Manipulation Arm，美国Westinghouse Electric公司）（图1-1-3），与当时尚属高科技的CT一起配合，在美国加利福尼亚州成功完成了一例颅脑外科的定位活检操作。PUMA 200原是工业机器人，本身已具备一定的自控能力，当时术者为防备手术中出现各种意外，特意将机械臂约束在固定的位置，并拆除了机器人自带的动力，在医生完全控制下进针。三年后，这套系统又被用于前列腺切除手术，同样显示出较高的操作精确性，进而又发展为商业化的PROBOT手术机器人系统（1991年4月，伦敦帝国理工学院）。

进入20世纪90年代以后，美国国家航空航天局（NASA）和Ames研究中心共同展开了电控手术操作（tele-surgery）的开发[3]，为AESOP手术机器人（Automated Endoscopic System for Optimal Positioning，美国Computer Motion公司）[4]的出现奠定了基础。这种机器人提供了清晰的手术视野观察，可通过电控机械臂进行操作，解决了医生在传统内镜手术中的疲劳、抖动等问题。2001年，这一成熟的电控技术，连同先进的机械臂、内镜等共同构成了"宙斯"（Zeus）手术机器人系统，以及之后的"达芬奇"（Da Vinci）手术机器人系统（美国Intuitive Surgical公司）（图1-1-4）。

"达芬奇"手术机器人系统是在21世纪初设计定型的，拥有4个具备七自由度的机械臂、10倍的影像放大率和抖动过滤能力，获批上市后，被广泛应用于泌尿、妇科、心血管和普外科各类手术，积累了大量的观察文献和手术过程数据[5-7]。实践表明，机器人辅助下实施的经尿路前列腺切除术，时间可由传统手术的1小时最大缩短至5分钟。在2002年，美国的前列腺切除术还只有1%是用机器人辅助进行的，而到了2014年，全美89%的前列腺切除术都已采用机器人实施。因此，在这一新技术风起云涌的时代，正确认识、理解并驾驭手术机器人技术，已经成为外科医生在不远的将来的一门必修功课。

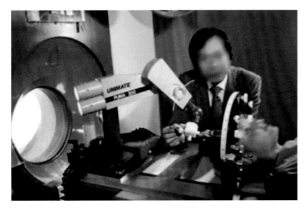

图1-1-3　世界上第一台外科手术机器人"PUMA 200"，成功实现颅内穿刺定位

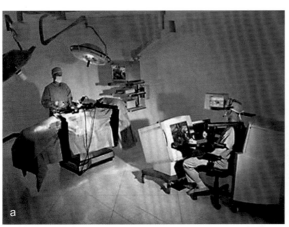
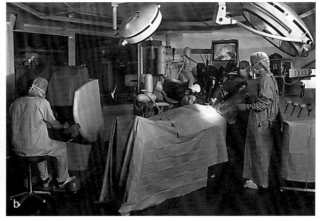

图1-1-4　a. 早期的"宙斯"手术机器人系统。b. 由"宙斯"进一步发展而来的"达芬奇"手术机器人系统，这是它的初期版本及手术场景

不同学科领域的手术机器人，按其设计理念可分为多种类型。首先，从手术机器人的智能程度和工作方式上来看，有被动型（passive）、半主动型（semi-active）、主动型（active）之分（图 1-1-5）。被动型机器人完全受医生的支配，协助医生完成手术中的某项操作；主动型装置则可不必加以干预，独立完成某些手术动作；半主动型装置需要医生的操作，但在操作过程中能够为术者提供各种实时反馈，以提高操作的精确性和安全性，故这类装置又被称作"反馈触控"（haptic）系统。例如，在进行穿刺置钉或截骨操作的时候，机器人通过声学（例如蜂鸣报警）、光学（屏幕上的灯光或颜色变化）或触觉（例如震动）等类型的提示，警示术者将出现某种危险或已处于某种风险状态，提醒术者及时调整操作。这些基于实时采集的信息和数据计算而生成的警示信息，相较于医生的主观判断更加稳定、可靠。半主动装置还可对手术器械的工作进行某种程度的干预，如在锐利手术器械即将突破操作安全范围时，机器人将自动暂停器械的运转，阻止医源性损伤发生。

手术机器人也可按人机互动和定位方式，分为影像依赖型和非影像依赖型两大类。前者需在术前获得患者的 CT、MRI 资料，通过机器人的软件转化为 3D 模型，帮助术者在术前预判手术切除的范围、内植物的安放，乃至预见术后效果[8]。此种类型的机器人在当下临床上应用最为广泛，缺点是需要患者进行较大范围的影像扫描，付出额外的检查费用，以及接受 X 线照射。非影像型的机器人定位系统，可以在手术中实时进行解剖测量和定位，无需术前靡费时间，但其精确度可能受制于术中定位标志安放的准确性。

按照产品兼容能力，手术机器人可分为"开放平台式"和"封闭平台式"。"封闭平台式"机器人只与某种特定类型的植入物或手术器械绑定，不兼容其他来源的产品；而"开放平台式"机器人则与各种内固定器械或植入假体相兼容

（这类机器人系统的软件中存有多家公司的产品信息）。此两种机器人平台各有利弊，"开放平台式"机器人显得更加多能化、适应不同厂家的产品，但其内含的多种产品的信息势必无法做到完整精确；而"封闭平台式"机器人，对与之绑定的假体/内植物产品达到了完全彻底的设计匹配，在位置判断、手术方案设计上的精密程度，是"开放平台式"机器人所远不及的。当下，各厂家在开发手术机器人时，会对其开放兼容性做技术、商业等多方面的平衡取舍，选择合适的技术方案。

近年来，随着 5G、光纤通信的发展，远程操控型（tele-operated）手术机器人也开始进入临床应用（图 1-1-5），术者可在千里之外操控手术机器人，为患者实施当地医疗水平所不能及的复杂手术，使医疗救治突破地理、交通、特殊条件的制约，造福边远地区及海岛、远洋、灾害环境下的患者。例如，在军队医院船上装备的腹腔手术机器人，可在战争行动中由后方专家实施重大手术，无需将患者进行长途转运，贻误治疗时机。再如，我国近年来开展的 5G 条件下，由医学发达地区专家为边疆患者实施的肿瘤根治术，都昭示着外科机器人技术为医学带来的重大

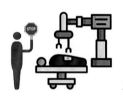

主动式（active）

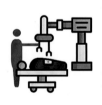

被动式（passive）与
半主动式（semi-active）

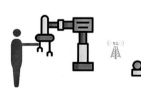

远程操控式
（tele-operated）

图 1-1-5　当前手术机器人按控制模式的分类

变革。远程操控型手术机器人对网络类型、信号传输稳定性等电信设施的要求极高，普及难度较大，相应的技术风险和伦理风险也需要接受深入的论证[9]。

出于医学的特殊性，机器人在外科手术中的应用仍是相对审慎、保守的。美国加利福尼亚州大学罗格·博恩（Roger Bohn）曾针对人类各个产业的基本发展规律，提出了一个"五段论"看法（图1-1-6）。无论是采矿、农业、军工、生活服务还是医疗产业，在其发展的萌芽阶段，该产业的开展必须依赖在这一领域掌握独门技艺的"专家"——此乃第一阶段；之后，人们开始从实践中提炼出共性规律，并开发出该产业所需的一些生产工具——这是第二阶段；再往后，人

们发展出一整套从事该产业所需遵循的"标准流程和样板"——这是第三阶段，在这一阶段，普通人在经过标准化培训后就能从事这一产业的工作；接下来就是各项操作的自动化——此为第四阶段；最后则是计算机和人工智能的加入，使得这一产业无需人力也可实现运转——这是第五阶段。例如，现代已经广泛应用的民航客机自动驾驶科技，可以根据气流、气压、飞行高度、飞机重量分布等繁多的参数，来计算选择最佳的飞行动作，使得驾驶飞机这一技能已经发展到了接近第五阶段的状态。而在外科手术领域，学界公认当下还只处在第三阶段，前路还很漫长，充满各种争议，但也意味着还有更多的新事物等待外科医生探索。

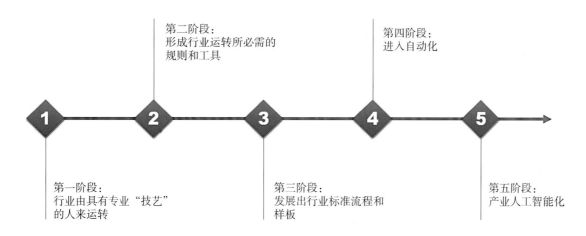

图1-1-6　人类社会各产业发展的"五段论"：手术机器人目前尚处于发展的第三阶段

第二节　骨科手术机器人的发展

2020年以来，全球80亿人口中的95%都生活在发展中国家；西方战后婴儿潮中出生的那批人口，现在基本已经跨过65岁的关口，进入老龄阶段。中国的情况更加复杂：中国的劳动年龄人口已在2011年达到峰值，随后进入负

增长，2011—2022年间以0.14%的速度逐年减少。与此同时，非劳动年龄人口则以年均1.65%的速度增长。按国际惯例，一个国家的人口老龄化率一旦超过7%，就标志着进入了轻度老龄化社会，超过14%标志着进入了中度老龄化社会，

超过 21% 则标志着进入了重度老龄化社会。而根据中国的实际人口数据，我国 65 岁及以上人口比重（即老龄化率）在 2000 年就达到了 7%；2021 年已达 14.2%，进入中度老龄化社会。预计 2030 年老龄化率将达 21%，进入重度老龄化社会。而老龄化带来的关节退变、脊柱退变、老年骨折等，其发生率必将加速提升，亟待更多的高性价比治疗技术。与此同时，与快速增长的人口（特别是老龄化人口）相伴的，是数量相对不足的外科医务人员。因此，任何新生的技术，能够替代或承担医生日常的诊疗、手术操作的，也将必定成为一个显著趋势。

在骨科各个专业领域，对于人工关节置换、脊柱固定、脊髓神经减压这些患者基数庞大，但具备一定技术门槛的手术，如何开发新的方法，去帮助欠发达地区的医生快速掌握手术技巧，克服那些充满挑战的技术步骤[10]（如复杂畸形的椎体置钉、骨盆髋臼内固定的安放等），并实现术后疗效的可重复化，也会成为一个重要的方向。

最早投入临床的成功的手术机器人（如"达芬奇"系统），迄今为止已经有数百万例以上的手术积累，但这些手术基本上都是在腹腔、头颈部、颌面部、胸腔、生殖系统等软组织区域进行的，在手术的过程中，局部软组织被各种分离、切断、牵开……情形时时刻刻都在变化。而骨科

手术在大部分情况下，整体骨骼的结构，特别是关键骨性标志是稳定不变的，这就为人们创造专门用于骨科的手术机器人提供了可能。这些手术机器人可以利用人体骨性标志来实现解剖定位、三维重建，使得医生的术前规划、预见成为可能[11]。

脊柱外科是手术机器人应用的一个活跃领域。2004 年，SpineAssist（以色列 Mazor Robotics 公司）椎弓根置钉辅助机器人问世（图 1-2-1）[12]；不久后，其后继机型 Renaissance Guidance 系统于 2011 年诞生[13]，Mazor 开发的手术机器人与计算机辅助导航相结合，用于判断最优的椎弓根螺钉入点和路径，并通过其工作臂加以实现。早期的脊柱置钉机器人失误率较高，操作学习曲线也比较复杂，这使得医疗机构开展机器人辅助的脊柱手术的成本代价不如人意[14]。2016 年推出的 Mazor X 机器人（图 1-2-2），在依赖术前 CT 影像输入的基础上，真正实现了手术中置钉"不用管"的目标。2018 年，Mazor X 机器人进一步与 Stealth 导航技术实现商业结合，获得了术中解剖的实时观察能力。2016 年和 2017 年，美国食品药品监督管理局（FDA）连续批准了另两种脊柱手术机器人——ROSA One（Zimmer Biomet 公司）（图 1-2-3）和 Excelsius GPS（美国 Globus 公司）（图 1-2-4）的上市。截至目前，上述三种机器人都是脊柱外科领域的产品主流。此

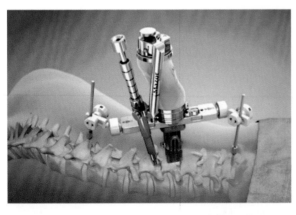

图 1-2-1　早期的 SpineAssist 椎弓根置钉辅助系统（以色列 Mazor Robotics 公司）

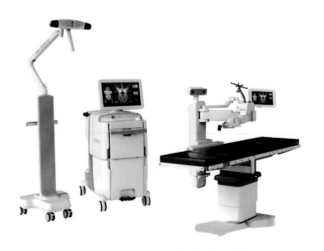

图 1-2-2　Mazor X 手术机器人系统

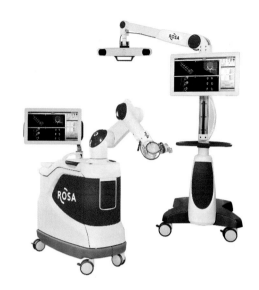

图 1-2-3　ROSA One 脊柱手术机器人系统（Zimmer Biomet 公司）

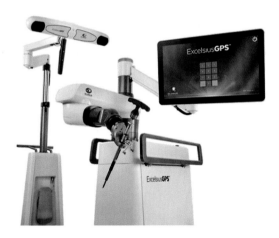

图 1-2-4　Excelsius GPS 脊柱手术机器人系统（美国 Globus 公司）

后，我国本土企业也陆续推出了拥有自主知识产权的"天玑"（天智航公司）、"佐航"（铸正公司）、"Orthbot"（鑫君特公司）等脊柱手术机器人产品。

然而，当前脊柱手术机器人的功能相对比较单一，基本只涉及椎弓根置钉这一步骤，而众所周知，椎弓根置钉并非脊柱脊髓手术中最具技术挑战、最具操作风险、学习曲线最久的环节。在手术量较大的医疗机构，除了那些脊柱严重畸形的复杂病例，手术者对于普通脊柱手术的置钉操作掌握并不难，医疗机构为此而购入昂贵的机器人设备，可谓收益有限。今后若能开发具有脊柱手术全流程，尤其是帮助医生完成脊髓神经减压

这一高难步骤的手术机器人，则可能更有实际的意义。

关节外科是手术机器人应用的另一广阔舞台。数十年来，关节假体的术后松动、磨损和脱位等各种并发症一直都是难以攻克的难题[15]，而这些并发症又基本与假体的安放位置有关。譬如，在髋关节置换术中髋臼研磨的形态、角度欠佳，可导致臼窝对臼杯的覆盖不足、臼杯的外展和前倾异常、下肢力线不正等问题，进而导致假体磨损加速、关节脱位等并发症发生[16]。这类问题也频繁发生在股骨柄一侧。同样，对于膝关节置换手术，关节置换的精确性、标准化和可重复度往往直接影响术后并发症和翻修率[17]。但是，几十年来，上述几个手术成败的指标，依然主要取决于术者的经验、主观判断和临场发挥等可变因素[18]。2012 年，美国 Medicare 数据显示，65 ～ 74 岁的接受初次全髋置换的人中，高达 10% 的患者会在术后 10 年内接受翻修；同一时期，欧洲人工关节注册系统的数据表明，初次全髋置换时年龄在 50 岁以下的，术后 10 年之内需要翻修的高达 17%。感染、骨折、松动、撞击是这些假体最终必须翻修的主要原因——基本上都与初次假体的放置相关。

迄今为止实际投入手术应用的关节手术机器人，在发展历程上分早期和成熟期两个阶段。早期机器人的代表有两个：一是德国 URS Ortho Rastatt 公司设计的 CASPAR（Computer Assisted Surgical Planning And Robotics）机器人（图 1-2-5）。这是一种影像辅助型的主动型机器人，脱胎于工业型的 PUMA 机器人。这种机器人需在术前输入患者下肢 CT 影像进行预判；手术过程中，需要在多个部位预置骨皮质螺钉作为术中定位参照。该机器人的设计初衷是实现股骨柄假体的精确安放，实现更为充分的假体周围骨接触，以及更加精准的下肢力线。早期的骨关节手术机器人效果是不尽人意的，应用 CASPAR 的手术时间长达 90 ～ 135 分钟，反而加大了术中失血和术后感染的风险。于是 CASPAR 机器人及其制造商

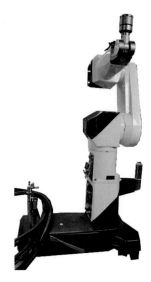

图 1-2-5　关节手术机器人的先驱尝试：CASPAR系统（20世纪90年代）

在 2004 年之后从临床消失，但它为骨科手术机器人进一步走向成熟，提供了弥足珍贵的经验和教训。

另一种代表性的早期关节手术机器人，是20 世纪 90 年代伦敦帝国学院（Imperial College of London）为全膝关节置换手术研制的一款影像辅助型、手持式的主动型机器人，名为Acrobot（Active Constraint Robot）[19]，意思是机械臂的阻力可随手术部位而变化。在手术预设的安全范围内，该机器人的机械臂可以自由活动，当操作逼近安全边界时，手持操作的阻力会相应增加，直至无法移动。Acrobot 机器人和 CASPAR 一样，也需要术前预先输入 CT 数据，用于膝关节置换过程中的精准截骨。但与CASPAR 不同的是，它在手术中不需要进行有创性的钻孔置钉定位。此外，Acrobot 的体量轻巧，配有低功率的动力系统和研磨系列工具，非常适合那些手术室空间狭小的医院。2001 年，Acrobot进行了一组 7 例全膝置换手术的试验，2004 年又成功进行了一组 13 例患者的单髁置换。到2010—2013 年间，Acrobot 的发明专利被转售数轮，最后归入"MAKO"手术机器人旗下。

CASPAR 和 Acrobot 这两种早期的关节手术机器人，由于未能在市场上获得大规模商业应用，而早早地退出了历史舞台，然而它们的手术尝试，则为后来的几款商业化手术机器人奠定了基础。它们的探索与尝试，也使得当今骨科手术机器人的"术前建模——术中注册定位——机器人辅助下手术操作"这三个基本步骤被固定下来（图 1-2-6）。纵然不同厂家的机器人，可能在其中某个步骤上有所省略、有所侧重，但工作思路基本一致。

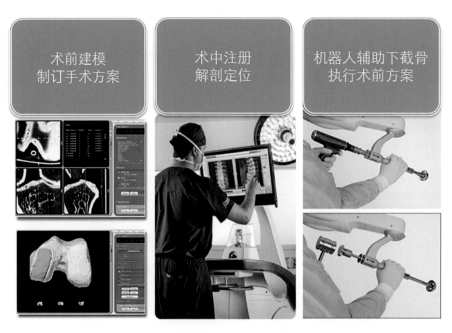

图 1-2-6　当前骨科手术机器人基本遵循的三个工作步骤

诞生于德国的 RoboDoc 手术机器人（后归属于美国 Curexo Technology 公司）是一款较为成功的商业化骨科机器人（图 1-2-7），一开始是为全髋关节置换中的股骨柄操作所设计的，帮助医生精细研磨股骨髓腔，塑造出一个力线精良、解剖匹配理想的假体空间。这套系统最早在 1986 年进行初次手术尝试，1992 年正式投入临床验证，2008 年获得 FDA 上市批准。迄今已成功开展了数万例手术，并将适应证延伸至膝关节置换。RoboDoc 是一个"开放平台式"机器人系统，能兼容多个厂家的关节假体。在德国进行的一项耗时较久的临床研究证明，RoboDoc 在 97% 的患者中实现了下肢力线零误差，剩余的 3% 离线偏差也都在 1°以内。RoboDoc 机器人最显著的缺陷是耗时，无论是术前计划、术中注册还是手术研磨操作，均需占用大量时间，且研磨过程中产热明显。加之 RoboDoc 的体型庞大，占手术室空间严重，因而在其手术应用历程中，据统计曾有高达 10% 的医生因等待时间太长而选择停止使用机器人，改为徒手操作。

MAKO 系统（美国 Stryker 公司）是一种半主动型、影像依赖型的关节手术机器人[20]（图 1-2-8），获批适应证覆盖了全膝置换、单髁置换、全髋置换三大领域，是当前全球临床最主流的机型之一。MAKO 机器人需要术前输入 CT 影像，进行患者个性化的假体型号、安放方案的选择。手术开始前，术者对患膝进行屈伸活动，帮助机器人评估关节畸形和松弛度。手术开始后，机器人还会对患膝屈伸状态下的软组织平衡进行捕捉，进一步校正截骨方案。MAKO 的机械臂是力反馈式控制的，能够帮助术者控制截骨锯片的力量和方向，并将截骨操作限制在安全范围之内，对侧副韧带和后交叉韧带等软组织起到保护。大量的研究文献均提示 MAKO 机器人在力线精度、关节活动度、疼痛改善度、患者满意度等多个维度上，较传统关节置换有着明显优势[21]。使用 MAKO 机器人需要一定的学习曲线。一项研究表明，医生学习使用 MAKO 的前 20 例手术，耗时通常远远超过传统手术；另一项类似的研究则提示，MAKO 的前 7 例手术，通常耗时严重并引起术者焦虑。

iBlock（美国 OMNIlife 公司）是一种非影像依赖型的关节手术机器人（图 1-2-9），于 2010 年获 FDA 批准上市，它由一个骨形态测量模块（Bone Morphing）、一个软组织平衡模块（BalanceBot）和一个截骨模块（OMNIBot）构成。骨形态测量模块可在术中进行三维关节建模，通过对大量散在随机的取点，完成数据处理及注册。BalanceBot 模块能够测量韧带的张力和屈伸间隙，建议合理的下肢力线。接下来，截骨模块将帮助术者按照计算所得的期待力线进行截骨。证实 iBlock 可有助于提升关节置换精确度、

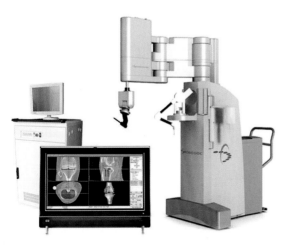

图 1-2-7　RoboDoc 关节外科手术机器人系统

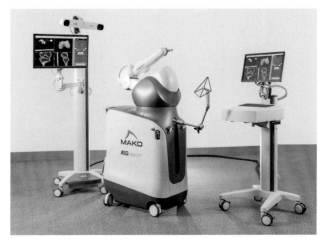

图 1-2-8　MAKO 手术机器人系统（美国 Stryker 公司）

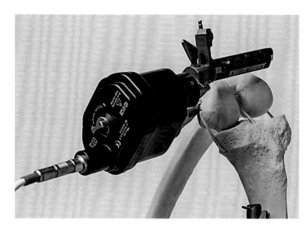

图1-2-9 iBlock手术机器人系统（美国OMNIlife公司）

患者满意度和关节活动度的文献也在逐渐积累中。根据报道，iBlock的学习曲线大致为：最初开展的10例左右手术，需较传统手术多耗时15分钟；接下来的10例手术，需多耗时5分钟左右。另有研究显示，当术者度过最初7例左右的学习期之后，关节置换的总平均时间（从切皮到缝皮）就能从84分钟下降到57分钟。

NAVIO PFS手持式截骨机器人（英国Smith & Nephew公司）是一种手持式、非影像依赖型、半主动式系统（图1-2-10），具备手术规划、术中导航和可视化导引功能，与该公司的一系列人工关节假体高度匹配。目前FDA批准的适应证仅限于膝关节单髁置换（UKA）和髌股关节表面置换。NAVIO机器人不具备MAKO那样的力反馈功能，它的手持式锯刃是伸缩工作的，只对那些手术规划中的骨质加以切除。如果超出规划的切除边界，锯刃就会缩回，以免造成过度截骨。有文献表明，NAVIO PFS可使单髁置换的学习曲线降到8台以内；初次使用该机器人的医生，平均手术时间仅65分钟。据报道，经验丰富的医生可达到48分钟的平均手术时间。

与NAVIO机器人出自同一制造商的CORI系统（图1-2-11），是一种非影像依赖型的便携式装置，2020年由FDA批准上市，适应证为全膝和单髁置换。CORI采用了高速追踪相机和高速动力系统，其整体工作效率得到明显提升。由于上市时间较短，目前关于它对术后效果、患者满意度等方面的报道还比较少。

ROSA膝关节手术机器人（美国Zimmer Biomet公司）（图1-2-12）是在2019年通过FDA批准的，它的软件系统可将二维的X线影像转换成三维的患者个体化模型，进而支持假体安放的虚拟规划以及软组织平衡的各种方案模拟。根据术前规划，机械臂可在术者的操控下进行相应的截骨，与该制造商的一系列人工关节假体进行匹配[22]。

2017年，中国国家"十三五"重点研发计划支持了我国第一套髋膝关节兼容的、适用于微创工作环境的手术机器人的探索，在上海微创集

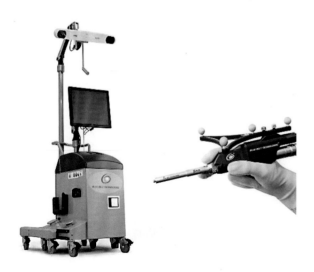

图1-2-10 NAVIO PFS手持式截骨机器人（英国Smith & Nephew公司）

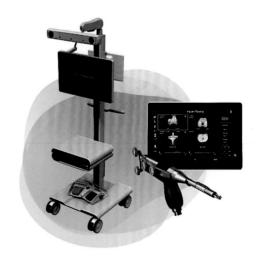

图1-2-11 CORI手术机器人（英国Smith & Nephew公司）

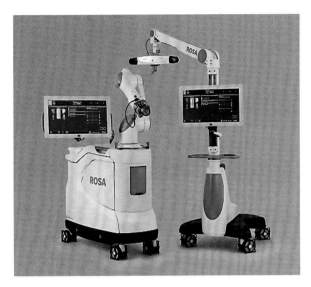

图 1-2-12 ROSA 膝关节手术机器人（美国 Zimmer Biomet 公司）

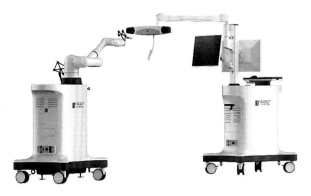

图 1-2-13 中国"十三五"重点研发计划，国人首个自主研发机械臂的髋膝关节兼容手术机器人"鸿鹄"（Skywalker）系统（微创畅行机器人公司）

团、上海交通大学、陆军军医大学以及北京大学、北京理工大学、复旦大学、上海市医疗器械检测所的共同合作下，开发具有轻量化机械臂、术中影像和虚拟增强、术前规划与术中快速配准

等自主知识产权技术的"鸿鹄"手术机器人（图 1-2-13），也已投入临床应用。此外，国人自主研发的"和华"（和华瑞博公司）、"锟铻"（骨圣元化公司）、"天玑"（天智航公司）等膝关节置换手术机器人以及"Arthrobot"（键嘉公司）髋关节置换手术机器人等一批半主动式的手术机器人相继问世（表 1-2-1）。

表 1-2-1 全球主要的关节手术机器人一览

产品名称	截骨方式	术前影像依赖	操作模式	FDA 批准时间	NMPA 批准时间
MAKO	半主动	术前 CT	机械臂固定摆锯	2015 年 8 月	—
iBlock	被动	无需	机器人引导截骨导块	2017 年 9 月	—
NAVIO	半主动	无需	手持式	2017 年 6 月	—
ROSA	半主动	术前 X 线或无需依赖	机器人引导截骨导块	2019 年 1 月	—
RoboDoc	主动	术前 CT	全自动	2019 年 10 月	—
CORI	半主动	无需	手持式	2020 年 7 月	—
Orthotaxy	半主动	无需	—	—	—
MBARS	主动	无需	全自动	—	—
CASPAR	主动	术前 CT	全自动	—	—
Acrobot	半主动	术前 CT	自限型	—	—
PiGalileo	被动	无需	手动	—	—
鸿鹄 /Skywalker	半主动	术前 CT	机器人引导截骨导块	2022 年 7 月	2022 年 4 月

续　表

产品名称	截骨方式	术前影像依赖	操作模式	FDA 批准时间	NMPA 批准时间
和华	半主动	术前 CT	机械臂固定摆锯	—	2022 年 1 月
锟铻	半主动	术前 CT	机械臂固定摆锯	—	2022 年 4 月
Arthrobot	半主动	术前 CT	机械臂固定摆锯	—	2022 年 4 月
天玑	半主动	术前 CT	机械臂固定摆锯	—	2023 年 7 月

注：FDA，（美国）食品药品监督管理局；NMPA，（我国）国家药品监督管理局。

第三节　关节手术机器人的展望

关节手术机器人的发展，给困扰临床的很多问题，诸如骨质的精确切除、假体的精准安放、人为误差的校准和消除、标准化的术后效果等，提供了解决之道[23]。20 多年来，关节手术机器人已经成功地融入了术前规划系统、高精度截骨系统、假体定位系统等模块，照顾到了关节置换手术的整个过程。近 10 年来，大量的临床观察和对照研究都证实，手术机器人进入人工关节置换领域，大大改善了术后早期失败的发生率[24]。现在，更为长期的观察和评估正在进行之中[25]。与此同时，手术机器人也拉动了另外几个医疗技术领域的成长：① 手术机器人与影像学设备的相关性是比较高的，因此，在过去的几年里，那些无创性的外科放射学设备，往往都在手术机器人应用广泛的医院获得了迅猛增长[26]；② 手术机器人的成功，也带动了急诊急救机器人，机器人兼容的骨科假体、植入类的肢体康复器材，甚至是那些不直接用于诊疗用途的医院产品（如新型的病床、手术床、智能担架车等）的增长。

关节手术机器人还对医疗相关产业的模式有一定的重塑意义[27]。以一台常见的人工关节手术或者脊柱外科手术为例，传统的骨科手术运转模式是：预先准备数量庞大的（通常是手术植入所需的 10 ～ 12 倍数量）内植物规格，消毒后运入手术室备选。这些内植物的仓储、物流、洗消、术前看管、术后清理、送返，都需要花费不小的费用。为了开展一台手术，还需要准备 6 ～ 12 箱不等的手术工具，也需要花费上述全部运输、管理、仓储费用。手术正式开始前，展开这些工具和内植物的工作也是相当繁琐的。即便在知名、专业的大医院里，这些工作也都是费时费力、效率低下的，每年厂家、渠道商花在器械和内植物术前、术后料理的费用，无论在美国还是在中国，都是一个庞大的数字。在可见的未来，各国为优化卫生经济学所做的一部分努力，势必将对变革传统的骨科手术运转模式提出要求，因而顺应这一要求的新技术、新手段必将占有一席之地。在欧美国家，许多公司已开始设计新的骨科产品或工具，帮助降低厂家、医院（最终是全社会）在器械物流、管理等环节的成本。手术机器人在这个问题上，也是一条崭新的出路[28]。

从表面上来看，医院除了购买机器人外，还需要养护及训练专业人员等。可是当我们从另一个角度来考虑，或许会得出不同的结论。在美国，有统计表明，每年骨科器械在传统运转模式下，因损坏、丢失、日常维护所发生的费用，约为 1 500 万美元。由于目前的绝大多数骨科内植物都是标准化设计的，手术机器人的智能操作使得原先占手术器械箱中 50%～70% 的工具不再被需要。因此，从整个行业的层面来看，器械相关的费用将因手术机器人的采用而得到大幅降低。

手术机器人带来的，不仅是手术效率和效果的提升，术后并发症的减少，术后再诊治、再手术费用的避免，它为临床和产业带来的，更是一股医疗运作模式的变革。医生的 80% 以上的精力和智慧，从传统手术工具（需要医生人工去摆放、校准，然后徒手完成切、削、钻、磨等动作）中被解放出来，用在手术前的计划、思考上，手术中的许多机械重复动作，靠机械臂去执行，且免除了人手、眼等生理局限所带来的各种误差。术中出血量也更小。美国的研究表明，如果医院每年超过 95 台手术采用机器人完成，就会产生盈利。手术机器人还可改变医生培训的传统模式，历次机器人手术中所记录下的操作过程、信息反馈，将被用于手术医生的训练和培训，带来医学教育模式上的革命。

围绕着关节机器人技术的进一步提升，未来仍有大量的工作要做。首先是进一步提升安全性。关节机器人作为一种医疗器械，安全性是其开发中最重要的因素。安全性的提升有两个方面。一方面是提升手术机器人在整个手术过程中的稳定性，避免机器人在手术过程中可能会因为机械或硬件问题而出现故障。例如，当手术机器人的机械臂遇到强大的外力时，它很容易自动锁死，而这可能会导致手术和麻醉时间、出血和并发症风险的增加。另一方面的提升是对手术部位周围重要组织的保护，例如 NAVIO PFS 系统具有用于执行磨骨的磨钻。当接近计划骨切除体积的边缘时，磨钻会自动缩回，以防止过度骨切除。然而，磨钻回缩的安全性受到其灵敏度和回缩速度的限制。如果快速移动磨钻，则仍然可以在磨钻回缩之前去除未计划的骨骼。与传统手术相比，精确性是机器人辅助手术最重要的优势之一。因此，未来关节手术机器人的研究重点之一是不断提高其准确性。目前，几乎所有关节外科机器人在规划和操作软组织（如韧带、血管、神经）方面仍面临能力不足的问题。通过将增强现实技术应用于手术机器人，建立术中软组织反馈系统，外科医生就可以在手术中实现更好的软组织平衡，从而将手术机器人的准确性更有效地转化为临床疗效。效率是外科机器人临床应用中最具争议的问题之一。有文献报道机器人手术在术前阶段比传统手术花费更多的时间。此外，标记钉被广泛用于机器人辅助关节外科手术中，以记录骨骼的位置，这带来了一系列问题，例如：标记钉的置入会产生疼痛，并在骨皮质中产生应力，增加骨折的风险；标记钉放置不准也会导致神经、血管撕裂的风险增加。因此，如何提高机器人系统的定位和配准效率也是未来关节外科手术机器人发展的重要方向。最近的研究包括使用体配准或面配准来代替手动点配准，这有望进一步提高配准精度，并大大提高配准效率。随着 5G 通信等新一代技术的发展，以手术机器人为载体的远程医疗，融合了医学、通信、工程等众多学科，是近年来广受关注的新兴交叉研究领域。目前，远程机器人手术取得了一定的发展，但仅局限于部分发达地区散在开展。涉及的多学科交叉领域等关键技术问题也尚待进一步研究，包括远程交互体验差、机械臂远程可操控性低、灵活性和精准度差，以及远程手术场景还原度低等。如何真正实现远程手术实时智能交互、手术操作远程精准控制是未来关节机器人发展的方向之一。最后，与机器人技术相关的许多法律、法规和技术普及方面的问题，也有很长的路要走。

参 考 文 献

[1] LEARMONTH I, YOUNG C, RORABECK C. The operation of the century: total hip replacement[J]. Lancet, 2007, 370: 1508-1519.
[2] TAKÁCS Á, NAGY D, RUDAS I, et al. Origins of surgical robotics: from space to the operating room[J]. Acta

Polytechnica Hungarica, 2016, 13: 13−30.

[3]　JENNIFER Z, JUSTICE O, ASHAM K, et al. Technologic evolution of navigation and robotics in spine surgery: a historical perspective[J]. World Neurosurgery, 2012, 145: 159−167.

[4]　HOECKELMANN M, RUDAS I, FIORINI P, et al. Current capabilities and development potential in surgical robotics[J]. Int J Adv Robot Syst, 2015, 12: 61.

[5]　GANAPATHI H, OGAYA-PINIES G, ROGERS T, et al. Operative atlas of laparoscopic and robotic reconstructive urology[J]. Oper Atlas Laparosc Robot Reconstr Urol, 2017: 3−11.

[6]　MOSCHOVAS M, BHAT S, SANDRI M, et al. Comparing the approach to radical prostatectomy using the multiport da Vinci Xi and da Vinci SP robots: a propensity score analysis of perioperative outcomes[J]. Eur Urol, 2021, 79: 393−404.

[7]　VIGNESWARAN H, SCHWARZMAN L, FRANCAVILLA S, et al. A comparison of perioperative outcomes between single-port and multiport robot-assisted laparoscopic prostatectomy[J]. Eur Urol, 2020, 77: 671−674.

[8]　SNYDER L, O'TOOLE J, EICHHOLZ K, et al. The technological development of minimally invasive spine surgery[J]. Biomed Res Int, 2014, 2014: 293582.

[9]　D'SOUZA M, GENDREAU J, FENG A, et al. Robotic-assisted spine surgery: history, efficacy, cost, and future trends[J]. Robot Surg, 2019, 6: 9−23.

[10]　SCHLEER P, DROBINSKY S, DE LA FUENTE M, et al. Toward versatile cooperative surgical robotics: a review and future challenges[J]. Int J Comput Assist Radiol Surg, 2019, 14: 1673−1686.

[11]　CASPER M, MITRA R, KHARE R, et al. Accuracy assessment of a novel image-free handheld robot for total knee arthroplasty in a cadaveric study[J]. Comput Assist Surg (Abington), 2018, 23: 14−20.

[12]　GHASEM A, SHARMA A, GREIF D, et al. The arrival of robotics in spine surgery: a review of the literature[J]. Spine (Phila Pa 1976), 2018, 43: 1670−1677.

[13]　STAUB B, SADRAMELI S. The use of robotics in minimally invasive spine surgery[J]. J Spine Surg, 2019, 5(suppl 1): S31−S40.

[14]　THEODORE N, AHMED A. The history of robotics in spine surgery[J]. Spine, 2018, 43(7 suppl): S23.

[15]　DAVID J, JACOFSKY M, MARK D Ellen. Robotics in arthroplasty: a comprehensive review[J]. J Arthroplasty, 2016, 31: 2353−2363.

[16]　KAYANI B, HADDAD F. Robotic total knee arthroplasty: clinical outcomes and directions for future research[J]. Bone Joint Res, 2019, 8: 438−442.

[17]　AGARWAL N, TO K, MCDONNEL S, et al. Clinical and radiological outcomes in robotic-assisted total knee arthroplasty: a system review and meta-analysis[J]. J Arthroplasty, 2020, 35: 3393−3409.

[18]　KEGG J, PLASKOS C. Surgical efficiency and early patient satisfaction in imageless robotic-assisted total knee arthroplasty[J]. International Congress for Joint Reconstruction Transatlantic Orthopaedic Conference, October 6−9.

[19]　KHAN A, MEYERS J, YAVOREK S, et al. Comparing next-generation robotic technology with 3-dimensional computed tomography navigation technology for the insertion of posterior pedicle screws[J]. World Neurosurg, 2019, 123: e474−e481.

[20]　MARTIN R. Robotic-assisted unicompartmental knee arthroplasty: the MAKO experience[J]. Orthop Clin N Am, 2015, 46: 125−131.

[21]　MARCHAND R, SODHI N, KHLOPAS A, et al. Patient satisfaction outcomes after robotic arm-assisted total knee arthroplasty: a short-term evaluation[J]. J Knee Surg, 2017, 30: 849−853.

[22]　PARRATTE S, PRICE A, JEYS L, et al. Accuracy of a new robotically technique for total knee arthroplasty: a cadaveric study[J]. J Arthroplasty, 2019, 34: 2799−2803.

[23]　MATTHEW S. Robotic total hip arthroplasty[J]. Orthop Clin N Am, 2014, 45: 443−456.

[24]　KAYANI B, KONAN S, AYUOB A. Robotic technology in total knee arthroplasty: a system review[J]. EFFORT Open Rev, 2019, 4: 611−617.

[25]　YANG H, SEON J, SHIN Y, et al. Robotic total knee arthroplasty with cruciate-retaining implant: a 10-year follow-up study[J]. Clin Orthop Surg, 2017, 9: 169−176.

[26]　MONT M, KHLOPAS A, CHUGHTAI M, et al. Value proposition of robotic total knee arthroplasty: what can robotic technology deliver in 2018 and beyond?[J]. Expert Rev Med Devices, 2018, 15: 619−630.

[27]　SYLVIA L, JINU K, KOON H, et al. Future platform of robotic surgery[J]. Urol Clin N Am, 2022, 49: 23−38.

[28]　RAMI H, JUAN J, JONATHAN W, et al. Characteristics and trends of the most cited papers in robotic assisted arthroplasty[J]. J Orthop, 2022, 34: 40−44.

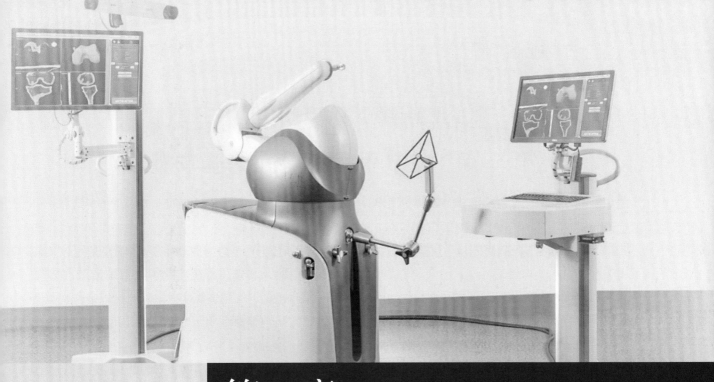

第二章

关节手术机器人系统介绍

第一节 关节手术机器人的基本概念

一、关节手术机器人总体设计

关节手术机器人系统（图2-1-1）主要由"眼"和"手"两部分构成。其中，"手"指具备多自由度的机械臂，负责执行手术动作；"眼"指导航定位装置，是手术的监控者。二者通过工作站及其内部软件连接成一个闭环系统，内部软件主要包含人机交互方法、手术规划等。辅助配件主要包括手术探针、靶标、手术器械、固定装置等。在完成手眼关系的关联标定之后，通过导航定位装置的引导，控制机械臂的运行，使机械臂末端的手术器械按照手术规划的路径运动到预定位置，进而在医生参与的状态（也称人机交互）下完成手术操作。

为确保关节手术机器人系统的精度达到手术标准，应综合考虑影响其系统定位精度的因素进

行设计，可归纳为四点：① 机械臂是定位实施的主体，其定位准确度会影响系统精度；② 实际上导航定位装置能实时追踪靶标以定位机械臂等的当前坐标，其定位的准确度会影响系统精度；③ 机械臂末端器械的精度也会影响系统精度，包括器械标定精度、安装的稳定性、安装槽与器械的吻合程度、末端器械的重量是否超出机械臂承载等；④ 除硬件性能外，软件算法的精度及医学影像本身的质量等都会影响系统的整体精度。

二、关节手术机器人系统

（一）关节手术机器人系统组成

手术机器人的核心组件包括影像导航设备、

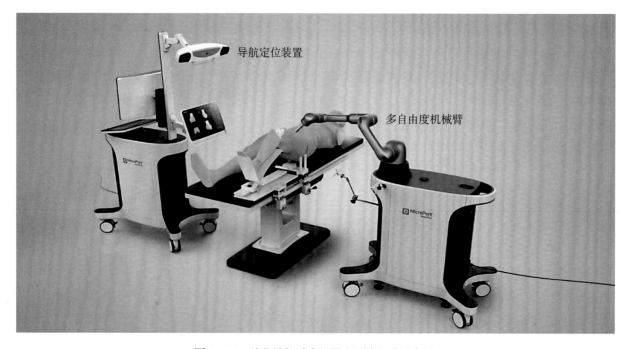

图2-1-1 关节导航手术机器人系统组成示意图

多自由度机械臂，手术工具、标定工具和手术探针等设备为辅助配件构成。关节手术机器人系统就是利用导航定位装置、多自由度机械臂和一系列辅助配件集成的基于光学导航的手术机器人系统。该系统由手术规划子系统、手术导航子系统、机械臂及其控制子系统和辅助配件构成。

1. 手术规划子系统

手术规划子系统主要由图像工作站及其手术规划、人机交互模块等组成，用于制作三维手术规划方案，方便医生制订手术计划，并根据影像检查结果准确选择植入物型号，提供关节植入物模板。

2. 手术导航子系统

手术导航子系统由多个关键组件构成，主要包括图像显示器、光学定位仪、手术导航模块等，用于手术器械的实时动态跟踪。该系统能够根据术前导入的影像形成三维模型，把三维模型与患者的实际体位、空间手术器械的实时位置统一在同一坐标系下。此外，该系统还可以实时采集并显示手术器械在三维空间中的确切位置。

3. 机械臂及其控制子系统

机械臂及其控制子系统主要包括机械臂、控制柜等，用于控制机械臂按照控制子系统的控制命令运行。控制子系统通常由微处理器和控制软件组成，可根据输入的传感器信息进行决策和操作，从而使手术机器人能够执行特定的医疗操作。

4. 辅助配件

辅助配件主要包括骨针、骨钉、靶标、动力工具、导向器、无菌罩等，用于提供参考坐标系和固定手术器械、制造无菌区、稳定骨、追踪解剖标志及监控移动。

（二）关节手术机器人关键技术

关节机器人的性能很大程度上取决于核心技术的发展，主要包括以下四个方面。

1. 图像分割与重建

首先通过图像分割算法将患者骨组织从其术前所拍摄的 CT 扫描图像中准确地分离出来，再通过渲染算法将骨组织进行三维重建，并在计算机中显示，以便医生更好地理解患者骨组织结构，进而有助于进行诊断和手术规划。

2. 骨注册

关节手术机器人通常需要通过探针取点或结构光扫描的方式获得点云形式的患者骨表面在机器人坐标系下的空间坐标，再将该点云与术前 CT 图像中分割出的骨组织进行配准，从而实现机器人坐标系与 CT 图像坐标系的匹配，然后通过坐标系转换将 CT 图像坐标系下的术前规划空间信息注册到关节机器人坐标系中，以实现后续的手术辅助功能。

3. 机械臂控制与路径规划

关节手术机器人在术中进行截骨或磨骨操作时，会依据骨组织手术规划确定的目标位姿，控制系统通过机械臂末端笛卡儿轨迹规划或关节空间轨迹规划算法，计算机械臂运动到目标位姿的空间运动轨迹，包括每个时刻点的机械臂位置、速度与加速度，然后驱动机械臂到达目标位姿，确保机械位置与姿态定位的准确性。关节手术机器人基于视觉引导进行轨迹规划控制，除了机械臂关节位置闭环控制外，视觉传感会对机械臂末端实际位姿进行监控与补偿，确保末端定位的准确性。

4. 定位导航

骨科手术机器人需要实时监控患者骨组织、手术工具等关键目标的空间位置，目前主要通过光学导航系统的双目视觉立体定位的技术实时识别与追踪定位标记的空间位置，再通过坐标转换的方式计算定位标记相关目标的空间位置。

第二节 关节手术机器人手术规划

一、机器人手术规划

（一）手术规划的定义

手术规划是指在手术前对患者骨组织进行精确的三维分割重建，并根据重建结果设计手术方案。关节手术规划通常包括截骨量、磨骨量、假体尺寸选择等内容。

（二）关节手术机器人的手术规划与传统手术规划的区别

传统手术规划通过手工测量的方式在二维平面上（X线）进行手术方案的设计。而机器人辅助手术中的手术规划图2-2-1则是在三维空间中（如CT、MRI等）进行的，医生通过观察和分析三维影像来进行手术方案的设计，可以更精确地设计手术方案，从而提高手术的安全性和精确性。

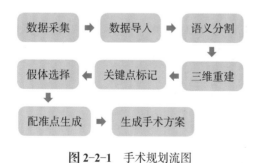

图2-2-1 手术规划流图

机器人手术规划通常具有更强大的术后模拟功能。医生可以在计算机上重建患者的解剖模型，并进行手术模拟，从而计算手术结果，以评估和选择最佳的手术方案。相比之下，传统手术规划主要依赖医生的经验进行手术设计，没有对手术结果的量化预测和评估。

二、关节机器人手术规划工作流

手术规划主要包括影像数据采集和导入、患病部位三维重建、假体推荐和摆位，以及术中配准点生成等几个关键步骤。首先，医生会收集患者的CT影像数据，并导入手术规划软件中，随后在软件中对患病部位进行图像分割。这一步骤旨在将影像中的患病骨组织从其他组织和结构中准确地分离出来，以便基于计算机图形学生成患者骨组织的三维模型，使医生更好地理解患者特定的解剖结构，制订准确的手术计划并提高手术的成功率。

（一）影像数据采集

影像数据采集过程旨在获取患者的解剖结构信息，将其提供给机器人手术系统进行手术规划和导航。在关节手术机器人辅助系统中，通常以全下肢CT作为术前规划输入数据（图2-2-2）。

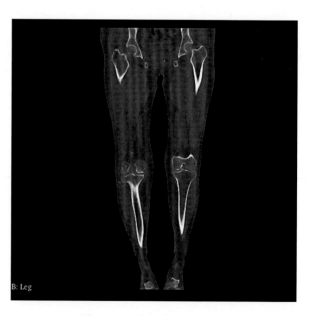

图2-2-2 全下肢CT展示图

为保证规划的精确性，通常要求 CT 扫描层厚在关键区域要小于 1 mm。

（二）数据导入

数据导入是指将相关数据从外部来源导入软件中，以便进行手术规划和分析。通常包括以下步骤：① 打开软件并登录；② 导航到数据导入界面；③ 选择数据来源；④ 确定数据格式和参数；⑤ 导入数据并进行验证；⑥ 查看导入数据。

导入数据后示例如图 2-2-3 所示。

（三）图像语义分割

图像语义分割简称图像分割，目的是在手术规划软件中将医学影像数据中骨组织的结构从周围组织中分割出来（图 2-2-4）。分割算法为患病部位的三维重建、手术模拟、路径规划、手术器械选择等功能提供基础数据，是手术规划中的一项重要功能。

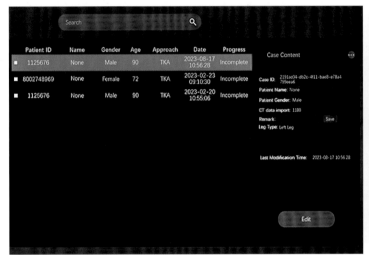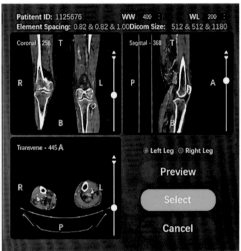

图 2-2-3　CT 影像数据导入示例

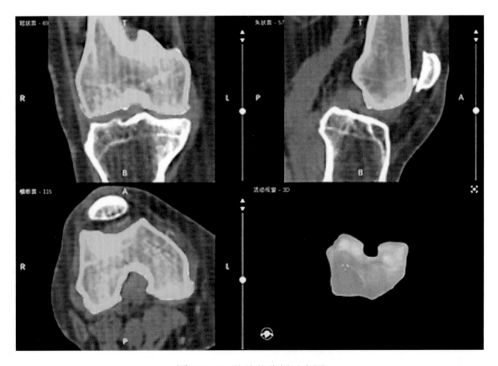

图 2-2-4　膝关节分割示意图

（四）骨关节三维重建

骨关节三维重建能够以三维形式展示患者的骨骼结构，从而使医生更好地理解解剖关系，并为手术规划做出准确的决策。医生可以在重建的模型上进行手术模拟，评估手术方案，选择合适的假体，并计算手术结果。

三维重建是指将二维图像转换为三维几何模型的过程。通过对骨骼像素进行体素化处理，即将像素转换为具有体积的三维单元，可以生成一个离散的三维骨骼模型（图2-2-5）。这个模型可以呈现出骨骼的几何形状和结构，提供给医生进行手术规划和导航。

（五）解剖关键点的选择

骨关节解剖关键点在手术规划中起着重要的作用，可以帮助医生确定假体的型号和摆放位置。在可视化界面中，手术规划软件可以呈现解剖关键点、假体模型等信息（图2-2-6）。医生可以通过解剖关键点与假体之间的相互关系，对假体大小、位置等关键内容进行调整和优化，以达到最佳的手术规划。

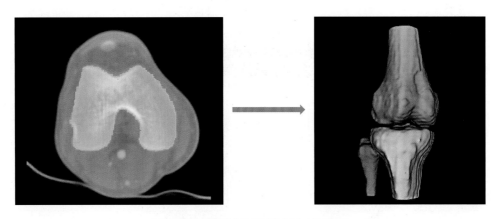

图2-2-5　依据分割结果进行三维重建

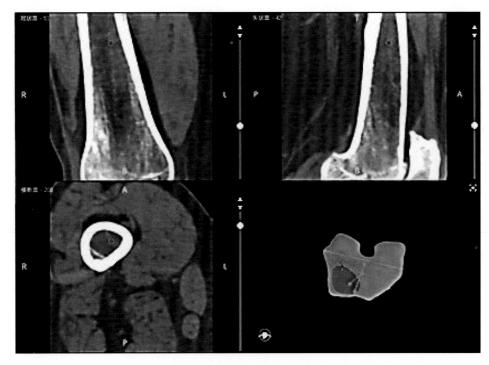

图2-2-6　解剖关键点示意图

（六）假体选择与摆位

在手术规划软件中，医生通过将解剖关键点与预设的假体模型进行匹配，选择出与患者解剖特征相匹配的假体型号；通过分析解剖关键点之间的关系，可以决定假体放置的位置和角度，从而最大限度地重建患者功能（图 2-2-7）。

（七）配准点生成

配准点是指用于进行图像配准或空间配准的特定点或特征点，是由影像系统（如 CT 扫描）或者传感器系统（如激光扫描仪）获取的一组点或特征（图 2-2-8）。这些点或特征在手术过程中用于建立影像与实际解剖结构之间的

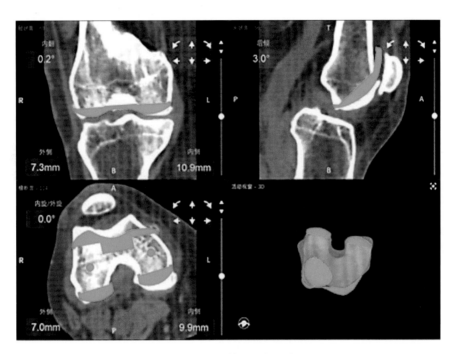

图 2-2-7 假体选择与摆位

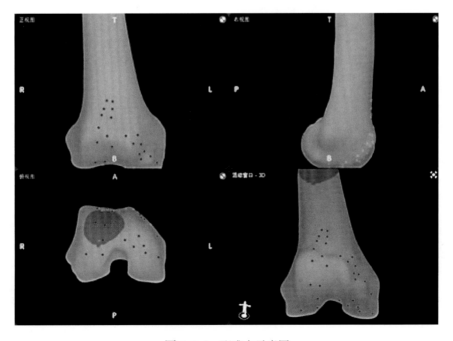

图 2-2-8 配准点示意图

对应关系。在实际应用中，为了实现预先规划的虚拟手术模型与实际手术中的骨骼准确对应，需要在术前规划中事先设定若干配准点。在术中配准过程中，手术医生按照模型中显示的配准点，在实际骨骼的对应部位进行点击，以实现模型和实际骨骼的匹配。配准点提供了关键的空间定位信息，为术中实时引导提供基础保障，配准点方式、位置和顺序的设定也与手术注册效率密切相关。

三、关节机器人手术规划关键技术

关节机器人手术规划是一个多学科、多任务的复杂过程，涉及医学、计算机图形学和计算机图像处理等关键技术。骨科医生、计算机科学家和工程师等专业人员紧密合作，跨越传统医学和计算机科学的界限，实现了跨学科的融合，共同致力于将计算机技术应用于骨科手术，为关节机器人手术规划提供了全面而精确的解剖结构信息和操作指导。其中，分割算法、三维重建、测量与分析等任务是计算机技术在骨科手术规划中的重要应用体现。通过这些任务的有机结合，可以从医学影像数据中提取骨骼结构、重建三维模型，并对骨骼进行测量与分析，为手术决策提供依据。同时，计算机图形学将医学影像数据转化为高质量的三维骨模型呈现给医生，以便医生和手术团队能够直观地理解和分析手术区域的解剖结构。

（一）分割算法

在手术规划软件中，常见的骨分割算法包括传统的基于图像处理和计算机视觉技术的方法，以及近年来兴起的基于深度学习的方法。

1. 基于图像处理和计算机视觉技术的方法

（1）阈值分割：这是一种简单而常用的方法，根据像素的灰度值与预先设定的阈值进行分割（图2-2-9）。对于骨骼分割，可以通过选择适当的阈值来分离骨骼与其他组织。然而，阈值分割方法对于存在灰度值重叠的组织或噪声较多的影像可能不够准确。

（2）区域生长：区域生长算法通过选择种子点并基于像素之间的相似性逐步生长形成区域，从而实现分割。该方法在骨骼分割中常用，但对于复杂的解剖结构或边界模糊的情况可能存在局限性。

（3）边缘检测：边缘检测算法可以检测骨骼与周围组织之间的边界。常用的边缘检测算法包括Canny边缘检测和Sobel算子等。通过提取骨骼的边缘信息，可以实现骨骼的分割和轮廓提取。

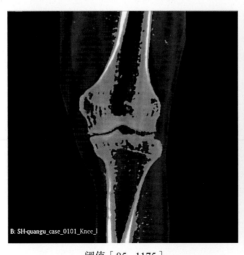
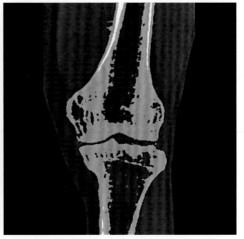

阈值［85，1175］　　　　　　　　　阈值［96，1363］

图2-2-9　阈值分割示意图

2. 基于深度学习的方法

近期,深度学习技术在医学图像分析,特别是影像分割领域取得了显著的进展。这些技术利用深度神经网络模型,如卷积神经网络(CNN)和 U-Net 等,通过学习大量的标注数据来实现骨骼的自动分割(图 2-2-10)。与传统方法相比,基于深度学习的方法具有以下优点。

(1)自动学习图像特征:深度学习模型能够自动学习图像中的特征表现,无需手动设计特征提取器。

(2)利用上下文信息进行分析:深度学习模型能够利用图像的上下文信息,对局部和全局特征进行综合分析,从而提高分割的准确性。

(3)提高分割算法鲁棒性:深度学习模型在一定程度上能够适应不同的数据变化和噪声,提高了分割算法的鲁棒性。

基于深度学习的骨分割算法通常需要大量的标注数据进行训练,并且在训练过程中需要考虑数据的平衡和样本的多样性。同时,网络架构的设计、损失函数的选择以及数据增强技术的应用都对算法的性能有着重要影响。

需要注意的是,随着技术的不断发展,新的骨分割算法和方法可能会不断涌现;同时,传统方法和深度学习方法也在不断演进,以提高骨骼分割的准确性和效率。

(二)三维解剖结构建模

三维解剖结构建模是指将医学影像数据中的解剖结构通过计算机技术和算法进行三维重建和建模的过程。这种建模方法可以提供更准确、更直观的解剖结构,为手术规划和骨注册提供支持。三维解剖结构建模包括体素重建和表面重建两大部分(图 2-2-11)。体素重建是将医学影像数据转换为三维体素格子的过程。每个体素代表了一个空间位置,并携带着相应的灰度值或其他属性。常见的体素重建算法包括体素填充算法和体素插值算法;表面重建是从体素数据中生成解剖结构的表面模型,这可以通过提取体素数据的边界或通过曲面重建。

(三)影像测量与分析

测量与分析是指通过对医学影像数据进行分析和测量,提供准确的尺寸、距离、角度等解剖结构参数的功能,可以帮助医生更好地了解患者的解剖结构,并进行精确的手术规划。

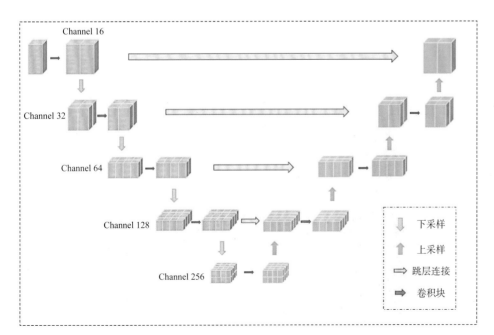
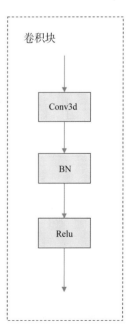

图 2-2-10 基于 Vnet 的三维分割网络结构

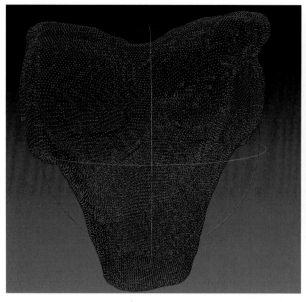
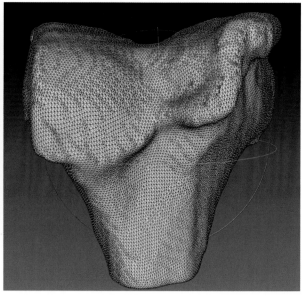

图 2-2-11　体素和面绘制

1. 尺寸测量

医生可以在影像上选择感兴趣的区域，以获得准确的长度、宽度、直径等尺寸参数。这对于评估病变的大小、器官的尺寸以及植入物的适配性非常重要。

2. 距离测量

医生通过选择两个点或多个点来计算它们之间的距离，从而评估解剖结构之间的关系和空间布局（图 2-2-12）。这对于确定手术入路、器官之间的距离和相对位置非常有帮助。

3. 角度测量

医生通过选择适当的点来计算角度，以评估解剖结构的方向、曲度和旋转等特征（图 2-2-13）。

4. 面积计算

通过在影像上选择感兴趣的区域，计算出医学影像中特定区域或解剖结构的表面积，这对于评估病变的大小、器官的面积以及术前术后的比较非常有帮助。

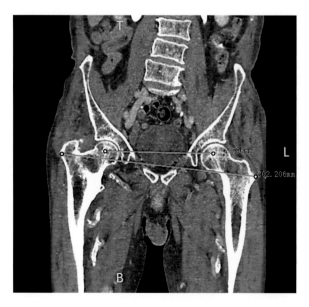
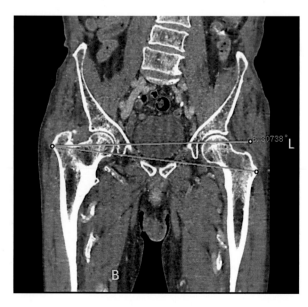

图 2-2-12　距离测量　　　　　　　　　　　　图 2-2-13　角度测量

5. 体积计算

除了表面积计算，还可以对 ROI 区域（选择感兴趣区域）进行结构分割，然后软件将根据体素的数量计算出该结构的三维体积，有助于医生评估肿瘤大小、器官容积等。

四、手术规划技术发展现状与展望

近年来，随着人工智能、虚拟现实等技术的发展和应用，关节手术机器人手术规划技术的发展取得了显著的进步。手术规划已经逐渐从人工过渡到了自动化阶段，向着更智能、更精确的方向发展。

（一）人工智能在关节手术规划中的应用

当前，人工智能（AI）正在被越来越广泛地应用在手术规划中，为医生提供更准确、个性化的手术方案和术前评估。

1. 自动手术方案生成

AI 在对医学影像数据中的解剖结构进行自动分割和识别的基础上，能够进一步就截骨平面、磨骨角度、假体型号选择与摆位等手术方案进行设计，大大提高了关节手术规划的效率和精度，更好地辅助医生进行诊断和方案设计。

2. 手术规划方案审核

AI 通过分析大量历史手术数据，学习和归纳过去的手术经验并将患者特征进行比对，帮助医生复核当前手术方案的有效性和风险，为医生提供个性化的手术建议和决策支持。例如，在膝关节手术中，AI 可以分析患者术前 CT 中的影像学数据，对患者的膝关节进行分型，针对医生手术规划中截骨量、髋-膝-踝角设计、假体型号选择等关键规划参数进行评估，给出参考结果。

3. 多模态信息融合

通过 AI 技术将 CT 数据与 MRI 数据融合，改变传统关节手术仅能够根据硬组织进行术前规划而忽略了软组织影响的情况。术前规划中统一考虑硬组织和软组织，既能够加强术中对血管、神经等关键软组织的保护，也能够提升患者术后功能恢复效果。

随着 AI 应用的推广、AI 算法的优化、医疗数据的数量积累和质量提高，AI 将能更好地为医生提供更加准确、高效的关节手术规划辅助，为患者提供更加个性化、安全、有效的手术方案。

（二）增强现实（AR）和虚拟现实（VR）的整合

AR 和 VR 技术相结合，可以为医生和患者提供更丰富、沉浸式的交互体验，提高手术规划的效果和效率。

1. 三维手术规划

AR 和 VR 改变了传统手术规划只能在二维显示屏上展示信息，需要医生对患者的三维解剖结构进行想象的情况，直接将医学影像中的解剖结构以直观的三维形式呈现在医生的视野中。这让医生可以更直观地理解患者的解剖结构，更好地进行手术方案和路径规划，提升手术效果，减少手术风险。

2. 患者沟通

AR 和 VR 可以直观地为患者展示疾病的发展过程、手术方案和治疗效果。通过提供沉浸式的体验，增强患者对疾病状态和手术方案的理解，减少医生与患者的沟通成本，增强互信。

3. 术后效果模拟

AR 和 VR 可以与 AI 相结合，对患者术后恢复情况进行动态三维模拟重建，让医生直观感受患者步态等术后效果，更好地评估手术方案。

未来的手术规划技术还将与术中信息更加紧密地结合，分析术中实时情况，及时给出手术方案调整建议，让医生可以在手术过程中实时获得手术规划辅助。这将有助于医生更有效地规避手术风险，提高手术安全性，进一步改善手术效果。

总之，智能、安全、个性化是未来关节手术规划的发展方向。

第三节　关节手术机器人的导航技术

在医疗领域，关节手术机器人定位导航技术的出现是一次重要的革新。该技术的应用，使得手术过程更加精准、安全，为医生提供了强有力的手术辅助工具，同时也为患者带来了更好的治疗效果。本节将详细介绍关节手术机器人定位导航的基本概念及其工作流程。

一、关节手术机器人定位导航的基本概念

关节手术机器人定位导航系统通过提供精细的实时数据和先进的图像处理能力，辅助医生精准执行手术任务。光学导航系统凭借其广泛的适用性脱颖而出，它的核心部件通常是一个红外双目模块，该模块具备实时追踪和监测手术工具位置及方向的能力。

凭借红外立体视觉，系统能够捕捉特定标记物上反射的红外光线，从而实时计算出对应手术工具在三维空间中的位置和姿态信息。这种方法模拟了人类的双眼视觉，能够精确地测量物体在空间中的位置和方向，使得手术机器人在手术过程中能实时、精确地掌握手术工具的位置。红外双目模块的工作原理归结为以下几个步骤。

（1）发射红外光线：模块中的红外发射器向手术区域发射红外光线，这些光线会被特定的标记物反射回来。

（2）接收反射光线：模块中的红外感应器接收反射回来的红外光线。

（3）计算位置和姿态：通过测量反射光线与发射光线的角度差异，以及反射光线的时间差，可以计算出手术工具在三维空间中的位置和姿态。

（4）反馈信息给机器人控制系统：模块将这些信息实时反馈给机器人的控制系统，使得机器人能够精确地控制手术工具的位置和方向。

定位导航系统为术前规划和术中过程搭建了一个可靠且直接的桥梁。通过运用计算机辅助手术，系统能够整合术前的影像或规划数据，并将其保存，以便医生可以以可靠且可复现的方式分析这些数据。在手术实施中，导航系统配备了光学、电磁等工具，能够追踪和定位在日常外科手术中使用的工具，并能够在医生工作的解剖结构空间上准确定位它们。这种导航技术可以帮助医生精准地定位到规划位置，准确地控制手术工具的切割深度和角度，避免对周围健康组织的伤害，从而进一步提升手术的精准性和安全性。

二、关节手术机器人定位导航的工作流

在现代医疗手术实践中，关节手术机器人定位导航的应用日益增多。这种技术通过手术器械精确跟踪和患者解剖结构追踪得以实现，增强了手术的精确性和安全性。定位导航工作流程如图 2-3-1 所示，以下将详细介绍这个流程的关键步骤。

（一）靶标安装

手术开始前，医生会在患者的手术区域或附近稳定的部位安装靶标。这些靶标由特殊的红外反射材料制成，因此能够被红外双目模块准确捕捉。靶标的具体安装位置取决于手术类型和具体的手术计划。例如，在膝关节手术中，靶标通常安装在股骨和胫骨上，以帮助判断和追踪关节的运动状态（图 2-3-2）。

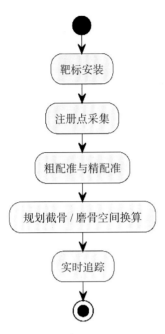

图 2-3-1　定位导航工作流

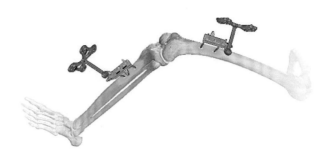

图 2-3-2　骨靶标安装

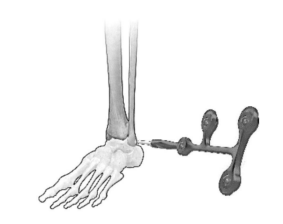

图 2-3-3　踝外侧标记点采集

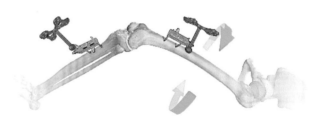

图 2-3-4　髋关节中心采集

（二）注册点采集

注册点采集是在术中配准过程中，建立手术机器人与患者解剖结构间的精确对应关系的关键步骤。在这一阶段，医生使用手术机器人的红外双目模块对靶标进行定位和追踪，收集其在三维空间中的位置和姿态信息。在此过程中，红外双目模块对准靶标，系统通过计算反射红外光线的角度和距离差，来确定靶标在三维空间中的位置和姿态。

对于需要移动关节的手术，例如膝关节手术，医生会在采集注册点的过程中进行转腿操作并采集脚踝内外侧关键点（图 2-3-3）。这种操作不仅能捕捉关节在运动中的变化情况，更重要的是，能够获取股骨和胫骨的解剖学特征点，如旋转中心等（图 2-3-4），为后续的术中配准提供关键数据（图 2-3-5）。

（三）粗配准与精配准

配准过程是将采集到的注册点数据与预先获取的医学影像数据（如 CT 或 MRI）进行匹配。粗配准过程是在点云数据的空间位置完全未知的条件下对点云进行配准，可以为精配准提供正确

的起始点。精配准是在粗配准的基础上进行细化的配准过程，让点云之间的空间位置差别最小化。这一步骤的目的是将三维影像数据与患者的实际解剖结构对应起来，形成一个全面的三维模型。这个模型可以帮助医生更准确地理解患者的病变情况，并为后续的手术规划和机械臂辅助定位提供基础。

（四）规划截骨 / 磨骨空间换算

在配准和三维模型建立之后，医生可以根据患者的病变情况和手术需求，进行手术路径和截骨 / 磨骨范围的规划。手术机器人系统会

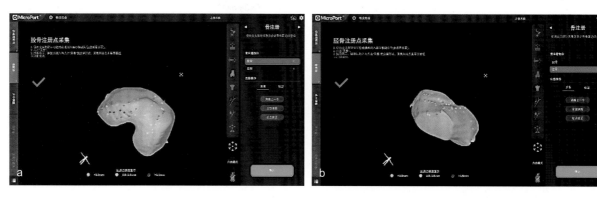

图 2-3-5 采集骨表面关键点用于配准操作。a. 股骨注册点采集。b. 胫骨注册点采集

将规划信息转换为实际的空间坐标，以便手术机器人按照预定的路径进行操作（图 2-3-6）。此外，系统还能够预测和模拟手术结果，帮助医生进行决策。

（五）实时追踪

在手术过程中，红外双目模块通过实时监测手术工具和靶标的位置和方向，来动态更新手术规划，以适应手术过程中可能出现的变化。例如，如果患者的体位发生微小变动，或者手术工具偏离了预定路径，系统都能够立即识别，并进行相应的调整。这种实时追踪和动态更新的能力，大大提高了手术的精确性和安全性。

这个过程是通过红外双目模块同时对准手术工具和靶标，计算两者的相对位置和姿态，完成手术工具位置和方向的实时更新。如果系统检测到手术工具偏离预定路径，会立即发出警告，并提供修正建议，从而确保手术的精确性和安全性。

三、关节手术机器人定位导航的关键功能与技术

定位导航是关节手术机器人系统的核心功能之一，为机器人的精确操作提供了关键支持。以下将介绍关节手术机器人定位导航过程中的几项关键技术，包括双目立体定位算法、红外定位设备、术中骨注册方法以及坐标系转换等。这些技术的改进与发展推动了关节手术机器人在定位精度、工作范围、自动化程度等方面的进步。

（一）双目立体定位算法

关节手术机器人的定位系统主要依赖于红外光学定位技术，其中，核心是双目立体定位算法。该算法利用两个或多个红外摄像头，配合主动标记或被动标记，实现对手术工具和患者解剖结构的三维定位。

主动标记内置红外发光元件，主动发射光

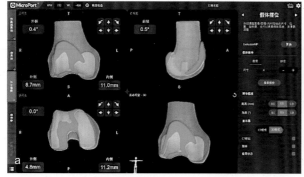
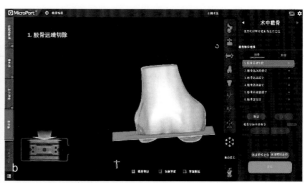

图 2-3-6 规划假体位置及术中截骨示意图。a. 术中规划假体。b. 术中截骨示意图

信号；被动标记则利用其表面反射性质，将红外探照灯发出的光信号反射回摄像头。这两种标记在空间中的位置和姿态信息可以被红外摄像头捕捉。

在双目摄像系统中，每个摄像头在测量前需要进行内外参数的标定，包括确定其焦距、主点（即光轴与图像平面的交点位置），以及相对于标定板坐标系的旋转平移参数。同时，为了消除镜头畸变的影响，还需要对光学畸变系数进行标定。

在进行相机标定后，双目立体定位算法会利用针孔相机模型，结合两个摄像头的姿态变换关系，通过三角测量原理，将两个视图下的像点匹配起来，从而对三维空间中的标记进行重构。

最后，通过多次采集标记的像点坐标，系统能够实时跟踪每个标记的三维动态轨迹，并通过这些轨迹，定位手术工具等物体的空间姿态。这种精确的定位为关节手术机器人提供了精确的导航，使得手术过程更精确、更安全。

（二）红外双目立体定位装置

红外双目立体定位装置是关节手术机器人定位导航系统重要的定位传感器。它通过安装在机器人手臂上的双目红外相机，对手术介入区域内定置的多个红外标记进行三维重建定位，从而获得手术工具或解剖结构的三维空间位置和姿态信息。

位于加拿大安大略省的 Northern Digital Inc. 是医疗行业中红外定位技术的领先供应商。该公司推出的 Polaris 系列设备，尤其是 Polaris Spectra 和 Polaris Vicra，以其 0.25 mm 的高定位精度和适应不同形状工作区域的能力，被广泛地应用于医疗定位系统。这些设备配备了定制的红外 LED 点或球形被动标记，通过立体摄像头以三角测量法进行精确定位，其数据采集速度维持在 40 ～ 60 Hz。

其最新产品 Polaris Vega 系统（图 2-3-7）在定位精度上实现了质的飞跃，达到了 0.12 mm，支持数据采集频率提高至 250 Hz。这为手术机器人实时高精度定位和控制提供了技术支持。

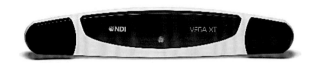

图 2-3-7　Polaris Vega® XT 光学跟踪器

在关节手术机器人应用中，定位导航系统起着关键作用。通过实时高精度三维定位，它为手术过程提供了重要的位置信息支持。目前，无论是国内还是国际上，主要的定位导航系统供应商都在不断尝试和探索新的技术和方法。

（三）术中骨注册方法

在关节置换手术中，术中骨注册是一个关键步骤，其涉及将基于术前 CT 图像生成的骨骼三维模型与术中采集的骨表面三维点云进行匹配。该过程的目标是确定术中实际骨骼与图像三维模型之间的空间关系，以便手术机器人可以准确地辅助医生对患者进行手术。

以下是术中骨注册方法的主要步骤和相关技术。

1. 创建骨骼三维模型

术前医生会根据患者的 CT 扫描图像创建骨骼的三维模型，这个模型需要精确地反映出患者骨骼的形状和结构，通常需要采用高质量的 CT 扫描设备获得高分辨率的患者 CT 影像，并使用专用影像处理软件来分割重建骨骼三维模型。

2. 术中采集三维点云

术中医生会使用探针在患者骨骼表面采集一系列三维点，这些点的位置需要能够代表骨骼的形状和结构。通常采用稳定、精确的立体定位系统来帮助采集三维点。

3. 点云配准

术中采集的三维点与三维模型进行配准，求解出两者之间的空间转换矩阵。这个过程通常使用迭代最近点（ICP）算法或其变种来完成。数据噪声、陷入局部最优解、采集误差以及模型和实际骨骼的形态不完全一致是点云配准面临的主要问题。通常，使用鲁棒的配准算法（如改进的 ICP 算法），采集足够的三维点云样本量，以及提高骨骼三维模型的精确性，可以克服上述问题，获得准确的配准空间转换矩阵。

4. 应用转换矩阵

得到的转换矩阵会被应用到手术导航系统中，使得机器人能够根据虚拟模型的信息在实际骨骼上进行精确的操作。在实际操作中，患者体位的微小变动或者设备的误差，都可能会影响转换矩阵转换结果的准确性。关节手术机器人系统通常会具备实时追踪和调整的能力，可以动态地更新转换矩阵，以适应术中可能出现的变化。

术中骨注册方法的优化和改进主要集中在提高配准的精度和速度，以及减少对医生操作的依赖。这包括改进配准算法、使用更高效的硬件设备，以及开发更精确的骨骼模型生成技术等。

（四）坐标系转换

在图像引导的手术技术中，术前虚拟模型坐标和术中实际测量的骨骼坐标位置往往会处于不同的坐标系下。为了实现配准注册，我们必须将这些数据映射到同一坐标系下，这就需要进行坐标系转换的任务。

在手术前的建模准备阶段，通常使用 CT 装置所固有的 CT 坐标系。而在手术室内，定位系统会具有其专属的光学坐标系。此外，机械臂或手控器也都有各自的关节坐标系。为了匹配这些坐标系，我们需要实现在它们之间的转换。

坐标系的转换通常包括以下几个步骤。

（1）确定参考坐标系：一般选择将 CT 坐标系或定位系统的坐标系作为全局参考坐标系。

（2）建立各坐标系与参考坐标系的关联：通过使用探针，测量各坐标系与参考坐标系之间的刚体变换关系，以便获取旋转矩阵和平移向量。

（3）推导坐标转换公式：根据各坐标系与参考坐标系的刚体变换关系，生成坐标转换的齐次变换矩阵。

（4）应用坐标转换：将待转换的坐标点应用到转换矩阵，实现不同坐标系间的自动转换。

（5）验证转换结果：可以选取几组坐标点进行转换，并比较结果点与预期值的差异，以此来验证坐标转换的准确性。

坐标系转换是图像引导系统中实现坐标信息统一的关键步骤，它也是支持后续配准过程的重要技术环节之一。通过坐标系转换，我们能够实现跨不同系统的信息融合，从而为图像引导手术提供精确的计算基础。

四、关节手术机器人定位导航技术现状与展望

在机器人技术的发展浪潮下，关节手术机器人定位导航技术已经在提高手术精度和效率上取得了令人瞩目的进步，但该技术依然面临着若干技术和临床上的挑战。

（一）当前面临的技术和临床挑战

首先，高昂的设备成本和复杂性是一个主要问题。导航系统的购置、维护和操作需要大量的投资和专业技术人员，这可能对医疗机构带来重大的经济和管理压力。

其次，安全性和可靠性是导航系统的核心要求。因此，导航系统必须能够处理各种意外情况，如患者的突然移动、系统的意外故障等。这要求导航系统具有高度的精度、稳定性和鲁棒性。

最后，当前的导航系统通常需要使用特殊的标记或设备进行定位，这可能会增加患者创伤手术的复杂性和手术时间。因此，如何简化定位过程、提高定位效率，也是一个重要的挑战。

（二）技术发展趋势和预测

尽管存在上述挑战，但关节手术机器人定位导航技术的发展前景仍然乐观。

（1）高频刷新率：随着硬件技术和算法的进步，未来的导航系统预计将实现更高的刷新率。这将使得系统能够实时反应手术过程中的微小变化，从而提高手术的精度和安全性。

（2）高定位精度：通过改进传感器技术和数据处理算法，未来的导航系统将能够实现更高的定位精度。这将使得机器人能够更精确地在术中进行操作。

（3）无标记定位：未来的导航系统可能会发展出无需特殊标记或设备的定位技术。这将大大简化手术过程，减少手术时间，同时也减轻了医生的工作负担和患者创伤。

（4）智能化：通过引入人工智能和机器学习技术，未来的导航系统将能够自动识别和跟踪手术目标，自动规划和调整手术路径。这将使得手术过程更加智能化，提高手术效率和质量。

总的来说，关节手术机器人定位导航技术正处于一个快速发展的阶段，我们有充分的理由预期，它将在未来对关节手术的实施方式产生深远影响。

第四节　关节手术机器人的其他核心技术与发展趋势

一、关节手术机器人的其他核心技术

除了上述导航、注册、骨分割与机械臂控制外，还有多源数据融合、软组织张力测量等技术对关节手术机器人的临床应用也有很大的提升作用。

（一）多源数据融合

在关节手术机器人系统中，多源数据融合是关键技术之一。它旨在整合来自多个传感器和数据源的信息，以提供准确、全面的手术导航和操作指导。这包括医学影像融合、传感器数据融合和多模态数据融合。

1. 医学影像融合

骨科手术通常使用 X 线、CT 扫描和 MRI 等医学影像来获取患者的解剖结构信息。多源医学影像融合技术能够将不同类型的影像数据进行配准和融合，生成一个综合的解剖模型。这个模型可以在手术过程中与实际患者的解剖结构进行对齐，提供准确的导航和操作引导。

2. 传感器数据融合

关节手术机器人系统通常配备多种传感器，如惯性测量单元（IMU）、激光扫描仪和光学跟踪器。这些传感器可以实时获取手术工具、患者骨骼和机械臂等对象的位置和姿态信息。多源传感器数据融合技术可以将这些数据整合起来，建立一个准确的手术环境模型。通过与预先建立的解剖模型进行比对，可以提供实时的手术导航和操作指导。

3. 多模态数据融合

除了影像数据和传感器数据，骨科手术还可以利用其他类型的数据来辅助手术规划和导航。例如，患者的临床数据、病历记录和手术计划可以与影像和传感器数据进行融合，形成一个综合的手术决策支持系统。这样的系统可以提供更全面的信息，帮助医生做出更准确的手术决策。

（二）软组织张力测量

软组织张力测量是术中动态平衡和稳定性评估的重要手段之一。根据截骨前后采用不同的测量装置，具体如下。

1. 张力测量装置

在切割骨骼之前测量膝关节的韧带张力。它使外科医生能够量化原生膝盖的关节松弛度，并获得最佳的韧带张力。一项小型临床病例系列显示，与手动技术相比，张力变异性降低了64%。

2. 正压力检测装置

在膝外翻全膝关节置换术中，通过截骨难以

实现屈伸间隙的矩形相等，需要进行软组织平衡松解等操作，以实现关节间隙平衡。与传统手术依靠医生手感对术中软组织平衡做出经验性判断相比，使用正压力检测装置对内外髁压力值进行量化评估，明显提高了术中获得真正软组织平衡的概率。文献资料显示，使用该系统对 50 例手术统计，理想的量化值为内外侧压力差小于 15 lb（约 67 N）。

二、关节手术机器人的技术发展趋势

自 1992 年 RoboDoc 系统首次在美国进行髋关节手术以来，关节手术机器人的发展已经历了

30 余年。从最初的主动式手术到半主动辅助手术，再到定位辅助手术（如 Rosa 系统），关节手术机器人从技术驱动开始向需求驱动转变。设计理念也逐渐从替代医生向辅助医生转变，并在商业上取得了成功[1-3]（图 2-4-1）。

为了更好地解决关节置换手术的临床问题，精准性、智能化和个性化成为近年来关节手术机器人的技术发展趋势。

（1）精准性：精准性是关节手术机器人的核心优势之一，也是保障患者手术效果的重要基础。各厂商和研究机构通过优化术前数据采集、术前数据分割重建、术中骨注册、术中导航定位以及术中截骨/磨骨等关键步骤的设计，提高

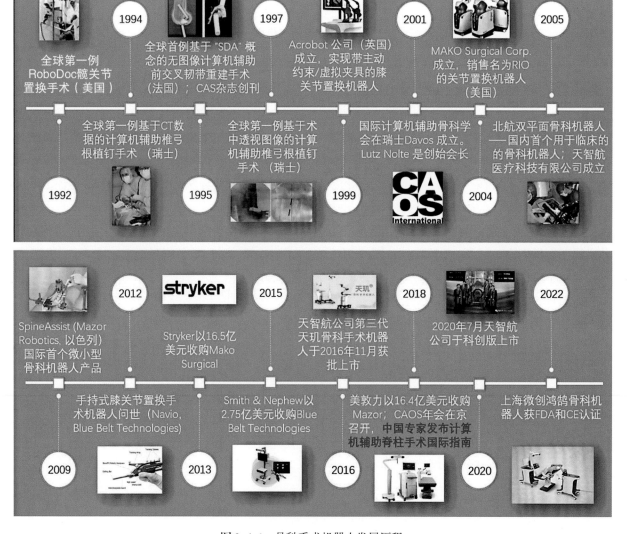

图 2-4-1 骨科手术机器人发展历程

了整体手术精度。这包括使用分辨率更高的术前CT、引入含软组织信息的术前MRI、基于人工智能的术前图像分割、更准确的骨注册算法、高精度低延迟的导航模块、柔性刚度并存的高精度高可靠机械臂等技术。

（2）智能化：由于关节手术机器人实现了骨科手术的数字化，骨科手术的数据积累更加有效和丰富。结合近年来人工智能技术的飞速发展，为关节手术机器人的智能化发展提供了无限可能。各厂商和研究机构在术前手术规划、术中手术执行、术后手术评估、人机交互等方面引入人工智能技术，提高了关节手术机器人的智能化水平，使其能够更高效地辅助完成手术。

（3）个性化：随着关节手术机器人的临床应用越来越广泛，对于常见的关节置换手术，机器人已经能够比较好地完成通用性的手术辅助工作。但在复杂的初次关节置换等非常见案例中，机器人的相关功能仍需进一步提升。各厂商和研究机构通过收集和分析罕见案例的数据，有针对性地提升关节手术机器人的泛化能力。

总之，关节手术机器人通过结合机器人技术、影像技术和计算机技术，为外科医生提供更精确、智能和个性化的手术辅助功能，从而改善患者的手术结果和康复效果。这些是目前关节手术机器人的主要技术发展趋势。

参 考 文 献

[1]　田伟，范明星，张琦，等.中国骨科手术机器人的发展［J］.应用力学学报，2023，40（01）：1-6.

[2]　张成，李超，韩向东，等.骨科手术机器人临床应用综述［J］.医疗卫生装备，2021，42（01）：97-101.

[3]　乔桦，李慧武.膝关节置换手术机器人应用现状与研究进展［J］.山东大学学报（医学版），2023，61（03）：29-36.

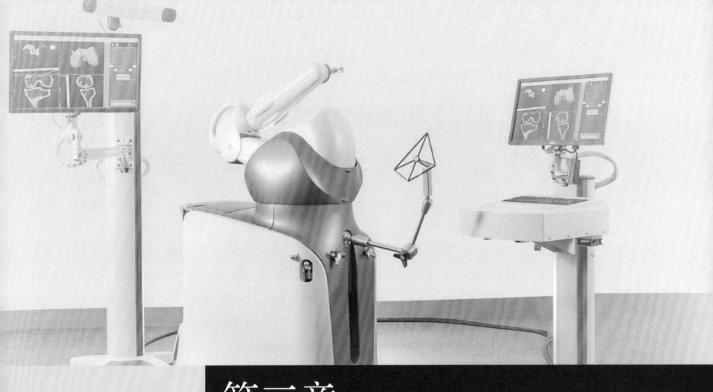

第三章

关节手术机器人的
医学影像系统

第一节　医学影像分析与处理

关节手术机器人在现代医疗实践中扮演着越来越重要的角色，为了确保手术的准确性和安全性，其对医学影像分析的需求极高。手术机器人需要清晰、精确地识别关节结构、周围组织和可能的病变，这样才能进行精确的术前规划、术中引导和术后评估，实现术中的精准切割、置换和修复。

近年来，人工智能（AI）技术在医学影像处理领域取得了突破性进展。对于关节手术（如膝关节、髋关节手术等），基于 AI 算法不仅可以自动、快速地分析大量的影像数据，还能识别人眼难以捕捉的微小病变。AI 算法，特别是深度学习模型，已经被证明能够在组织结构分割、病变检测以及手术规划等方面提供相当于或超过放射科医生的表现。利用 AI 处理影像数据，关节手术机器人可以更加精确地定位，进一步提高手术的成功率和患者的康复效果。简而言之，结合 AI 技术，关节手术机器人在医学影像分析上的性能得到了很大提升，推动了手术机器人领域的创新与进步。下面结合关节手术机器人的需求，分别介绍医学影像分割、三维建模及影像配准的基本概念和方法。

一、影像分割

影像分割就是把影像分成若干个特定的、具有独特性质的区域，并提取出目标区域的技术和过程，其是影像处理和分析的关键步骤。影像分割能帮助医生确认关节病变组织等区域的大小和位置，定量评价治疗前后的效果，对疾病诊断、影像引导手术以及医学数据可视化等具有重要作用，为临床诊疗和病理学研究提供可靠的依据。

采用医学影像分割技术，可以对人体关节组织器官、病变部分进行有效界定，同时判断其大小与范围[1]。图 3-1-1 展示了膝关节股骨、胫骨及其软骨的分割结果[2]。随后通过对相关部位的变化分析，研究确定疾病属性，进而为后续的诊疗工作提供帮助[3]。如图 3-1-2 所示，通过对关节骨肿瘤的分割，确定肿瘤大小和范围。

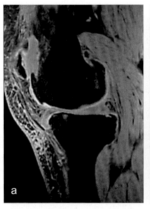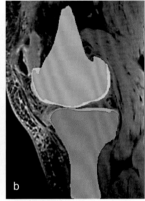

图 3-1-1　膝关节影像分割。a. 膝关节原始图像。b. 膝关节分割结果

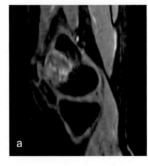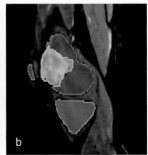

图 3-1-2　关节肿瘤分割。a. 原始图像。b. 分割结果

借助医学影像分割技术，相关图像可以被有效分解与理解，有助于后续工作的开展与衔接。如图 3-1-3 所示，利用从 CT 影像分割的股骨结果，可进行股骨力线的测量。如图 3-1-4

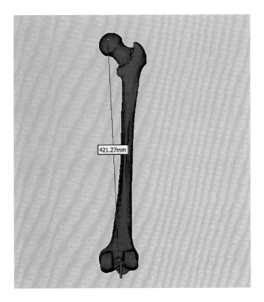

图 3-1-3 股骨力线测量

所示，利用股骨头软骨分割结果可进行精确的软骨厚度测量，对于骨关节炎临床诊断有着重要的意义[4]。

医学影像的分割结果可用于三维重建，对人体组织结构进行可视化。如图 3-1-5 所示，通过对骨肿瘤分割结果进行三维重建，可以避免医生利用二维切片凭经验"想象"结构，能更加直观地显示器官和肿瘤的精确大小和形态，可用于影像引导手术方案的制订与模拟，以及放疗计划中的靶点 3D 定位等[5]。如图 3-1-6 所示，利用分割后的三维重建结果，进行假体预摆位，制订膝关节置换手术方案。

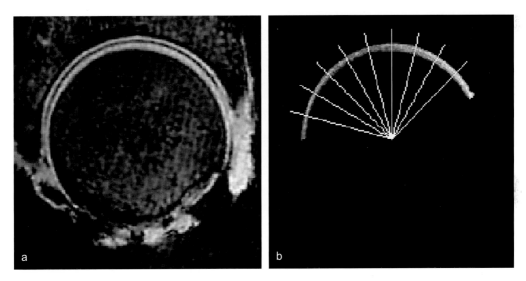

图 3-1-4 股骨头软骨厚度测量。a. 股骨头 MRI 影像。b. 股骨头软骨分割结果厚度测量

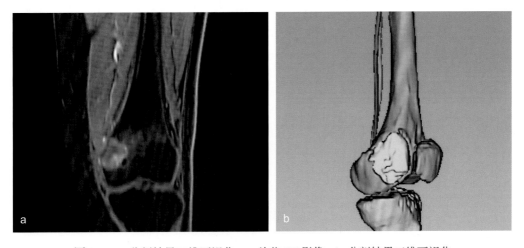

图 3-1-5 分割结果三维可视化。a. 关节 CT 影像。b. 分割结果三维可视化

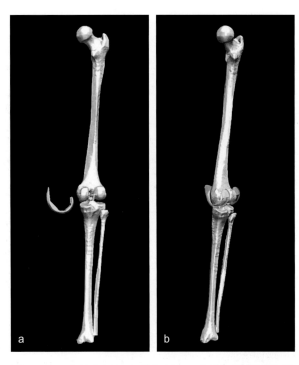

图 3-1-6　膝关节置换术前规划。a. 腿骨三维模型与膝关节假体模型。b.膝关节假体摆位

（一）医学影像分割特点

由于噪声、场偏移效应、局部体效应等的影响，获取的医学影像不可避免地具有模糊、不均匀等特点。另外，人体的关节解剖组织结构和形状很复杂，而且人与人之间有相当大的个体差异。因此，医学影像分割是一项具有挑战的任务，分割算法的研究呈现以下几个特点[6]。

（1）传统的手工分割方法耗时长，而且不同人在不同时间的分割结果差异性较大。对于自动或半自动方法，人们逐渐认识到现有的任何一种单独的影像分割算法都难以对所有影像取得令人满意的分割结果。

（2）医学影像的分割需要利用医学中不同领域的知识：① 图像中不同对象的灰度分布情况；② 不同影像设备的成像特点；③ 对象的形状特征，即解剖知识，如关节骨组织的大致形状；④ 不同对象间的空间几何关系，如膝关节股骨和胫骨的相对位置关系等。

（3）随着三维可视化技术的发展，医学影像的三维分割受到更多的关注。医学影像中直接给出了以二维切片形式组织的三维体数据，这就为三维分割提供了可能。通常有两种三维分割方式：一种是直接在三维数据空间中分割，提取出感兴趣区域包含的体素；另一种是对每张二维切片独立进行分割，再将每张切片中提取的轮廓组合起来用于三维重建。

（二）常用影像分割方法

1. 基于阈值的分割方法

阈值分割是最常见的、并行的直接检测区域的分割方法。如果只选取一个阈值称为单阈值分割，它将影像分为目标和背景两大类；如果用多个阈值分割称为多阈值分割，影像将被分割为多个目标区域和背景。阈值分割方法基于对灰度图像的一种二值化，目标或背景内的相邻像素间的灰度值是相似的，但不同目标或背景的像素在灰度上有差异。图 3-1-7 展示了髋关节分割效果。阈值分割计算简单、运算效率高，特别适用于目

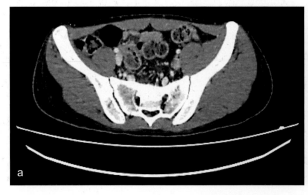
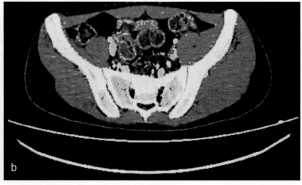

图 3-1-7　髋关节分割效果。a.髋关节 CT 影像。b.阈值分割结果

标和背景占据不同灰度级范围的图像，但是只能产生较少的分类，不能用于多通道图像的处理，没有考虑图像的空间特征，对噪声极其敏感。

2. 基于边缘的分割方法

基于边缘的分割方法可以说是人们最早研究的方法，区域边缘上的像素灰度值的变化通常比较剧烈，该方法试图通过检测不同区域间的边缘来解决图像分割问题。基于边缘分割最常见的问题是在没有边界的地方出现了边缘（过分割），以及在实际存在边界的地方没有出现边缘（欠分割），这是由影像噪声或影像边界模糊等因素造

成的。图 3-1-8 所示为关节的边缘检测效果。

3. 交互式分割方法

图割法（graph-cut）是具有代表性的交互式分割方法，同时利用了图像的像素灰度信息和区域边界信息，分割效果好，用户交互简单且方便，只需在前景区域（目标内部）和背景区域标记少量的种子点，对种子点的具体位置无严格要求。如图 3-1-9 所示，首先通过人工交互选择前景和背景种子点，之后基于图割法分割出股骨区域。通常可以通过特定的预处理方法自动提取前景和背景的种子点，从而实现全自动的基于图割

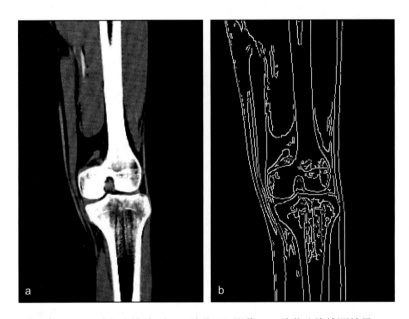

图 3-1-8 关节边缘检测。a. 关节 CT 影像。b. 关节边缘检测效果

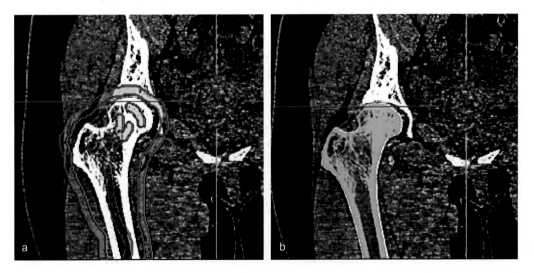

图 3-1-9 基于图割法的股骨分割。a. 图割法中的前景、背景种子点标注。b. 基于图割法的股骨分割效果

法的目标区域分割。

4. 基于神经网络的分割方法

随着深度学习技术的突破，利用神经网络进行医学影像分割是目前最热门的研究领域之一。通过训练深度神经网络模型，可以经过少量预处理，从原始数据中学习到抽象的、本质的、深层的特征。深度学习算法的训练需要大量的数据集支持。然而，与自然图像相比，带标注的医学影像相对稀缺，且标注成本较高，训练耗时较长[7]。图 3-1-10 为利用深度神经网络进行膝关节软组织分割的示例过程。

（三）影像分割结果评价

影像分割中的另一个重要问题是对分割算法的定性和定量评价。这对于医学影像的分割尤为重要，因为分割结果的准确度直接关系到临床应用的效果评价。医学影像分割算法的一般做法是采用差异实验法，即将基于计算机实现的算法的分割结果与正确分割结果相比较。医学图像的正确分割结果（ground truth，即为金标准）有以下几种获取方法：一种是临床专家手工分割出感兴趣区域；另一种是从人工制造的仿真模型直

接获得的影像。通常采用三个评价指标来对算法的分割结果进行定量分析，比较算法分割结果与金标准之间的差异。这三个评价指标为灵敏度（sensitivity）、特异度（specificity）和 Dice 相似度系数（Dice similarity coefficient, DSC），各指标的具体定义如下。

$$\text{sensitivity} = \frac{TP}{TP + FN} \qquad （式 3-1-1）$$

$$\text{specificity} = \frac{TN}{TN + FP} \qquad （式 3-1-2）$$

$$\text{DSC} = \frac{2TP}{[(TP+FP) + (FN+TP)]} \qquad （式 3-1-3）$$

其中，TP 为真阳性；TN 为真阴性；FP 为假阳性；FN 为假阴性。灵敏度代表的是实际是目标像素并且正确地被判定为目标像素在所有像素中所占比例，其衡量的是分割算法能够正确分割出目标的能力。特异度代表的是实际为非目标的像素并且正确地被判定为背景像素在所有背景像素中所占比例，其衡量的是分割算法能够正确判断背景的能力。DSC 代表的是金标准与分割结果之间的重叠程度，其衡量的是分割结果与金

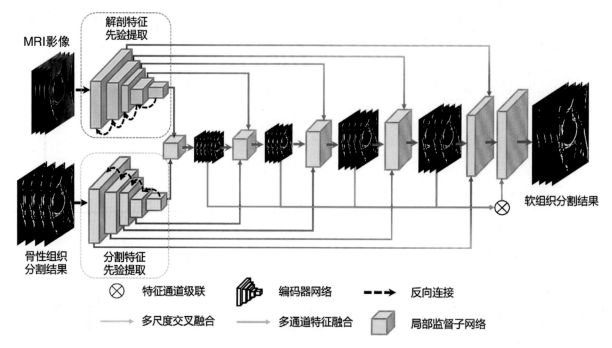

图 3-1-10 基于深度学习的膝关节分割方法

标准之间的相似程度。DSC 为医学图像分割的重要指标，取值范围在 0 到 1 之间：1 代表分割结果与金标准完全重叠，0 代表分割结果与金标准完全无重叠[8]。

二、三维重建

三维重建是在对二维影像进行预处理、分割和标注后，使用计算机图像处理技术，将多个影像的二维空间信息转换为三维数据，将其变换为具有直观立体效果的三维模型来展示人体组织的三维形态[9]。这样的三维模型（图 3-1-11）能更直观地展示解剖结构，从而帮助医生进行更准确的诊断和治疗规划，同时也有助于患者教育和医患沟通。

三维重建方法分为基于医学图像的三维重建方法和基于术中观察的三维重建方法。基于医学图像的三维重建方法主要为面绘制和体绘制，基于术中真实器官结构的三维重建方法主要为结构光、点云等方法。

基于术前影像例如 CT 或者 MRI 影像进行三维重建的方法中，面绘制是将二维的医学影像切片经预处理、分割后构建出待建组织，用三角面片或多边形等几何图形表示生成的组织表面，然后通过计算机图形学方法绘制并进行显示。该方法计算量小，绘制速度较快。体绘制采用直接采样、合成的方式绘制整个三维信息，获得真实感更强、内部信息更完整的三维模型，计算量大，绘制速度较慢[10]。图 3-1-12 所示为人体下肢关节体绘制示例。

基于术中观察的三维重建技术中主要依赖探针、深度相机、激光扫描仪器等设备，获取术中施术区域结构高精度的空间信息，结合空间信息重建算法，进行术中三维重建，该技术仍较为依赖获取空间信息的设备。图 3-1-13 所示为基于术中观察的三维重建示意图。

三维重建在关节置换手术中有广泛应用，具体如下。

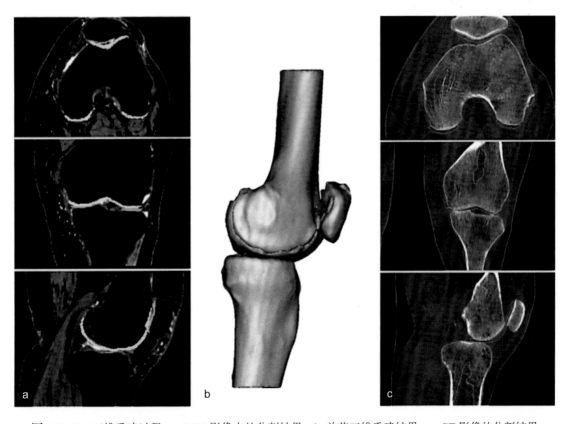

图 3-1-11　三维重建过程。 a. MRI 影像中的分割结果。b. 关节三维重建结果。c. CT 影像的分割结果

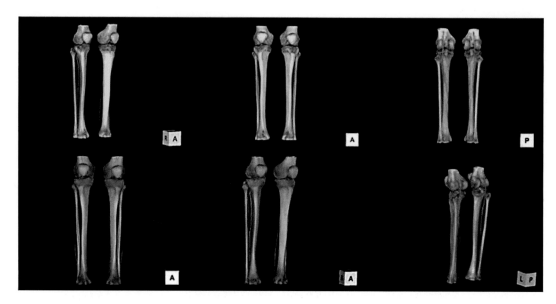

图 3-1-12　体绘制关节结构示意图

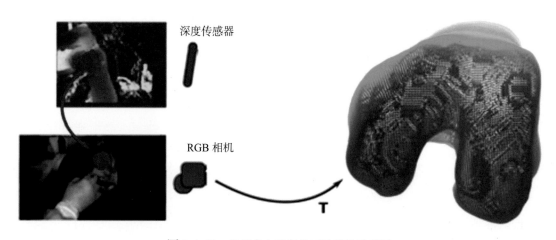

深度传感器

RGB 相机

T

图 3-1-13　基于术中观察的三维重建示意图

1. 三维重建技术辅助医生进行术前规划

人体下肢关节是由关节软骨、关节韧带、肌肉以及所包含的关节液构成，各个组成部分共同发挥作用。因此下肢关节结构复杂，医生通过术前二维影像信息进行术前规划会缺失一些关键信息，且更依赖医生经验，也不便于和患者进行沟通。膝关节结构的三维重建可以在术前规划阶段帮助医生更为精准地量化规划关节与假体的结合面位置、确定关节假体的尺寸以及模拟关节运动并测试假体是否达到性能要求，大大地提升了假体植入规划的精准性。

机器人辅助关节置换，首先就需要进行计算机辅助术前规划，此时利用三维重建技术，确定解剖位置、假体型号、假体植入位置和方向、虚拟测量下肢生物力线，对手术效果进行预测分析，并不断优化手术方案，为患者提供更为精确的个性化手术方案。这有效地克服了人工手术的不足，提升了手术的精度，减少了并发症，促进了关节外科手术的微创化、智能化、个性化的发展。图 3-1-14 为膝关节手术利用三维重建技术进行术前规划的示意图。

关节置换手术作为关节外科手术的重要组成部分，一直在不断追求更高的精确性、安全性和成功率。随着医学影像技术的不断进步，影像三维重建在关节手术中的应用越来越受到关注。这一技术通过将二维医学影像转化为逼真的三维模型，为外科医生提供了更为全面和深入的解剖信

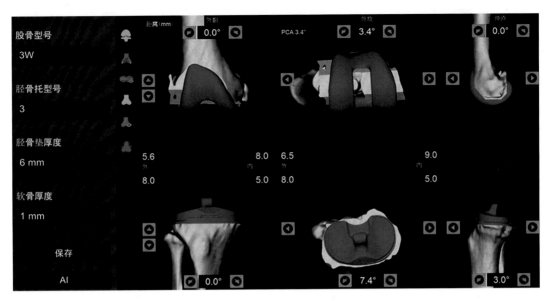

图 3-1-14　膝关节手术利用三维重建技术进行术前规划示意图

息，从而在手术规划中发挥了重要作用。

2. 利用三维重建技术实现关节置换手术机器人术中导航

关节置换手术机器人能够实现手术精准化的原因之一，就是医生可以根据术前规划的方案去进行手术。实现这一操作需要在术中进行注册（registration），又或者叫配准，以便让术前规划的影像与术中实物建立一一对应的关系，后面将详细讲述。目前市面上较为主流的手术机器人，多是基于 CT 影像的关节手术机器人。这些关节置换

手术机器人系统，均通过对术前影像进行三维重建得到术前关节解剖结构空间信息，再利用术中探针获取术中关节解剖结构信息，利用这两组信息获取术前空间信息和术中空间信息的转换关系，实现将术前空间信息实时映射到术中空间，最终达到将术前规划的截骨信息映射到术中空间中。关节置换手术机器人系统利用术前到术中的映射关系，医生可以将术中截骨效果时刻反映在计算机三维模型中，时刻量化各种截骨信息。如图 3-1-15，三维重建技术实现术中导航示意图。

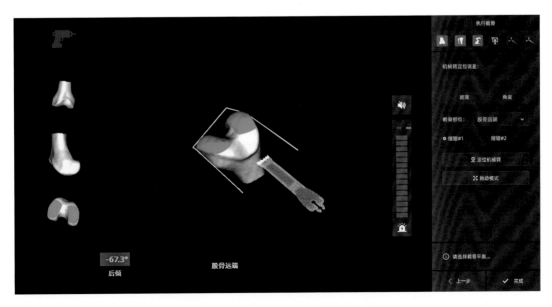

图 3-1-15　三维重建技术实现术中导航示意图

因此，术中空间信息映射到术中空间的精度，很大程度上依赖影像三维重建技术能否把二维的医学影像精确地重建为三维结构。

3. 基于影像三维重建的增强现实关节置换手术导航

基于影像三维重建的增强现实手术导航技术是将三维重建技术用在手术增强现实导航中，将三维重建的模型与实际手术场景进行融合，为医生提供全新的视角和工具，使其能够在手术过程中直接观察患者的内部解剖结构。通常使用头戴式显示设备或手术导航系统，医生可以通过镜头观察实际手术场景，同时在镜头中叠加显示三维模型的信息。基于影像重建的增强现实系统能够实时跟踪手术器械和患者的位置，保持模型和实际场景的一致性。医生可以在实际手术场景通过头戴式显示设备看到叠加的三维模型，指导手术器械的定位、移动和操作，不需要再去观看显示器等设备，将医生的注意力聚焦于施术区域，同时避免了手术器械与施术区域遮挡的问题。这种实时导航使医生能够更准确地进行手术操作。图3-1-16所示为三维重建技术实现术中增强现实导航的示意图。在骨科手术中，医生可以通过增强现实导航技术在高风险区域进行操作，从而避免损伤重要组织结构。

综上所述，基于影像三维重建的增强现实手术导航技术为外科手术提供了前所未有的支持。通过将医学影像与实际手术场景相结合，医生可以实时获得解剖结构的定位和指导，从而提高手术的精确性、安全性和成功率。随着技术的不断发展，这项技术将在医学领域持续发挥重要作用，为患者带来更优质的医疗体验和治疗效果。

三、影像配准

（一）配准技术的相关概念及意义

配准技术是一种在机器人应用、增强现实（AR）、医学图像以及基于图像引导手术领域中至为重要的一项技术[11]。机器人关节置换系统中一般分为三个部分：术前规划、术中导航和术后评估。配准技术在每一个部分都扮演了举足轻重的角色。在术前规划阶段，医生希望通过多模态影像评估患者病情，此时图像配准技术可以将来自不同时间、传感器或者模态的医学图像进行融合，丰富影像信息，辅助医生进行诊断和规划。在基于图像引导的术中阶段，配准通常将术前图像空间与术中患者空间进行映射，可以精确

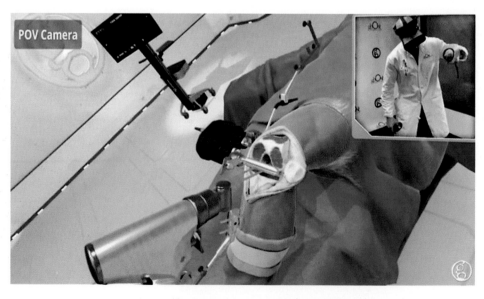

图3-1-16　三维重建技术实现术中增强现实导航示意图

地将术前规划信息映射到术中空间中，实现手术导航[12]。在术中和术后，医生利用增强现实技术，为了实现计算机生成三维对象叠加到真实环境的效果，需要进行配准以便将虚拟对象关联的坐标系与真实的坐标系对齐，实现动态的术后评估。

（二）配准技术在关节置换手术机器人系统中的应用

1. 影像配准技术

图像配准是任何外科导航技术的基本要求。在关节置换手术机器人中，往往需要在术前规划阶段进行病情评估、假体型号选择、假体位置选择、确定假体植入方向、根据软组织确定安全边界等步骤。然而，单一模态的影像信息无法满足所有的需求，例如：在 CT 影像中包含的硬骨信息更为精确，适合根据硬骨组织进行规划，但缺乏软组织信息；在 MRI 影像中包含软骨、韧带等信息，但硬骨信息不够精确。Kuiper RJA 等人[13]提出了一种通过刚性变换的双四元插值实现膝关节从 CT 到 MRI 复杂变形的注册方法，实现了将 CT 中硬骨信息与 MRI 的软骨信息进行精确的融合。Zheng Jingjie 等人[14]提出了一种基于特征的人体膝关节 CT 和 MRI 图像三维配准解决方案，通过预处理、特征提取、变换参数估计和重采样等操作构建骨组织轮廓清晰、软组织细节清晰的高质量膝关节模型。Chen Jiahe 等人[15]提出了一种具有软骨结构和硬骨结构的鲁棒多模态建模方法，利用 CT 和 MRI 配准技术消除关节弯曲造成的空间不一致性问题，配准误差在 1.13 ± 0.03 mm，证明了基于多模态的膝关节配准图像可以为膝关节手术提供精确指导。Henkelmann J 等人[16]研究了使用关节机器人利用图像配准技术辅助进行手术在并发症和阿片类药物消耗方面的差异。文章表明，从 2010 年到 2017 年对通过机器人辅助和非机器人辅助的初次全膝关节置换术（TKA）进行比较，结果表明使用机器人辅助进行 TKA 的患者具有更低的并

发症发生率和更少的术后镇痛药需求，证明了在图像配准技术的加持下，关节机器人对于患者和医生都是有益的。

在术后评估阶段 2D-3D 配准是关节置换非常常用的方法，因为患者已经安装了金属假体，无法照射清晰的 CT 影像，仅仅能通过 X 线来进行术后评估。Uneri 等人[17]提出了一种 2D-3D 图像配准方法，该方法利用术中 X 线片，结合患者和手术部件的先验知识，以提高手术的质量保证。利用患者特异性 CT 图像和基于已知分量配准的参数分量模型，在不需要 C 臂离线几何校准的情况下，进行了基于梯度相似度的优化配准。Guo 等人[18]提出了一种前交叉韧带重建导航系统，该系统使用数字重建 X 线片（DRR）生成、相似度测量和优化来实现 2D-3D 配准。这种基于高强度的 2D-3D 配准方法采用迭代优化算法，通过 DRR 仿真搜索 C 臂的虚拟焦点位姿，并估计 DRR 与 X 射线图像之间的转换。

因此，CT 和 MRI 影像进行配准，可实现软组织信息与硬骨组织融合，根据硬骨与软骨结合规划假体参数，根据韧带位置规划手术安全边界，在术中为患者保驾护航。

2. 配准技术在关节置换手术机器人增强现实领域的应用

影像配准的一个最直接应用是增强现实（AR）引导手术导航，它为外科医生提供了更直观和精确的导航辅助，因为它将虚拟的 3D 解剖结构模型投射到真实的患者身上，并将手术过程中遮挡或难以暴露的部分可视化。目前，AR 的主流设备是光学透明头戴式显示器（OST-HMD），其中微软 HoloLens 应用最为广泛。许多研究人员研究了将这种 AR 设备用于关节手术的可行性，包括全膝关节置换手术、髋关节置换手术等。Sandro 等人[19]开发了一种基于 AR 的系统，该系统被集成于一副智能眼镜和两个小的传感器当中，结果显示 AR 可以提升 TKA 的精度，实现对软组织韧带更好的评估。Sachiyuki Tsukada 等人[20]将一种名为 AR-KNEE 的技术

引入全膝关节置换手术，研究者利用 AR 技术可以时刻查看胫骨的内外翻角度，并将手术信息叠加到智能手机显示器中，研究者使用该系统对 10 个胫骨模型进行截骨操作，结果表明 AR-KNEE 系统可以提供可靠、准确的内外翻参数信息。此外，Logishetty K 等人[21]验证了使用 AR 引导的假体植入定位误差更小，并且认为 AR 系统对于外科手术教学来说是一种可行的教学工具。Ogawa H 等人[22]证明了一种 AR 辅助系统可以辅助膝关节单髁置换术（UKA），研究通过该系统在 UKA 的近侧胫骨截骨过程中目标角度和测量角度之间的绝对差异在冠状定位中为 1.9°±1.5°，在矢状定位中为 2.6°±1.2°。没有患者出现并发症，包括手术部位感染和假体周围骨折。Hu Xue 等人[23]利用 HoloLens 开发了一套无标记追踪的关节置换辅助系统，验证了无标记追踪下利用 AR 系统辅助关节手术的可行性。图 3-1-17 所示的是 AR 引导下的髋关节置换手术示意图。

3. 影像配准在关节置换手术机器人导航领域的应用

MAKO RIO（MAKO Surgical，美国）、RoboDoc/CASPAR（Think Surgical，美国）和 Acrobot（Acrobot，英国）、TiRobot（Tinavi，中国）等被广泛应用于关节置换术。目前的机器人系统可分为半主动机器人系统和全主动机器人系统。前者利用触觉引导系统，让外科医生保留对部件安装的一些控制；后者则指机器人可以独立操作，无需医生协同控制。随着配准技术引入导航系统，机器人开始了基于图像引导为主流技术的发展，以提高骨科手术的准确性、稳定性和安全性。

机器人辅助骨科手术提高了关节置换假体的准确性。例如，Jang T 等人[24]提出了一套依赖数字化套件的配准流程，并进行了动物实验，证明了引入配准技术利用图像引导的手术辅助系统，可以获得精确的骨切割效果。Ngim HJ 等人[25]研究发现 MAKO Stryker 系统在术中引入利用配准技术，实现术中精准引导操作，并对使用该系统的 19 名志愿者进行 6～18 个月的随访发现，本研究的患者没有出现不良恢复的情况，也不需要再次进行手术，说明了基于图像引导的关节手术辅助系统可以通过提高假体植入的准确度来实现更好的关节修复效果。Nam CH 等人[26]对比了机器人辅助关节置换术与传统关节置换术中之间的机械轴线、组件定位的准确性以及聚乙烯衬垫的厚度，结果表明使用 MAKO 机器人的患者在术后平均机械轴线（1.9° vs. 2.8°，$P<0.05$）、

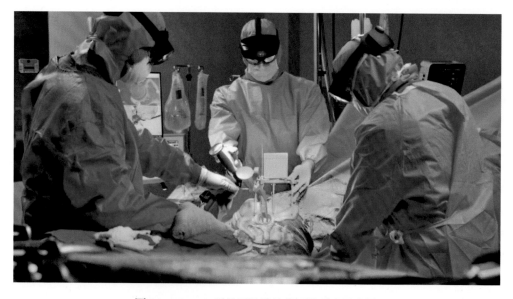

图 3-1-17　AR 引导下的髋关节置换手术示意图

股骨冠状倾斜（91.2° vs. 91.8°，P<0.05）、胫骨冠状倾斜（90.8° vs. 91.1°，P<0.05）和胫骨矢状倾斜（90.7° vs. 91.7°，P<0.05）方面比传统组的患者获得了更好的准确性，因此与传统 TKA 技术相比，机器人辅助 TKA 具有更精准的机械轴线和更高的组件定位准确性。

第二节 医学影像在关节手术机器人系统中的应用

传统的人工关节置换手术的精度不仅依赖于手术医生对相关技术掌握的熟练程度，而且容易受到股骨及胫骨解剖结构的影响。图 3-2-1 为传统人工关节置换手术。关节置换手术机器人系统结合了医学影像、增强现实、机器人技术等诸多数字化技术于一身，通过术前规划、导航定位、机械臂辅助等达到精确的截骨及假体放置。

目前关节置换手术机器人系统中用到的医学影像主要有 X 线、CT 和 MRI 影像[25, 26]。X 线影像简单、经济，能够整体、直观显示骨骼结构及周围的金属假体，是骨骼疾病诊断的最基本的检查方法，但其为二维叠加影像，应用其评估及设计人工关节准确性不高，多用于关节置换手术的术后随访。多层螺旋 CT 空间分辨率高，且为断面成像，避免了各种组织结构的重叠问题，能够精细地显示出骨骼细微病变，借助于强大的图像后处理技术，还能够多角度立体显示复杂骨骼

的解剖结构，在多层螺旋 CT 上进行的骨骼测量能提供用于人工假体设计和制作的准确骨骼形态学参数；双源 CT 或能谱 CT 可以利用能量减影，去除骨骼假体的金属伪影，在评价人工关节置换手术的术后情况方面具有明显的优势。但是 CT 影像的软组织分辨率较低，在评价骨内侵犯范围及周围软组织侵犯程度方面准确性不高。MRI 软组织分辨率高，能够清晰显示骨骼内病变及关节周围软组织病变侵犯的程度和范围，在人工关节置换手术的术前明确病变累及范围方面具有明显优势，在术后评价周围软组织病变、有无骨质吸收等方面亦发挥着重要的作用。但是，MRI 影像在人工关节置换手术中最大的不足之处在于，其金属伪影较大，术后金属假体及周围组织的详细情况难以清楚显示。

医学影像作为临床医生的"火眼金睛"，伴随关节置换手术机器人系统的术前规划、术中导

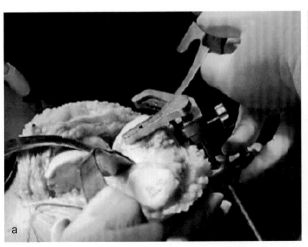
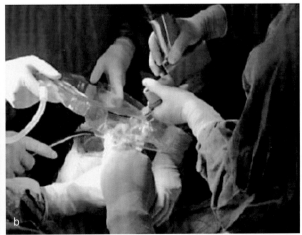

图 3-2-1 传统人工关节置换手术。a. 截骨导板。b. 截骨操作

航和术后评估。将患者手术区域的医学影像导入关节置换手术系统中，临床医生通过对影像信息的认识和解读，可以对病情做出精准判断，确定是否适合进行关节置换手术，减少漏诊和误诊。术前的三维重建、力线测量、假体的设计与制备、模拟截骨与假体植入等规划以及术中的导航，可以最优化关节假体的尺寸、形状、植入空间位置和姿态，缩短手术时间，降低手术并发症，确定最佳手术方案，提高治疗效果。通过医学影像也能够评估手术的成功与否，从而指导临床治疗。

一、术前规划

关节置换手术临床疗效的影响因素，一直是人们关注的问题。传统的关节置换手术通过机械导向装置进行髓内、髓外的定位截骨，临床医生凭借肉眼、手感和经验来定位解剖标志、下肢力线和假体旋转轴线，手工进行划线截骨操作。这种基于肉眼观察完成的对位、对线等手术操作具有很大的主观性，直接影响手术的可靠性和精确性，甚至可能导致手术失败。通过关节置换手术机器人系统的术前规划，可以进行三维影像的重建、下肢力线的精准测量、假体的设计与制备、模拟截骨与假体植入等操作和显示，保证了三维空间上的假体立体安置的准确截骨，可实现精准、高效的关节置换手术。

（一）膝关节影像的三维重建

医学成像技术得到的二维影像只能够表达人体某一个切面或者叠加的解剖图像，不能够直观、精确地显示病变的立体结构。通过医学图像的三维重建和可视化技术，可以弥补常规二维成像的不足，重建膝关节三维模型的立体形态和空间关系，直观呈现较小或较复杂的结构及组织，为后续分析下肢力线、确定截骨平面及精确确定关节植入位置做准备。

CT 和 MRI 影像能分别提供骨骼不同组织的

结构图像，如 CT 影像能精准显示骨骼骨性结构的形态，但对软组织显示受限；MRI 影像的软组织成像清晰，可以清楚显示关节软骨、半月板、韧带等结构。应用三维重建和逆向工程技术分别建立关节骨性特征和软组织特征，然后通过两者的配准完成骨性特征和软组织的精确融合，建立完整的膝关节模型。虽然目前 MRI 影像在机器人手术中尚未广泛使用，但未来 MRI 技术将为机器人手术提供更多信息，以帮助提高手术效果。

1. CT 影像重建

将患者的完整关节 CT 扫描数据导入 Mimics，生成蒙版，再经阈值分割、区域增长、蒙版编辑、模型运算过程建立下肢全长，股骨、胫骨、髌骨、腓骨等三维雏形。区域增长对初步阈值分割蒙版上彼此不相连接的分割区域进一步细分亚组，提取出股骨、胫骨部分；蒙版编辑包括对蒙版分割修补、去除干扰、修补漏洞；模型运算则是根据股骨、胫骨、髌骨、腓骨的蒙版，生成其三维模型并高亮显示骨骼与周围组织界限，如图3-2-2 所示。

2. MRI 影像重建

软组织特征建模的步骤与骨性特征基本相似，但是软组织中各成分灰度值相差不大，导致在 Mimics 软件中进行韧带自动分割图像较困难，因此软组织重建对蒙版编辑模块的要求更高。图3-2-3 和图 3-2-4 显示了手工分割出灰度值相差不大的膝关节内、外侧副韧带。

3. 基于 CT 和 MRI 融合的三维重建

不同的医学影像具有各自的优点和不足，在人工关节置换手术的术前疾病的诊断、分期、手术方案的设计及术后疗效评价等方面提供不同方面的信息。综合运用多种影像对人工关节进行成像，将同一个体不同成像图像进行精确融合，可使关节置换手术达到精细化诊断、规划、导航及评估。CT-MRI 图像的异机融合技术同时提供CT 和 MRI 的共通信息，生成清晰呈现关节病变和位置的互补影像[27]，比较完整地建立人体关

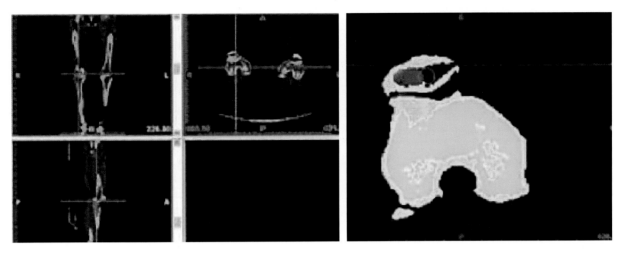

图 3-2-2　膝关节横断面骨质疏密显影

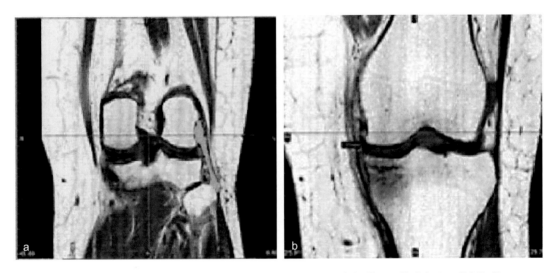

图 3-2-3　膝关节 2D 内侧和外侧韧带。a. 伪彩色凸显内侧韧带。b. 伪彩色凸显外侧韧带

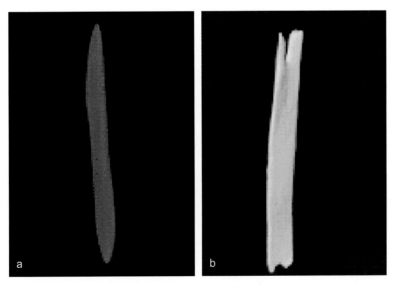

图 3-2-4　分离、放大后的 3D 内侧和外侧副韧带。a. 内侧副韧带三维模型。b. 外层副韧带三维模型

节的软硬组织，使手术诊断、规划过程更加明确、具体。

定位配准是图像融合的首要步骤和先决条件，通过空间浮动使一幅图像与另一幅图像在空间上一一对应，最后实现人体某一解剖点在两幅匹配的图像上具备相同坐标位置。定位配准的精度直接影响到融合结果的质量。结合 CT 和 MRI 影像的扫描特性，在各自断层影像上通过标志点定位的方式，实现无创条件下相对精确的断层影像融合。融合图像携带互补的医学信息，包含来自 CT 和 MRI 各自的信息特征。虽然理论上通过标志点重合定位的方式能够实现 CT 和 MRI 影像融合，但是如何有效减小图像融合误差、建立更精确的数字化模型，仍是需要研究的关键技术。图 3-2-5 为膝关节异机融合图像。

（二）力线测量

下肢力线也叫下肢机械轴线，是由髋关节中点、膝关节中点和踝关节中点三点构成的直线。力线不准可能会导致髌骨轨迹异常、膝前区疼痛、胫骨和股骨假体间剪切扭转应力增加以及屈膝不稳定等情况。股骨解剖轴线与胫骨解剖轴线在膝关节中心处相交形成的向外侧的夹角叫作胫股角。由于股骨颈及股骨干长度的不同，外翻角存在一定的差异，正常人体外翻角的范围是 4°～9°。但是，对于需要接受关节置换手术患者，其膝关节会出现不同程度的内翻或外翻，从

而造成其胫股角发生变化，进一步会导致下肢力线发生变形，严重变形的患者下肢力线将不经过膝关节中心。因此，精准的下肢力线测量是关节置换手术的关键步骤，也是影响术后膝关节功能和假体使用寿命的重要因素，可以保证切骨的尺度和精度，避免因重建下肢力线不准而造成患者术后的假体受力不均，更好地确保手术成功。

利用 CT 和 MRI 影像重建的三维模型进行力线测量，是一种更为先进、精准的术前设计手段。借助逆向工程技术的三维重建测量能够自动辨别三维重建模型的几何特征，获取更加精确的拟合图形和特征点三维坐标。因此，三维重建测量具有很好的可重复性，可以较大程度规避肢体过度外展、内收或旋转等影响力线测量的潜在因素；通过几何拟合手段获得的特征点也极大降低了人为因素对测量结果的影响；也可以使医生在术前对患者关节的解剖结构了解得更为透彻，进一步提升了手术成功率。

三维重建测量是在模型上定义特征点，并根据特征点的三维坐标测量特征点各连线之间的夹角，进而测量股骨机械轴、胫骨机械轴、下肢机械轴、髋-膝-踝角、固有偏心距、膝关节生理外翻角、滑车最低点与髁间窝最高点的连线（Whiteside 线）及通髁线与股骨后髁切线的夹角等角度。将股骨远端进行二维图像分割并三维重建，输入已经确定的各解剖点坐标，即可在三维图像上观察股骨远端各参考轴，如图 3-2-6 和图 3-2-7 所示。

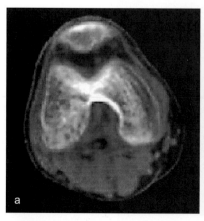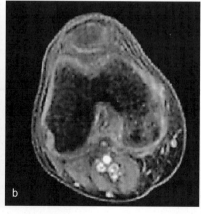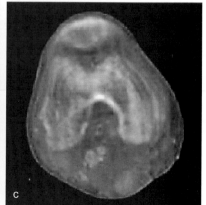

图 3-2-5 膝关节异机融合图像。a. 膝关节 CT 横断面。b. 膝关节 MRI 横断面。c. 膝关节 CT 和 MRI 横断面融合

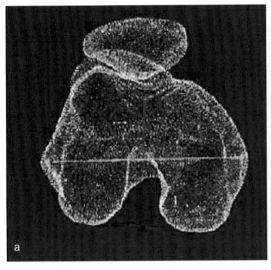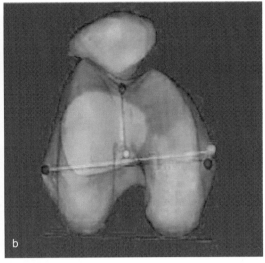

图 3-2-6 股骨远端旋转力线各参考轴的三维立体显示。a. 点云显示。b. 透明显示

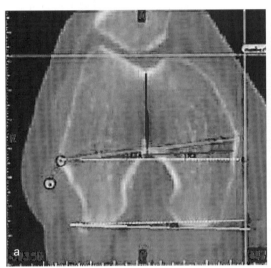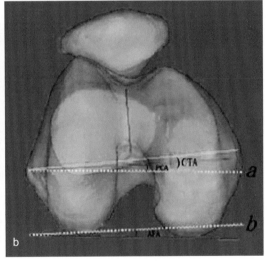

图 3-2-7 a. Whiteside 线及通髁线与股骨后髁切线的夹角。b. 三维重建模型力线的测量

（三）基于影像的个性化关节假体的设计与制备

除了辅助机器人手术，影像技术可以帮助设计制备个性化关节假体。关节假体与人体关节的精准匹配，可以使假体植入后与周围保留的软组织协调运动，确保肢体完成负重、伸屈及旋转等活动，有利于关节假体的稳定性，提高手术的效果。但是，不同个体由于自身关节的特点，对人工关节的材料、大小、形态、生物力学特性等要求亦不相同，统一的假体不能适用于所有的患者，需要个性化的关节设计与制备。图 3-2-8 为个性化关节假体的设计与制备流程。

个性化关节假体设计与制备就是针对某一患者，通过 CT、MRI 等医学影像获得患者肢体骨骼及软组织的三维形态学信息，创建出个性化的三维数字化假体模型，然后采用 3D 打印技术生成假体，量身定做出适应其关节功能恢复的假体，提高假体的精确性和可靠性，最大限度还原患者关节在正常生理状态下的解剖结构和运动学特征，尽可能降低因假体匹配欠佳或假体植入偏差导致的假体失效。图 3-2-9 和图 3-2-10 为假体三维模型。

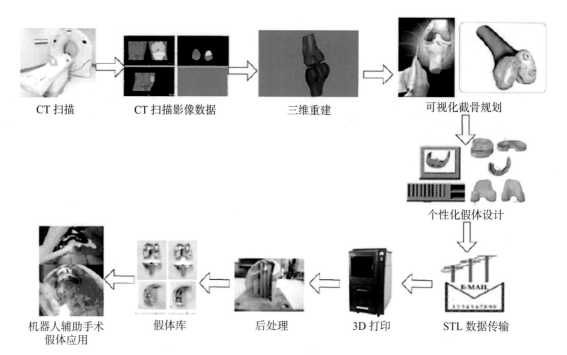

CT 扫描　　　CT 扫描影像数据　　　三维重建　　　　可视化截骨规划

个性化假体设计

机器人辅助手术　　假体库　　　　后处理　　　3D 打印　　　STL 数据传输
假体应用

图 3-2-8　个性化关节假体的设计与制备流程

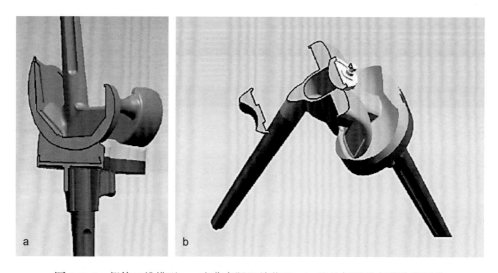

图 3-2-9　假体三维模型。a. 变曲率胫股关节面。b. 髌骨与股骨在膝关节屈曲

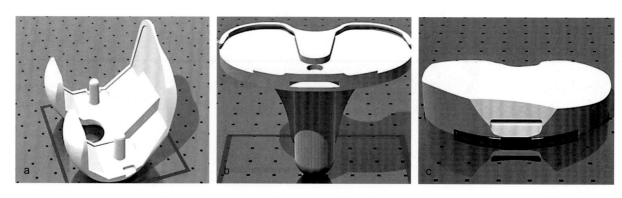

图 3-2-10　假体三维模型。a. 股骨假体。b. 胫骨假体。c. 关节垫片

（四）模拟截骨与假体植入

基于 CT、MRI 医学影像精确重建的三维数字化关节模型和力线测量，进行模拟截骨与假体植入的步骤如下。首先，根据实际情况确定关节假体的最佳安装位置。可以调整胫骨截骨的后倾角度、内外翻角度、股骨旋转角度及截骨量，进而调整假体的植入位置。然后，虚拟测试胫骨与股骨假体，包括型号、对线和位置等情况，确定关节切割切入点、切入方向、切割深度等切削参数。最后，根据所确定的截骨面，在关节病变区域加工出假体安装面。应用个性化假体模拟下肢截骨和假体的虚拟置入，完成关节置换假体植入的模拟。

1. 确定截骨区域

临床医生通过手术规划模拟切割区域，对股骨远端、前髁和后髁及胫骨平台进行截骨。首先，选择解剖标志，以确定股骨机械轴。然后，确定股骨髁远端切面。原始切割平面垂直于股骨机械轴，可以在近端和远端的方向调节。最后，股骨通髁线和后髁切线帮助决定股骨假体旋转。前、后股骨髁的切割面平行于屈伸轴线。根据假体的大小和植入角度，可以确定前、后股骨髁的切割面。图 3-2-11 为术前规划确定截骨区域。

2. 确定切骨量

根据确定的切割区域，运用系统的图像切割功能对关节的三维模型进行切割操作，加工出假体安装面。可以通过计算股骨髁远端截骨平面确定股骨髁远端的切削量，如图 3-2-12 所示。

3. 模拟假体植入

临床医生将关节假体植入三维模型中，通过对植入的假体进行摆位、平移、旋转等一系列操作，实现关节假体和模型的对准，完成假体的植入，如图 3-2-13 所示。

二、术中导航

在使用关节置换手术机器人系统进行关节置换手术时需要进行标定，标定的目的是确定骨表面特征点、手术工具及其之间的具体位置。标定的方法主要有摄像机标定、手眼标定、探针标定等。摄像机标定是通过双目视觉系统中镜头捕获的多幅图像，利用算法实现对物体的三维定位；手眼标定是计算出视觉系统和机器

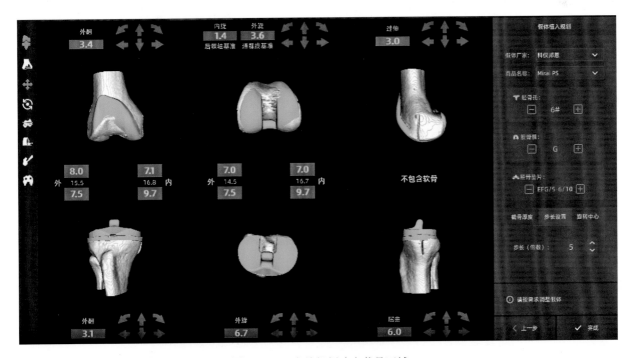

图 3-2-11 术前规划确定截骨区域

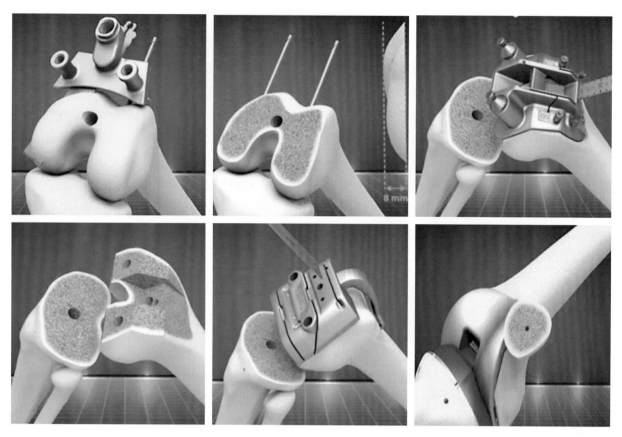

图 3-2-12　模拟截骨及其效果

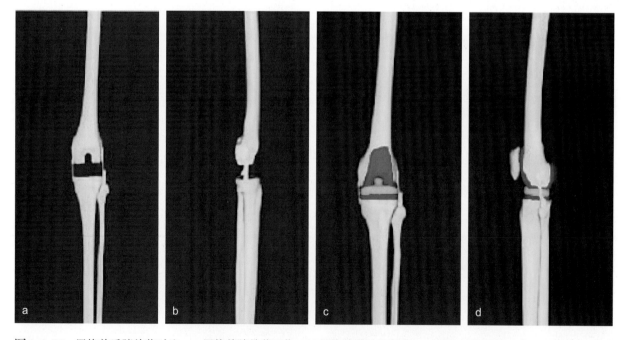

图 3-2-13　置换前后膝关节对比。a. 置换前膝关节正位。b. 置换前膝关节侧位。c. 置换后膝关节正位。d. 置换后膝关节侧位

人手臂机械系统之间的相对位置关系；探针标定是利用摄像机坐标系与探针坐标系的关系，通过某种方式获得定位点在探针坐标系的方位。标定技术的优劣直接关系到系统定位精度的高低，只有精确、快捷地完成对关节骨的标定，关节置换手术中所涉及的所有切骨工作才能有效、精确地实现。

　　临床医生首先安装定位装置，对手术工具和手术系统进行标定。然后利用探针在关节骨端面进行取点或划点操作。机器人系统通过算法自动对骨表面特征点进行标定，临床医生可以根据骨骼标定点和手术工具的实时跟踪验证标定精度。最后关节置换手术机器人系统按照术前规划进行骨骼的切骨、削骨、磨骨，假体的植入和调整等手术操作，完成关节置换手术。图3-2-14为术中导航过程。

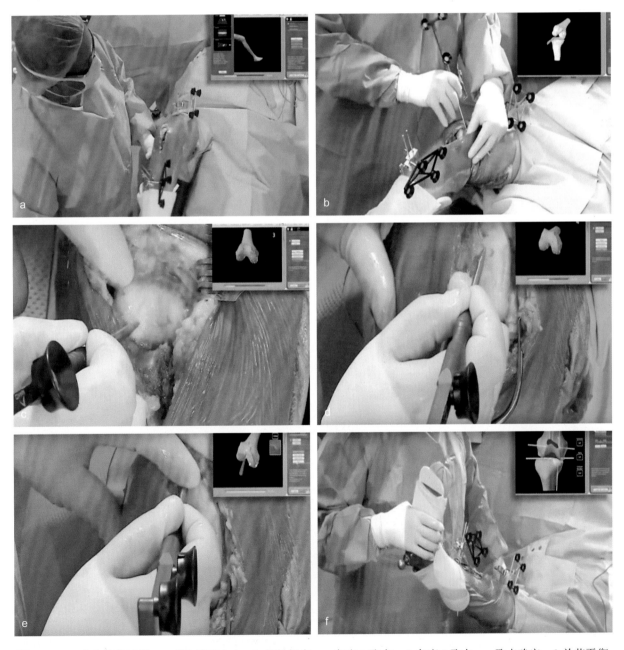

图3-2-14 术中导航过程。a.获取旋转中心。b.探针标定。c.角度1取点。d.角度2取点。e.取点确定。f.关节平衡

三、术后评估

人工关节置换手术不仅可以有效地缓解关节病痛，恢复关节正常运动，还能够矫正关节畸形，有效提升患者的生存质量，因而其手术疗效的评估是个不容忽视的问题。人工关节置换术后常见的并发症有：人工关节假体松动、假体断裂、假体周围骨质溶解或吸收、假体周围感染、疼痛、术后神经血管损伤，甚至假体周围骨折等。这些并发症不仅会造成术区疼痛，影响日常生活，严重者还需进行翻修手术。人工关节置换手术不仅应评估膝关节的屈伸功能、关节的稳定性、假体的使用寿命，还应充分评估相邻关节的功能，使得置换手术后的人工关节与相邻正常关节的功能匹配。这一方面需要保证截骨平面的精确性，另一方面应保持膝关节周围的软组织平衡，此外还要使患者能够在术后尽快恢复到正常的运动模式。目前，软组织平衡主要依靠医生的经验，截骨平面的准确性是通过手术下肢对线是否达到预期要求来判断的。

在正常的生理情况下，当人体处于站立位时，股骨头的中心、膝关节的中心及踝关节的中心处于同一条直线上，此直线即为下肢的力学轴线，或称机械轴。此时，经过膝关节平面的水平轴与地面平行；经股骨干的股骨解剖轴与下肢机械轴在膝关节中心相交，形成约 6° 的外翻角。通过加载和显示手术图像，然后根据力线匹配程度、假体安装效果、股骨远端和胫骨近端截骨面分别与其机械轴的垂直关系，以及股骨后髁截骨面与通髁轴的平行关系等指标，对手术结果进行评估。根据下肢力线偏差角度，将其分为三类：Ⅰ级，下肢力线偏差角度在 3° 以内；Ⅱ级，下肢力线偏差角度在 3°～5°；Ⅲ级，下肢力线偏差角度大于 5°。其疗效依次视为优、良、差表现。图 3-2-15 为手术评估效果。

四、医学影像技术的展望

手术机器人依靠手术导航系统，在手术过程中通过借助术前影像信息，消除术中视野盲区，明确病灶区域，建立预警危险边界，最终提高手术效率和安全性。早期手术机器人中的手术导航系统大多依赖二维单模态影像，如超声图像、内镜或 X 射线来引导手术。然而，二维单模态影

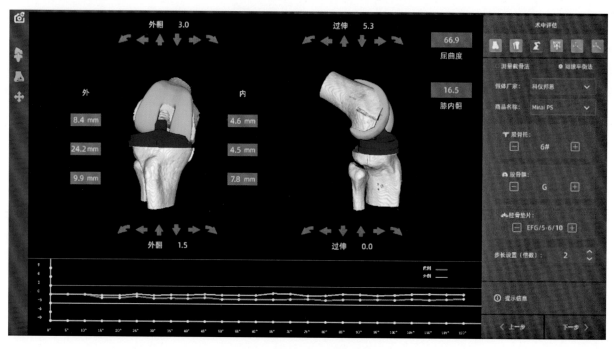

图 3-2-15 手术评估效果

像缺乏三维空间信息，视角受限，存在遮挡和投影问题，导致手术机器人无法在三维立体空间内精准定位病灶区域。目前主流的手术机器人导航系统使用三维影像，如CT和MRI，通过对三维影像数据中的解剖结构进行数字化建模，可以获得360°无死角的术前信息，从而引导手术进行，极大地提高了手术安全性和效率。在未来，手术机器人会利用多种模态影像信息融合的方式来提高手术效果，例如利用CT与MRI融合，或者CT与超声图像融合，以多种模态信息互补丰富术中引导信息，加强医生在手术过程中对手术的把控，为患者带来最佳的手术效果。

关节置换手术机器人目前主要分为影像依赖型（X射线/CT/MRI）和非影像依赖型。非影像依赖型是指在术中手术区域显露后，重建骨骼三维模型，该过程缺少术前规划，不能保证解剖注册点的准确性，忽略了个体之间骨骼的结构差异。因此，目前主流的关节置换手术机器人仍为影像依赖型。其中，X射线由于缺乏三维信息、视角以及患者体位的限制，不能精准重建骨骼三维模型，无法实现术前假体规划，但因其消耗时间短、成本低的特点，X射线影像一般用于术后评估。MRI影像价格昂贵，消耗时间长，硬组织难以分割，而CT影像普及程度较高，患者可以接受其成本，硬组织对比度较高，易于分割。因此，现有的关节置换手术机器人以基于CT影像数据来源较多。但CT图像对软组织的成像效果较差，缺少关节表面软骨信息，而关节软骨是膝关节的

重要组成部分，其厚度约为1～3 mm。在实际的截骨过程中，关节软骨的厚度会影响截骨路径规划的准确性。在未来，或可通过CT影像和术中导航信息，精准地估计出软骨信息，或者通过多模态融合技术，将MRI影像中带有的软组织信息对CT中的影像进行补全。

在关节置换手术中，影像数据相当于机器人导航系统的一张地图。关节置换手术机器人进行手术主要分为三个阶段：术前规划、术中导航和术后评估。每个阶段使用了不同的医学图像处理技术对图像进行处理，最终将这张地图应用在各个阶段，辅助医生进行手术操作。在术前阶段对影像数据进行骨骼结构、软骨、韧带的精准分割、数字化建模是实现准确的术前规划与术中截骨的重要基础，如图3-2-16所示。而目前影像分割依靠传统图像处理方法，如阈值法、边缘提取法、图割法等，再结合工程师人机交互操作实现分割。该类方法费时费力，且依赖专家经验。近些年来，深度学习技术飞速发展，在医学图像分割领域中出现了基于深度学习的方法，如基于随机森林分类器、卷积深度神经网络、条件生成对抗网络等的全自动硬组织和软组织分割方法。该类方法不需要人工的介入，由数据驱动实现端到端的数字化建模流程。但深度学习方法依赖有优质标注的数据样本，而在临床中获取的影像通常存在噪声大、分辨率低等影响图像质量的问题，且对训练样本的人工标注费时耗力，不同人员之间标注差异性大，导致端到端模型无法获得

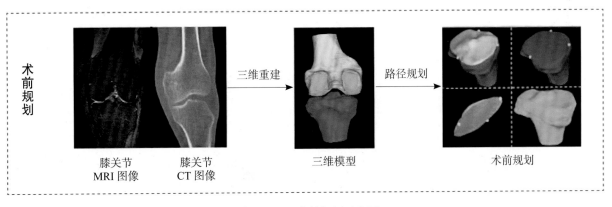

图 3-2-16 术前规划示意图

最优化的拟合结果，影响自动分割精度，并且在关节置换术中 CT 影像缺乏软组织信息，MRI 影像中硬组织信息难以分割。因此，实现对临床影像数据的有效信息增强、噪声信息去噪、不同模态影像之间信息互补，且可利用少量样本完成端到端的自动化精准分割硬组织与软组织的模型，是未来医学影像分割技术在关节置换手术的发展方向。

在术中导航阶段，为将术前对影像空间规划的截骨路径准确地映射到术中机器人操作空间，要构建术中操作空间与影像空间的转换关系，需要医生完成注册操作，如图 3-2-17 所示。该操作的完成主要由医学图像配准技术构成，配准算法的稳定性和准确性直接影响到手术导航的精度。目前，关节置换手术机器人注册操作主要是利用探针扎破软骨表面，从而获得硬骨骼解剖特征点的位置信息。该操作一般需要医生分别在股骨和胫骨采集 40 个特征点，采点结束后需要医生等待导航系统完成配准。该操作方式过程较为繁琐，注册精准度较为依赖医生对于注册流程的熟练度，注册过程时间过长，同时需要在患者的股骨和胫骨上添加两个侵入性光学标志物，为患者造成了额外的伤害。因此，在未来关节置换手术机器人的注册流程中，在保证精度的前提下要降低注册操作复杂度，减少注册所需时间，以此来减少手术时间，同时也不要给患者创造更多额

外伤害。目前，有学者使用深度相机来进行注册操作，该操作不需要医生使用探针进行取点操作，直接使用深度相机获取暴露区域的骨骼表面深度信息，并使用深度学习配准算法实现自动配准。该方法可以在手术中以 5 ～ 6 Hz 的速度动态执行，不需要医生对骨骼表面进行接触操作，且无需额外的侵入性标志物[28]。但该方法的稳定性和实时性仍需要提高，同时还需要克服术中暴露区域噪声信息过多、遮挡等问题的出现。在未来的关节置换手术机器人的图像配准发展方向中，需要开发一种新的注册流程，无需医生对骨骼表面进行额外的操作，以及无需侵入式标志物，避免对患者造成额外的伤害，配准算法要能够克服暴露区域噪声信息多、目标区域被遮挡、深度相机视野受限等问题。这样不仅可以让关节置换手术机器人的学习曲线更为平缓，也可以缩短手术时间，为患者减少痛苦。

传统关节置换手术缺乏有效的术后评估方式，而关节手术机器人通过对截骨区域数字化建模，以及术中导航系统，实时反馈患者运动学参数变化和力线参数变化，让医生可以即时获取术后评估结果，但目前关节手术机器人系统缺乏对软组织的评估。关节中软组织也扮演着重要的角色，其位置、方向、张力等特性对术后效果和关节功能恢复有重要影响[29]。目前医生对于软组织

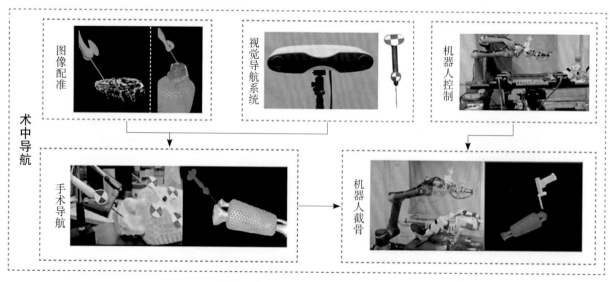

图 3-2-17　术中注册流程示意图

的松解仍较为依赖手术经验，某些医生在松解局部软组织同时避免不必要的创伤性损伤上尚缺乏经验。因此，在未来要将医学影像技术、张力传感器[30]、生物力学等技术相融合，实现软组织的张力建模，动态反馈软组织形态变化。为医生实时提供软组织张力变化信息是十分必要的（图3-2-18）。

数据是人工智能技术的主要驱动力，人工智能技术十分依赖优质的数据。当前的关节置换手术机器人仅考虑到影像数据，并没有将术中实时反馈的患者的其他模态数据保留下来。如果将其他模态的数据进行记录并且与影像数据结合起来，可以深度地为人工智能模型赋能[31]。因此，在未来需要利用关节手术机器人平台可以收集优质手术案例中的多种模态的数字化信息的特点，建立多源数字孪生数据服务平台[32]，不断地对数据进行积累和扩增，通过人工智能技术对多源数据特征进行高维度融合，优化模型，反哺医生不断优化手术方案、提升手术技能，进而持续为数字孪生平台提供更多优秀临床经验，实现提高医生整体医疗水平和引导智能化的双赢前景（图3-2-19）。

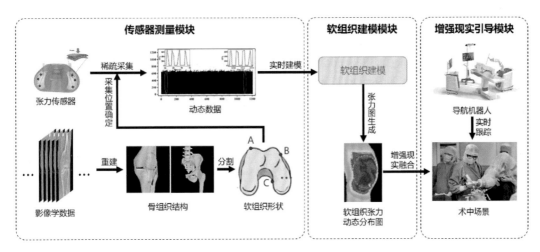

图 3-2-18 软组织张力建模示意图

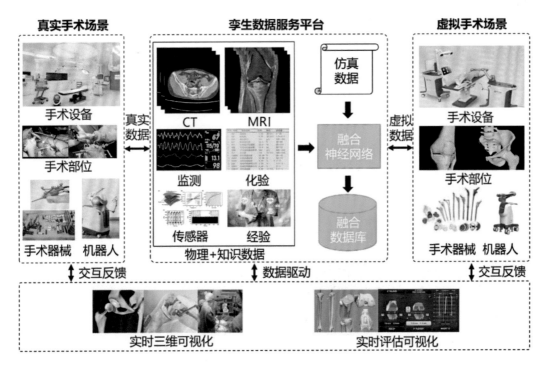

图 3-2-19 多模态数字孪生平台示意图

参 考 文 献

[1]　ASGARI TAGHANAKI S, ABHISHEK K, COHEN J P, et al. Deep semantic segmentation of natural and medical images: a review[J]. Artificial Intelligence Review, 2021, 54: 137−178.

[2]　SONG J, LEE B. Development of automatic retinal vessel segmentation method in fundus images via convolutional neural networks[C]//2017 39th Annual International Conference of the IEEE Engineering in Medicine and Biology Society (EMBC). IEEE, 2017: 681−684.

[3]　SARITHA S, AMUTHA PRABHA N. A comprehensive review: segmentation of MRI images — brain tumor[J]. International Journal of Imaging Systems and Technology, 2016, 26(4): 295−304.

[4]　BUGEJA J M, XIA Y, CHANDRA S S, et al. Automated volumetric and statistical shape assessment of cam-type morphology of the femoral head-neck region from clinical 3D magnetic resonance images[J]. Quantitative Imaging in Medicine and Surgery, 2022, 12(10): 4924.

[5]　DONG C, BEGLINGER I, KRIEG A H. Personalized 3D-printed guide in malignant bone tumor resection and following reconstruction−17 cases in pelvic and extremities[J]. Surgical Oncology, 2022, 42: 101733.

[6]　MALHOTRA P, GUPTA S, KOUNDAL D, et al. Deep neural networks for medical image segmentation[J]. Journal of Healthcare Engineering, 2022, 2022.

[7]　LEE H, HONG H, KIM J. BCD-NET: a novel method for cartilage segmentation of knee MRI via deep segmentation networks with bone-cartilage-complex modeling[C]//2018 IEEE 15th International Symposium on Biomedical Imaging (ISBI 2018). IEEE, 2018: 1538−1541.

[8]　KUMAR D, GANDHAMAL A, TALBAR S, et al. Knee articular cartilage segmentation from MR images: a review[J]. ACM Computing Surveys (CSUR), 2018, 51(5): 1−29.

[9]　MINNS R J, BIBB R, BANKS R, et al. The use of a reconstructed three-dimensional solid model from CT to aid the surgical management of a total knee arthroplasty: a case study[J]. Medical Engineering & Physics, 2003, 25(6): 523−526.

[10]　CHU Y, YANG J, MA S, et al. Registration and fusion quantification of augmented reality based nasal endoscopic surgery[J]. Medical Image Analysis, 2017, 42: 241−256.

[11]　PETERSEN E T, VIND T D, JÜRGENS-LAHNSTEIN J H, et al. Evaluation of automated radiostereometric image registration in total knee arthroplasty utilizing a synthetic-based and a CT-based volumetric model[J]. Journal of Orthopaedic Research, 2023, 41(2): 436−446.

[12]　LASKIN R S, BEKSAÇ B. Computer-assisted navigation in TKA: where we are and where we are going[J]. Clinical Orthopaedics and Related Research (1976−2007), 2006, 452: 127−131.

[13]　KUIPER R J A, STRALEN M V, SAKKERS R J B, et al. CT to MR registration of complex deformations in the knee joint through dual quaternion interpolation of rigid transforms[J]. Phys Med Biol, 2021 Aug 31, 66(17).

[14]　ZHENG J, JI Z, YU K, et al. A feature-based solution for 3D registration of CT and MRI images of human knee[J]. Signal, Image & Video Processing, 2015.

[15]　CHEN J, YUAN F, SHEN Y, et al. Multimodality-based knee joint modelling method with bone and cartilage structures for total knee arthroplasty[J]. Int J Med Robot, 2021 Dec, 17(6): e2316.

[16]　HENKELMANN J, HENKELMANN R, DENECKE T, et al. Simultaneous 18F-FDG-PET/MRI for the detection of periprosthetic joint infections after knee or hip arthroplasty: a prospective feasibility study[J]. International Orthopaedics, 2022, 46(9): 1921−1928.

[17]　UNERI A, DE SILVA T, GOERRES J, et al. Intraoperative evaluation of device placement in spine surgery using known-component 3D−2D image registration[J]. Physics in Medicine & Biology, 2017, 62(8): 3330.

[18]　GUO N, YANG B, JI X, et al. Intensity-based 2D−3D registration for an ACL reconstruction navigation system[J]. Int J Med Robot, 2019 Aug, 15(4): e2008.

[19]　FUCENTESE S F, KOCH P P. A novel augmented reality-based surgical guidance system for total knee arthroplasty[J]. Archives of Orthopaedic and Trauma Surgery, 2021: 1−7.

[20]　TSUKADA S, OGAWA H, NISHINO M, et al. Augmented reality-based navigation system applied to tibial bone resection in total knee arthroplasty[J]. Journal of Experimental Orthopaedics, 2019, 6(1): 1−7.

[21]　LOGISHETTY K, WESTERN L, MORGAN R, et al. Can an augmented reality headset improve accuracy of acetabular cup orientation in simulated THA? A randomized trial[J]. Clinical Orthopaedics and Related Research, 2019, 477(5): 1190.

[22]　TSUKADA S, OGAWA H, KUROSAKA K, et al. Augmented reality-aided unicompartmental knee arthroplasty[J]. Journal of Experimental Orthopaedics, 2022, 9(1): 1−7.

[23]　HU X, BAENA F R Y, CUTOLO F. Head-mounted augmented reality platform for markerless orthopaedic navigation[J]. IEEE Journal of Biomedical and Health Informatics, 2021, 26(2): 910−921.

[24]　JANG T, LEE K. A novel registration method for computer-assisted total knee arthroplasty using a patient-specific registration guide[J]. Surgical innovation, 2014, 21(1): 80−89.

[25]　NGIM H J, VAN BAVEL D, DE STEIGER R, et al. Robotic-assisted revision total knee arthroplasty: a novel surgical technique[J]. Arthroplasty, 2023 Jan 23, 5(1): 5.

[26]　NAM C H, LEE S C, KIM J H, et al. Robot-assisted total knee arthroplasty improves mechanical alignment and accuracy of component positioning compared to the conventional technique[J]. Journal of Experimental Orthopaedics, 2022, 9(1): 1−6.

[27]　AN V V G, SIVAKUMAR B S, PHAN K, et al. Accuracy of MRI-based vs. CT-based patient-specific instrumentation in total knee arthroplasty: a meta-analysis[J]. Journal of Orthopaedic Science, 2017, 22(1): 116−120.

[28]　KAMARA E, ROBINSON J, BAS M A, et al. Adoption of robotic vs fluoroscopic guidance in total hip arthroplasty: is acetabular positioning improved in the learning curve?[J]. The Journal of Arthroplasty, 2017, 32(1): 125−130.

[29]　SULTAN A A, PIUZZI N, KHLOPAS A, et al. Utilization of robotic-arm assisted total knee arthroplasty for soft tissue protection[J]. Expert Review of Medical Devices, 2017, 14(12): 925−927.

[30]　HEESTERBEEK P J C, HAFFNER N, WYMENGA A B, et al. Patient-related factors influence stiffness of the soft tissue complex during intraoperative gap balancing in cruciate-retaining total knee arthroplasty[J]. Knee Surgery, Sports Traumatology, Arthroscopy, 2017, 25: 2760−2768.

[31]　RAMKUMAR P N, HAEBERLE H S, BLOOMFIELD M R, et al. Artificial intelligence and arthroplasty at a single institution: real-world applications of machine learning to big data, value-based care, mobile health, and remote patient monitoring[J]. The Journal of Arthroplasty, 2019, 34(10): 2204−2209.

[32]　KHAN M M R, SUNNY M S H, AHMED T, et al. Development of a robot-assisted telerehabilitation system with integrated IIoT and digital twin[J]. IEEE Access, 2023.

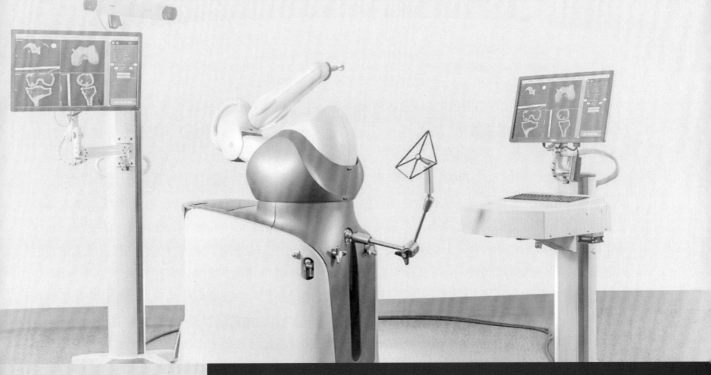

第四章

关节手术机器人的
手术导航系统

医学导航是基于电子和计算机领域的技术进步所产生的新的手术辅助方法，在外科医学领域也称作外科手术导航或者手术导航。

在过去二十年中，CT 扫描、MRI 和超声检查领域取得了相当大的发展。这些新技术促使医学诊断和预后取得了决定性的进步。特别是在外科领域，这些图像显著改善了复杂解剖结构（例如颅脑结构、胸腹腔器官、脊柱、骨盆或膝关节）的可视化和评估。尽管如此，术前图像的准确性却无法使术前计划得到同样明确的改进。图像仍然经常作为一系列二维图像提供给外科医生，并由外科医生自行在脑海中执行 CT 或 MRI 数据的三维整合，以此确定患者的治疗过程。这取决于外科医生的专业知识和经验。

然而，导航在术前计划和手术过程之间建立了可靠和直接的联系。计算机辅助手术可以整合术前成像或指导数据并进行存储，以便外科医生能以可靠且可重复的方式分析它们。在手术实践中，计算机辅助的医学导航手术系统由于使用了光、电、磁等工具，具有跟踪和定位日常外科手术中使用的工具的能力，并且能够在外科医生工作的解剖结构的空间上定位它们，从而可以在外科手术期间通过将术前检查（和计划）整合到围手术期数据中来辅助外科医生。

医学手术导航技术和其他导航技术类似，首先需要导航数据，这是以医学影像数据为基础的，包括 CT、MRI 等。随着技术的发展，可以将多模态的图像数据进行综合处理；非影像资料的模型甚至术中实时可视化数据在发展中的新一代导航系统中也可以作为参考数据。导航系统的相关模块会将其处理后用以术前规划，为术中导航提供引导依据。术中导航的跟踪模块会把三维术前模型（包括影像信息）、患者实际体位、手术空间中手术器械的实时位置统一在一个坐标系下，利用定位系统实时采集并显示手术器械在空间中的位置，在手术中通过观察图像中"虚拟手术器械"与病变部位的相对位置关系来引导手术治疗。这一系列辅助手段最明显的效果是手术精准度的提高。

微创、精准外科手术技术可以减少手术创伤、降低术后并发症，是近年来临床外科手术技术的主要发展方向，而手术导航系统是实现微创、精准外科手术的必备工具。

第一节　外科手术导航的基本手段

一、导航系统构成

图 4-1-1 显示了骨科手术导航系统，这也是外科手术导航系统，尤其是图像引导的手术导航系统的组成部件。导航系统通常由四部分构成。

（1）导航工具（探针或探测器）：通过发射或反射信号确定手术工具的位置。

（2）位置跟踪仪：用于接收光电等信号监测追踪手术器械的位置。

（3）导航系统显示屏：术中实时显示手术器械的位置及患者的影像数据。

（4）工作站：将虚拟坐标系与实际坐标系通过计算匹配[1]。

如果要充分了解导航系统如何辅助手术，那需要从架构上来理解。因为随着技术的发展，各个部件是可以被改进或者替换的。

二、导航数据

首先是导航所用的数据，这里所述为最基本

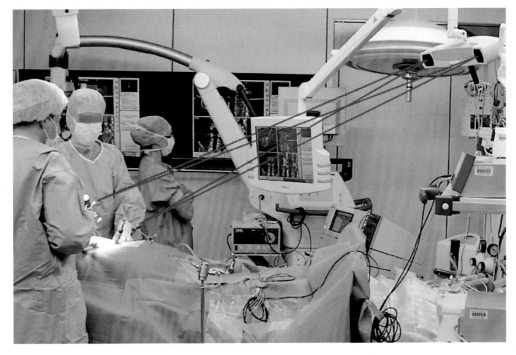

图 4-1-1　骨科手术导航系统设置[2]

的，即使用各种医学图像的数据。当计算机软件对这些数据进行处理后，就能得到人体解剖结构的虚拟构造，显示给医生的完全是数据的图像效果展示，可以是三维的，也可以是任意角度和方向的截面。虽然是虚拟的，但因为数据是和患者实体相关的，所以它可以代表人体的解剖结构，这就是导航的基础依据。这些数据也可以用来进行术前的规划、模拟、评估等，但仅此而言还不足以涵盖其优点。在此阶段，统计数据和模板都是可以加入软件的，用于评估患者的相似性和差异性，而在人工智能介入以后会有更大的提升。从硬件构成部件上说，数据及其运算都是在一台计算机工作站上操作，但理论上放在云端也是可以的，所以硬件本身不是系统的关键。

三、定位系统

接下来是组成导航系统的另一关键：各种不同的定位系统，目的是把实际手术操作的空间和前面由计算机根据医学图像数据构造的虚拟空间一一对应。

定位系统家族由目前常用的光学定位、电磁定位以及较少使用的机械定位和超声定位等组成。

1. 光学定位系统

一般使用双目或多目视觉原理、光学三角测量技术，由计算机重建目标空间位置，具有使用方便、价格低廉、定位精度高、不易受手术环境干扰等优点。主要构成包括跟踪器和定位器。

（1）跟踪器：通过螺钉或其他工具使其能够牢固地固定到目标上。目前可用的且适合手术使用的跟踪器可分为被动式（图 4-1-2）和主动式。其中，被动式反射红外线，而主动式发射红外线。主动式还分为有源（连接电缆）和无源（无需连接电缆）。实际上，这些跟踪器都有着支撑结构（塑料或金属），并具有特定的几何形状（平面或立方体等以便定位器识别它们），以及用于发射或反射红外线的单元（至少三个）。这些红外主动或被动跟踪器的主要缺点是它们必须由定位器持续地进行位置采集，以便在空间上定位。

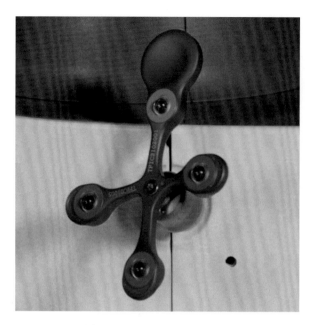

图 4-1-2　被动式红外跟踪器

（2）定位器：它的电子测量仪器能够随时确定几个跟踪器（配备多个跟踪器的手术器械）的空间位置，具有非常高的准确度（每秒 100 次测量，误差小于 1 mm）。它接收来自跟踪器的红外信号闪烁，然后计算每个发射器的位置，从而计算每个跟踪器的位置。它将有关跟踪器的位置信息传输到中央控制单元，中央控制单元更新每个跟踪器位置的计算。光学系统由两个或三个摄像机组成，这种类型的系统的优点是它具有非常高的准确度（对于每个摄像机，在 2 米距离处，误差小于 0.1 mm）。主要缺点是跟踪器必须始终对定位器可见。

2. 电磁定位系统

该系统应用电磁感应原理，采用三个电磁感应线圈，产生一个三维的低频磁场。当目标进入该电磁场范围时，磁场探测器会发出信号，根据三个磁场发生器间的相对位置，以及探测器检测到的信号，就可以计算探测器目标的位置和方向。定位精度可以达到 1 ~ 2 mm，具有较高的分辨率，并且可以自动识别注册。

电磁跟踪器没有光学跟踪器"必须始终可见"这个缺点，因为它不需要由摄像机监视。它的缺点是这些跟踪器对手术室的"金属"环境非

常敏感，这可能会改变设备的测量结果。另外，由于手术室内的电磁环境通常十分复杂，许多仪器都会产生电磁波干扰用于定位的电磁场，定位精度难以保障。

3. 机械定位系统

该系统最早出现在手术导航系统中。最早采用的是名为"框架立体定向仪"的仪器，但是这种仪器十分笨重，也不能实时显示手术器械位置，十分不灵活，难以操作，患者佩戴治疗时也相对更加痛苦。比较典型的例子有瑞典的 Leksell 立体定向系统。

在数字控制技术的发展下，结合计算机控制技术与机械臂来控制手术器械，产生了无框架的系统，能够达到定位跟踪的目的，具有较高的稳定性和精度。但是这种系统仍然存在体积大，不容易安装；同时，在制动和固定装置上，也存在有机械误差，可能造成一定的问题。

4. 超声波定位系统

该系统根据超声波测距原理，将超声波发生和接收装置分别固定在手术器械和标志架上，持续记录超声波发生和接收的时间间隔，计算两种装置之间的距离，从而实现实时确定手术器械的空间位置，以达到导航的目的。这种定位方法的成本较低，定位精度可以达到 2 ~ 5 mm，但是因为超声波物理特性的限制，所成图像的分辨率不高，需要保持两种装置之间的畅通，且定位精度很容易受到其他因素（如空气湿度、温度、噪声、气流发射器的尺寸等）的影响。

四、空间注册

有了定位系统，接下来就是将图像数据构成的虚拟空间和实际手术操作的实体空间（或称为手术空间）相对应。虽然两者的确属于"不同空间"，但对导航系统而言，只是一个坐标变换问题，只需把两个空间的坐标系统变成一个即可。虽然一个是患者实体，一个是患者虚拟，但虚拟数据来自实体，所以它们是对应的，找到这种对

应关系把两者准确地配到一起，这就称为配准（registration），或者更实际操作化一点，手术导航的流程中会把它叫作注册。

注册成功就建立了对应关系，手术导航就可以用了。当手术器械触碰患者某个部位时，只要它被定位仪跟踪到，就可以将其位置投射到屏幕上对应的图像中（根据需要，可以是三维的，或者是任意需要观察的截面）。患者身体上只要有跟踪器，其对应部位的移动也会在图像上反映出来。图像空间对病灶有精确的定位和测量，并且术前规划考虑到了各种情况，所以依据导航进行手术即可。如果有特殊情况，对术前规划进行修改在多数情况下也是可以的。

整个手术过程导航系统可以做相应的记录，术后不仅可以查阅参考，也可以进行统计和评估。

第二节 基于导航技术的关节手术机器人分类

表 4-2-1 和表 4-2-2 是国内外髋、膝关节机器人发展历程和关节机器人性能和使用指标的大概汇总。根据不同的技术参数，关节机器人有很多分类方式，如根据机器人的自动化程度，可分为主动机器人、半主动机器人和被动机器人；根据是否需要指定的假体，可分为开放平台（无需特定假体）和封闭平台（需要特定假体）的机器人。由于关节机器人的关键技术之一是手术导航，而影响手术导航的关键技术参数包括依托的影像及其空间配准方式。因此，本节根据导航依托的影像及其对应的空间注册方式，将目前常用的关节机器人分为 4 类，详见下述。

一、术前无图像导航和术中绘制关节表面

无图像导航系统不需要术前的图像引导[3]。其原理是直接从患者的解剖结构中获取解剖标记点，或利用关节动力学信息以及骨形态信息，创建一个基于（已有的）膝关节数据库的三维膝关节模型进行导航[4,5]。如表 4-2-1 中所示，NAVIO、VELYS™ 和 OMNIBotics 机器人采用的是无图像导航的方式，术中采用专用的探头绘制骨或软骨表面的上百个点，从而生成患者的模型。无图像导航方式的好处是不需要图像配准，

成本低。但是缺少基于术前图像的三维重建，它的准确性取决于术中绘制点的准确性。

二、术前 2D X 线导航和术中解剖点配准

基于 X 线的导航通常用于创伤和脊柱手术中[6]。在髋、膝关节置换手术机器人中，ROSA Knee 机器人采用此方法导航。首先，术前患者膝关节部位放置校正带和 X 线标记点（marker point）；然后，获取患者站立位的 X 线图像，骨轮廓和标记点均清晰可见。通过 2D X 线图像和 3D 标记点生成一个虚拟的三维模型，用于术前规划和术中导航。术中注册时，首先通过活动髋关节捕获髋关节的 14 个不同位置来确定股骨头中心，通过股骨头中心和股骨远端中心点来确定机械轴。股骨远端的解剖标志点还包括内、外侧髁和内、外上髁。术中解剖标志点和术前图像空间解剖标志点进行配准，即可将图像空间和患者空间统一起来[7]。

三、术前、术中 2D 或 3D 图像导航和配准

得益于移动式 C 形臂 X 线机的发展，术中可以获取到 2D 或者 3D 透视图导航，但是该

表 4-2-1　国外髋、膝关节骨科机器人性能和使用指标汇总

公司	国家	产品	适应证	操作方式	人体组织	依托影像	注册方式	兼容性	工具及切骨方式	手术时间(min)	术中点数(个)	注册时间(min)	精度	轴或自由度
Integrated Surgical Systems	美国	第一代 ROBODO	THA	主动	硬组织	术前CT	探针选取骨针基准点	开放平台	磨头/磨削	90～240	—	—	0.4～1 mm；<1°	5轴
Integrated Surgical Systems	美国	DigiMatch™ RoboDoc®	THA+TKA	主动	硬组织	术前CT	探针选取骨基准点	开放平台	磨头/磨削	—	TKA: 19 THA: 42	THA: 8～10 TKA: 12～26	<0.4 mm	5轴
MEDTECH	法国	ROSA Knee	TKA+UKA	半主动	硬组织	术前X线片	解剖标志点	封闭平台	摆锯/切割	—	—	—	<0.7 mm；<0.6°	—
Think Surgical（Curexo）	美国/韩国	TSolution One	THA+TKA	主动	硬组织	术前CT	探针选取硬骨基准点	开放平台	磨头/磨削	91	约35	—	<1.5 mm；<1.5°	—
Bluebelt	美国	NAVIO	TKA+UKA	半主动	硬组织	无需影像	术中绘制关节表面	开放平台	磨头/磨削	—	—	—	<1.5 mm；<1°	—
MAKO Surgical	美国	MAKO	TKA+UKA	半主动	硬组织	术前CT	探针选取硬骨基准点	封闭平台	摆锯/切割	约60	约40	UKA: 31.1～41.8	0.38 mm	6自由度
Orthotaxy	法国	VELYS™	TKA+THA	半主动	硬组织	无图像	术中绘制关节表面	—	锯片/切割	—	—	约5	<0.7 mm；<1.5°	—
OMNI（Corin）	美国/英国	OMNIBotics	TKA	被动	硬组织	无图像	术中绘制关节表面	封闭平台	锯片/切割	约83	>100	—	<0.5°	—

注：TKA，全膝关节置换；THA，全髋关节置换；UKA，膝关节单髁置换。

表 4-2-2 国内髋、膝关节骨科机器人性能和使用指标汇总

公 司	国家	产 品	适应证	操作方式	人体组织	依托影像	注册方式	兼容性	工具及切骨方式	术中点数（个）	注册时间（min）	精 度
天智航	中国	天玑	TKA	半主动	硬组织	2D/3D图像	图像配准	—	—	—	—	<1.0 mm
微创机器人	中国	鸿鹄	TKA	半主动	硬组织	术前CT	探针选取硬骨基准点	—	—	约30	约3～5	<1 mm；<1°
和华瑞博	中国	HURWA	TKA	半主动	硬组织	术前CT	探针选取硬骨基准点	开放平台	摆锯/切割	约40	约5	<1 mm；<1°
元化智能科技	中国	骨圣元化	TKA	半主动	硬组织	术前CT	探针选取硬骨基准点	开放平台	摆锯/切割/边界控制	约40	约5～10	<1 mm；<3°
键嘉	中国	RTHROBOT	TKA+THA	半主动	硬组织	术前CT	探针选取硬骨基准点	—	磨头/磨削	约35	约3～5	<1 mm；<1°

注：TKA，全膝关节置换；THA，全髋关节置换。

方式大部分用于脊柱导航机器人中，较少用于髋、膝关节机器人[8, 9]，如鑫君特的ORTHBOT（"瓯博士"）机器人。此外，超声图像也用于骨科机器人中，可通过术前采集CT或超声图像，与术中超声图像进行配准[10-12]。部分髋、膝关节机器人术前和术中均采集二维或三维图像，通过图像配准技术实现空间注册。典型的机器人有国产的天玑机器人，可以兼容X线、CT和锥形束CT（CBCT）影像。

四、术前CT图像导航和术中点集配准

CT扫描根据人体不同的组织对X线的吸收与透过率不同，从而得到人体不同组织的测量值和相应检测部位的断面或立体图像。相比于其他成像方式，CT图像有骨与周围软组织对比度高、扫描范围大、扫描时间短的特点[11, 12]。因此，骨科手术系统中常常通过术前CT图像重建出的骨模型，引导术中手术导航，并且精度高。目前主流的机器人大部分采用术前CT图像建模、术中选点配准的方式进行机器人导航，如表4-2-1和表4-2-2所示的RoboDoc、TSolution One、ROSA Knee、MAKO、"鸿鹄"、HURWA、圣骨元化和Arthrobot机器人均采用术前CT图像导航，而术中根据选点不同又可以分为基于基准点、解剖点和表面点集的注册方式。

但是，该种方式缺乏相应的软组织信息。对于膝关节置换手术来说，CT图像中只有骨性标志，而关节软骨表面的标志对于切割以及术中配准可能更有价值[10]。如果没有关节软骨的参考点，假体安装位置可能会与患者自身解剖中心偏离较大，从而导致更大的截骨差异[13, 14]。

综上所述，机器人骨科辅助手术（robot assisted orthopedic surgery, RAOS）或计算机骨科辅助手术（computer assisted orthopedic surgery, CAOS）已经有三十多年的历史，且发展越来越快。但是也有一些缺点，虽然计算机辅助全膝关节置换术（total knee arthroplasty, TKA）患者与常规TKA患者在生物力学方面的差异较小[15]，但由于手术时间长、成本高、学习曲线长等原因，RAOS或CAOS受到了临床应用限制[3]。

无论术前规划与策略还是空间配准都会影响手术机器人的精确度。其中，空间配准是手术导航的核心操作，不仅是制约临床端到端精度的主要因素之一，同时也影响着导航在手术过程中的时间占比[3, 16]。空间配准的准确性直接关系到术中的切骨精准度和力线的矫正[17]，而空间配准时间也会大大影响手术时间。因此，研究导航系统的空间配准技术对于手术精准度的提高和手术时间的缩短具有重要的临床价值和科学意义。

第三节　CT图像引导的关节手术机器人空间注册技术

手术导航是手术的监控者，手术导航利用空间注册和实时定位跟踪技术，将患者的医学影像数据与待处理的病变部位通过定位装置精准地关联起来。这种联系使得手术器械的动态位置能够准确、实时地显示在图像引导空间中，方便医生实时了解手术器械相对于病灶的位置和方向，从而更加精细、准确地进行手术。

在手术导航中，配准是一个非常关键的技术。它是手术导航中最基础、最重要的技术之一，包括患者、手术器械和医学影像等坐标系之间的统一和转换。配准精度直接影响到导航系统的定位精度，从而影响到机器人辅助执行关节微创手术的准确性。在所有的配准过程中，图像-患者空间的配准最为重要，常用的图像-患者空

间配准方法包括基于基准点、基于解剖点、基于表面点集[3]以及基于表面点云的注册方法。其中，基于基准点、解剖点和表面点集的配准属于成对点集的配准，常用的配准方法有奇异值分解法（SVD）和四元数法[18]。基于表面点云的方式属于非成对点的面配准，算法主要采用迭代最邻近点（ICP）以及各种ICP算法变体[19]。

一、基于基准点的空间配准

基准点配准法需要在术前为患者植入基准物，然后拍摄CT图像，术中收集基准点坐标，与术前基准点坐标进行配准。基准点配准法精准率最高[20]，但该方法需要术前额外植入基准物，并且植入基准物的部位可能会引起疼痛或感染。另一种方法是在皮肤表面贴标记物，但又会因为皮肤与骨骼会有相对运动而引入误差，且标记物容易脱落。因此，目前此方法较少用于关节手术中[3,18,20]。如表4-2-1所示，第一代骨科机器人RoboDoc采用此方法，通过术前植入骨钉或者螺钉，术中选取基准点进行配准。

二、基于解剖点的空间配准

由于基准点配准的方法存在以上缺点，医生们使用解剖点配准的方法来完成空间注册。术前采集患者的高分辨率CT图像[21]，分割并重建出高精度的关节模型，通过鼠标获取模型上解剖点的坐标位置。以膝关节手术为例，股骨典型的解剖标志点有股骨远端内侧髁、股骨远端外侧髁、股骨远端内上髁和股骨远端外上髁等。术中只需用经过校准的数字化探针拾取股骨区域相应的解剖点，将术前解剖点坐标和术中解剖点坐标进行点对点的配准[21]，即可完成股骨的配准。胫骨配准采用同样的方式，但该方法的缺点是解剖点较少，配准容易受到噪声的影响，鲁棒性不强，且选择正确的解剖点位置需要医生丰富的经验[20]。如表4-2-1中的

ROSA Knee机器人采用解剖标志点与术前模型进行配准。

三、基于表面点集的空间配准

基于探针拾取骨表面点集的空间注册方法在骨科导航中广泛应用[3,22,23]。目前大多数的计算机辅助膝关节置换手术（CAOS）中，常用数字化探针通过物理接触关节面（股骨远端或胫骨近端）获得点坐标，然后配合术前扫描数据（通常是CT或MRI图像），将术前相应区域的骨表面点和术中探针拾取的骨表面点进行配准[24]。相比基于解剖点的方法，其优点是不局限于仅用解剖点，而是在特定的区域选择点；因而可取点的数目更多，配准鲁棒性更强。

然而它也有很明显的缺点：这种手工数字化选点方法耗时费力，依赖医生经验[3,25-27]，比如，当骨赘遮挡时，存在较难定位点或者所定位点不准确等问题，因此成本高[28,29]。股骨上取点越多配准精度越高，有文献建议至少取15个点才能达到手术要求，也有建议不小于20个点[30,31]。而临床上目前流行的Stryker骨科手术机器人MAKO使用探针拾取股骨或胫骨关节骨表面40个左右的点才能达到实际手术需求。在一次手术实验中，这一过程耗时14～20分钟，占据整个手术的大约1/5的时间[32]。不同医生注册时间也会有差异。如表4-2-1所示，第二代RoboDoc机器人采用探针选取骨表面点的方式，对于THA选择17个点，注册花费8～10分钟；对于TKA，探针选取约40个点，花费12～26分钟。"鸿鹄"、HURWA、圣骨元化和Arthrobot注册也需要花费5分钟左右。由此可见，注册占据了一定的手术时间，这也是目前膝关节置换手术导航中所面临的一个亟待解决的问题。研究表明许多机构不使用大型控制台CAS导航的理由是系统的效率和成本，因此，研发低成本、高效率导航系统是未来工作的重要方向之一[33]。

四、基于表面点云的空间配准

针对上述手工数字化表面点费时耗力、成本高的问题，许多研究提出用 3D 扫描仪来替代。基于点云的配准方法可以使用 DAVID 激光扫描仪自动化、非接触式地获取术中关节表面的数字化点云数据[32]。作者通过实验对比发现，利用探针侵入式获取骨表面数据点平均花费 15 分钟，而使用 DAVID 激光扫描仪仅需要 4 分钟，且其中的大部分时间是用于扫描点云的后处理，通过加快后处理步骤可能会进一步加快导航的精准度和速度。White 等人使用 3D 扫描仪获取术中股骨的几何形状，与术前 CT 图像上得到的解剖点进行配准，其中配准过程只需要 2 ~ 3 秒[34]。也有研究证明了利用手持式导航仪获取的股骨纹理信息与术前 CT 数据配准的有效性[35]。虽然有研究提出使用深度相机获取软骨表面数据，但是这种方法的误差尚不能满足临床手术的需要[36]。

点云的面配准不需要术中探针拾取点，而是利用扫描仪扫描点云，方便快捷从而减少了手术时间；并且，由于表面点数目的增多，提高了配准的鲁棒性。从理论上讲，基于非成对点云的配准方法因为能够提供更多的点，因而应具有更高的精度。术中基于表面的非成对点云的配准时间要远远小于基于探针获取标志点的配准时间，且准确性更高[34]。因此，考虑到配准时间、精度和易用性，表面点云配准被认为是最优选择之一，并且术中点云由扫描仪获取，扫描仪占据空间较小，这与传统导航系统的大空间需求和术中探测需求形成了鲜明的对比[37]。

然而，当前临床上采用扫描仪获取点云的骨科手术机器人还尚未看到，其原因在于：尽管扫描仪能够快速地、无接触地扫描大量关节表面点云，但是这些点云与基于术前 CT 图像所构建的导航模型并不存在对应关系。导航模型往往基于骨性结构建立，而关节表面点云大多表示软骨结构，二者之间不能直接配准以服务于手术导航。此外，关节表面细致精密，对光的反射性很强，只有定制的具有结构光的扫描仪才能稳定而准确地采集关节表面点云。因此，一旦解决这两个问题，就可以进一步研究其空间配准算法的准确性与效率。

综上所述，目前基于术中探针选点的骨科机器人空间配准存在如下主要问题。

（1）术前导航模型与术中病灶不一致：术前通过 CT 图像建模，模型缺乏软骨等软组织结构，而术中打开膝关节后暴露出来的是软骨，也就是股骨远端骨和胫骨近端骨分别被股骨软骨和胫骨软骨覆盖。

（2）注册点定位难及定位不准：由于问题（1）中"导航模型与术中病灶不一致"，要利用探针扎透软骨，并且探针恰好触碰到关节骨表面，这才能建立术中病灶点和术前模型点的一一对应。然而，即使是经验丰富的医生也可能会碰到各种选点问题：如探针没有完全扎透软骨，或者遇到骨质疏松的部位而将探针扎进关节骨，并且如果遇到被骨赘遮挡的注册点，则需要保证探针角度能够被导航跟踪仪（如 NDI）追踪到的同时去触碰注册点，而这样选点往往很棘手。

（3）注册点数量问题：为了确保骨科机器人有效地辅助实施手术，术中股骨和胫骨分别需要选择 40 个左右的注册点。这对医生来说注册点数量较多，需要花费较长时间选点；而对于配准来说，点的数量较少，配准精度易受噪声影响，鲁棒性不强。因此，注册点数量需要平衡好医生手术舒适度和配准精度的要求。

（4）注册时间长：由于问题（2）和问题（3）导致了注册时间长，如果医生选点过程中没有满足要求，则需要重新选择部分或全部注册点，费时费力，且导致学习曲线延长。

第四节　展　望

手术导航系统的成功运用，尤其是光学及电磁手术导航系统的应用，已经证明了它在临床实践中的有效性和实用性。导航的实时定位、清晰显影的特性为复杂解剖区域的手术提供了便利，正确使用可以缩短手术时间，减少重要神经、血管的损伤，达到其精准高效的使用目的。

一项新技术一旦证明其有效性，就会不断发展和完善，大数据和人工智能未来会对手术导航术前规划产生重要影响；而在术中，另一项蓬勃发展的技术——增强现实技术，也会在不远的将来进入这一领域。可以预计，未来手术医生在手术中实时看到的，不仅有实际的组织器官，而且也有肉眼无法直接看到的细微结构，如质地、范围、活性、周围关联组织、血管、神经，乃至临时改变手术方案的后果预判。所有的信息都会根据需要有选择地提供，这会是一种全新的手术方式和手术体验。

尽管还存在众多问题，但相信随着手术导航系统技术的不断进步，设备的不断更新完善，必定能在更多的手术领域发挥巨大的作用。

参 考 文 献

[1] 郭卫春，黄文俊，汪光晔. 计算机辅助导航技术在骨科中的应用进展 [J]. 中国医药导报，2016，13（03）：55-59.

[2] MEZGER U, JENDREWSKI C, BARTELS M. Navigation in surgery[J]. Langenbeck's Archives of Surgery, 2013, 398(4): 501-514.

[3] TSUKEOKA T, TSUNEIZUMI Y, YOSHINO K, et al. Case-related factors affecting cutting errors of the proximal tibia in total knee arthroplasty assessed by computer navigation[J]. Knee Surgery, Sports Traumatology, Arthroscopy : Official Journal of the ESSKA, 2018, 26(5): 1493-1499.

[4] PICARD F, DEEP K, JENNY J Y. Current state of the art in total knee arthroplasty computer navigation[J]. Knee Surgery, Sports Traumatology, Arthroscopy : Official Journal of the ESSKA, 2016, 24(11): 3565-3574.

[5] BUZA J A, 3RD, WASTERLAIN A S, THAKKAR S C, et al. Navigation and robotics in Knee arthroplasty[J]. JBJS Reviews, 2017, 5(2).

[6] FOLEY K T, SIMON D A, RAMPERSAUD Y R. Virtual fluoroscopy: computer-assisted fluoroscopic navigation[J]. Spine (Phila Pa 1976), 2001, 26(4): 347-351.

[7] BATAILLER C, HANNOUCHE D, BENAZZO F, et al. Concepts and techniques of a new robotically assisted technique for total knee arthroplasty: the ROSA knee system[J]. Arch Orthop Trauma Surg, 2021, 141(12): 2049-2058.

[8] HAHN P, OEZDEMIR S, KOMP M, et al. A new electromagnetic navigation system for pedicle screws placement: a human cadaver study at the lumbar spine[J]. Plos One, 2015, 10(7): e0133708.

[9] RYANG Y M, VILLARD J, OBERMÜLLER T, et al. Learning curve of 3D fluoroscopy image-guided pedicle screw placement in the thoracolumbar spine[J]. The Spine Journal : Official Journal of the North American Spine Society, 2015, 15(3): 467-476.

[10] CHEN J, YUAN F, SHEN Y, et al. Multimodality-based knee joint modelling method with bone and cartilage structures for total knee arthroplasty[J]. The International Journal of Medical Robotics + Computer Assisted Surgery : MRCAS, 2021, 17(6): e2316.

[11] CHEN T K, ABOLMAESUMI P, PICHORA D R, et al. A system for ultrasound-guided computer-assisted orthopaedic surgery[J]. Comput Aided Surg, 2005, 10(5-6): 281-292.

[12] MOZES A, CHANG T C, ARATA L, et al. Three-dimensional A-mode ultrasound calibration and registration for robotic

orthopaedic knee surgery[J]. The International Journal of Medical Robotics + Computer Assisted Surgery : MRCAS, 2010, 6(1): 91−101.

[13]　FRYE B M, NAJIM A A, ADAMS J B, et al. MRI is more accurate than CT for patient-specific total knee arthroplasty[J]. Knee, 2015, 22(6): 609−612.

[14]　ASADA S, MORI S, MATSUSHITA T, et al. Comparison of MRI- and CT-based patient-specific guides for total knee arthroplasty[J]. Knee, 2014, 21(6): 1238−1243.

[15]　ENSINI A, TIMONCINI A, CENNI F, et al. Intra- and post-operative accuracy assessments of two different patient-specific instrumentation systems for total knee replacement[J]. Knee Surgery, Sports Traumatology, Arthroscopy : Official Journal of the ESSKA, 2014, 22(3): 621−629.

[16]　LIU Y. Potential risk of intelligent technologies in clinical orthopedics[J]. Adv Exp Med Biol, 2018, 1093: 281−288.

[17]　LIU Y, YAO D, ZHAI Z, et al. Fusion of multimodality image and point cloud for spatial surface registration for knee arthroplasty[J]. The International Journal of Medical Robotics + Computer Assisted Surgery : MRCAS, 2022, 18(5): e2426.

[18]　KIM Y, LEE B H, MEKURIA K, et al. Registration accuracy enhancement of a surgical navigation system for anterior cruciate ligament reconstruction: a phantom and cadaveric study[J]. Knee, 2017, 24(2): 329−339.

[19]　DENAVIT J, HARTENBERG R S. A kinematic notation for lower-pair mechanisms[J]. Journal of Applied Mechanics, 1955, 22.

[20]　孙蕾 . 手术导航系统中空间配准算法的研究 [D]. 河北工业大学，2015.

[21]　AMIOT L P, POULIN F. Computed tomography-based navigation for hip, knee, and spine surgery[J]. Clin Orthop Relat Res, 2004, (421): 77−86.

[22]　陆军，彭仲涛，夏桂华，等 . 点云多法向量邻域特征配准算法 [J]. 光电子·激光，2015, 26(04): 780−787.

[23]　BÄCHLER R, BUNKE H, NOLTE L P. Restricted surface matching — numerical optimization and technical evaluation[J]. Comput Aided Surg, 2001, 6(3): 143−152.

[24]　HAMADEH A, LAVALLÉE S, SZELISKI R, et al. Anatomy-based Registration for Computer-integrated Surgery[C]// International Conference on Computer Vision, Virtual Reality, and Robotics in Medicine. Springer, Berlin, Heidelberg, 1995.

[25]　向华 . 手术导航三维空间配准技术研究 [D]. 北京：清华大学，2012.

[26]　JAKOPEC M, BAENA F R Y, HARRIS S J, et al. The hands-on orthopaedic robot "acrobot"：early clinical trials of total knee replacement surgery[J]. IEEE Transactions on Robotics and Automation, 2003, 19(5): 902−911.

[27]　程国芳，何宝林，王小伟，等 . 计算机导航辅助与传统手术行人工膝关节置换的疗效比较 [J]. 临床骨科杂志，2018, 21（05）：558−561.

[28]　JONES C W, JERABEK S A. Current role of computer navigation in total knee arthroplasty[J]. The Journal of Arthroplasty, 2018, 33(7): 1989−1993.

[29]　徐永胜，魏宝刚，吕龙，等 . 红外线计算机导航下全膝关节置换的应用研究 [J]. 中国医疗设备，2012, 27（12）：138−142.

[30]　甘煜东，丁晶，陆声，等 . 全膝关节置换现状与未来 [J]. 中国数字医学，2015, 10（05）：14−17.

[31]　曹延祥，赵燕鹏，徐晓军，等 . 取点数目对基于 CT 导航股骨配准精度影响的研究 [J]. 中国数字医学，2016, 11（09）：67−70.

[32]　KUBICEK J, TOMANEC F, CERNY M, et al. Recent trends, technical concepts and components of computer-assisted orthopedic surgery systems: a comprehensive review[J]. Sensors (Basel, Switzerland), 2019, 19(23).

[33]　JOSHI S V, ROWE P J. A novel approach for intra-operative shape acquisition of the tibio-femoral joints using 3D laser scanning in computer assisted orthopaedic surgery[J]. The International Journal of Medical Robotics + Computer Assisted Surgery: MRCAS, 2018, 14(1).

[34]　WHITE J K. Patient-specific guides: improved point-registration accuracy for surgical navigation and robotic-assisted surgery[J]. 2017.

[35]　ROBERTS B , KOLOS E. Intra-Operative Registration of 3D data capture with pre-operative plan for TKA[J]. EPiC Series in Health Sciences, 2017, 1: 38−41.

[36]　CHAN B, AUYEUNG J, RUDAN J F, et al. Intraoperative application of hand-held structured light scanning: a feasibility study[J]. Int J Comput Assist Radiol Surg, 2016, 11(6): 1101−1108.

[37]　LIU H, BAENA F R Y. Automatic markerless registration and tracking of the bone for computer-assisted orthopaedic surgery[J]. IEEE Access, 2020, 8: 42010−42020.

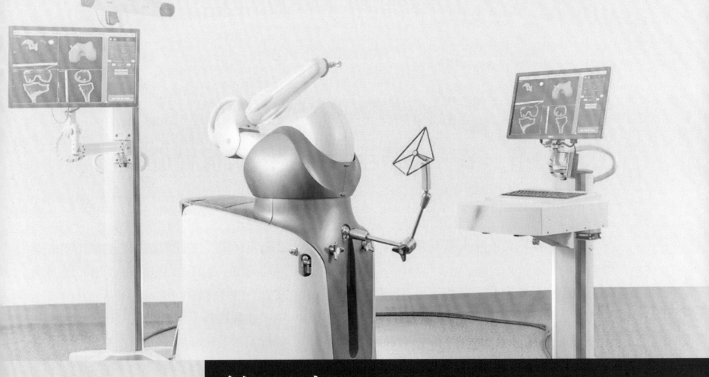

第五章

关节手术机器人的机械臂系统

第一节　关节手术机器人机械臂介绍

一、关节手术机器人机械臂构成

关节手术机器人机械臂是一种手臂仿生结构，能根据应用需求，实现弯曲、抓取、定位、搬运等功能。目前，关节手术机器人的机械臂以六轴（六关节）和七轴（七关节）为主，臂展在 700 ～ 1 000 mm。其中，六轴机械臂的代表为"鸿鹄"、UR 等，七轴机械臂的代表为库卡、Franka、珞石等。

机械臂（图 5-1-1）由机械结构和电器元件组成。机械结构是实现机械传动、固定、支撑的基础，主要包括关节结构和连杆结构。其中，关节结构是机械臂驱动的最小单元，也是实现机械臂运动的关键部件；连杆结构是机械臂本体的骨骼，使每个关节串联起来，实现机械臂的立体空间运动。电器元件是机械臂控制的基础，主要包括电机、减速器、编码器、驱动器等。

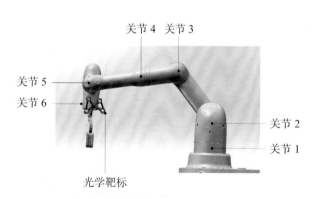

图 5-1-1　机械臂构型示意图

1. 电机和减速器

电机是机械臂的动力输出单元，是机械臂的心脏。电机的选型决定了机械臂的运动能力和负载能力，直接关系到机械臂的整体性能参数。减速器的选型能有效地降低电机的转速，并放大关节的输出转矩，使关节能在低速稳定状态下输出较大的转矩，进而可以精准控制和提升负载能力，提升机械臂的整体性能。

电机和减速器（图 5-1-2）的配合是实现关节力矩输出的关键环节，例如 TBMS-6051-A 无刷直流力矩电机，电机直径 60 mm，额定输出力矩 1.16 N·m，减速器减速比 120；电机减速器组合输出的力矩就是 1.16×120=139.2 N·m，按照传递效率 80% 计算，输出扭矩为 111.36 N·m；根据机械关节至末端的距离、惯性力矩等，换算关节需要输出的最大力矩是否小于 111.36 N·m，如果小于则可认为电机减速器选型合适。另外，在实际设计过程中还需要考虑安全系数等参数。

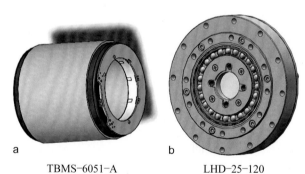

a　TBMS-6051-A　　　　b　LHD-25-120

图 5-1-2　a、b. 电机及减速机结构示意图

2. 编码器

编码器（图 5-1-3）是机械臂控制的常用模块，通过编码器可以精准获取机械臂的运动状态和运动位置，实现机械臂的位置控制。另外通过双编码器的配合，形成位置闭环，能更加精准地识别和控制机械臂的姿态。

3. 驱动器

驱动器可以通过控制电子元器件的时间、频率和强度等参数，来控制电子设备的运行。对于

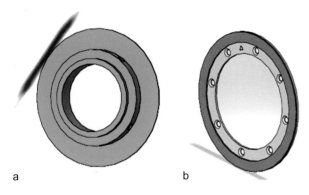

图 5-1-3　a、b. 编码器结构示意图

机械臂，电机的驱动、输出输入电压、电流、信号等的控制都是由驱动器完成的，是实现关节精准运动必不可少的部分。

二、关节手术机器人机械臂关键功能与技术

关节手术机器人的关键功能是人机协同完成定位和截骨工作。机械臂的主要性能参数为结构刚度、重复定位精度和姿态精度。机械臂的协同、随动、定位功能的实现是整个机器人系统搭建的最终目标，这些重要功能的实现离不开机械臂本体构型设计、关节设计、位置闭环、力反馈以及轨迹规划等关键技术的融合。

机械臂本体构型设计，直接反应在机器人的外观上（图 5-1-4）。机器人的构型是根据其使用场景和使用空间、人机工学、美学等相关需求进行造型设计。构型的设计定型直接影响了机械臂的臂展、运动空间、自由度、刚度等参数。此外，机械臂的外观结构完整性越高，其结构的稳定性及刚性就越好，所以在整体外观结构设计

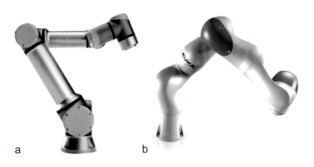

图 5-1-4　a、b. UR 机械臂和库卡机械臂示意图

时，需要尽可能小地破坏其外观整体性，也就是说尽可能少地在机械臂外观结构上开孔或开槽，破坏其结构完整性。

机械臂本体的设计还包括选材、壁厚设计、结构仿真优化设计等。机械臂本体的材质大多选用轻型的铝合金材质，壁厚设计在 2 ～ 3 mm，由于臂形的不规则性，整个本体受力并不是均匀分布的，此时需要通过仿真优化（图 5-1-5），定位结构强度薄弱部位和强度冗余部位，进行相应的结构强化和壁厚简化，从而实现材料的强度和质量均能满足使用需求。仿真设计常用的是有限元分析法，根据分析结果适当通过增材、增加加强筋、减材及部分构型设计等方式实现结构优化。

机械臂关节模组的设计直接决定了机器人的负载能力、运动能力。关节模组的设计是本体设计工作中的关键和难点，不同的关节对应不同的工况。以六自由度机器人为例，一般的关节距离执行末端越近，负载工况越友好，距离执行末端越远，负载工况越恶劣。这里的负载包括重力矩、倾覆力矩、摩擦力矩、惯性力矩等。所以，不同的关节会根据不同的受载状态进行结构设计、电机选型、减速器选型、制动结构选型设计等。由于医疗机械臂受到重量和尺寸的限制，因此设计选型就需要考虑控制其重量和体积。基于此，医疗多轴机械臂的设计多选用无框力矩电机、空心杯电机等，这类电机结构紧凑、能稳定输出力矩，且可根据装配需要设计安装接口。对于电机的选型还要考虑输出扭矩能否满足需求，市场上主流的电机有科尔摩根和 MAXON，此外还会根据特定的需求定制电机。对于减速器，因为体积和结构需求多选用谐波减速机和 RV 减速机。由于谐波减速机的体积小、结构紧凑、装配简单、启动力小等优势，其在医疗协作机器人上应用更为广泛。目前，国内使用较多的减速器一般有哈莫纳克、绿的、来福、大族等。选型减速机主要考虑到减速比、启动力矩、回差、输出扭矩等参数。机械臂的设计还包括机械安全设计，

这就涉及关节的制动系统。制动系统的设计包括制动方式选择，如插齿制动、摩擦制动等。制动系统的设计需要大量的计算和校核，如制动冲击力校核、制动距离校核、材料校核等。

机械臂的定位离不开各个关节的位置闭环控制。机械臂关节位置闭环基本都采用双编码器实现，两个编码器分别位于电机侧和关节侧（图5-1-6），通过编码器间的位置比对，精准定位关节的位置。关节闭环控制，是实现机械臂运动精度的有效方法。

此外，柔顺、灵敏的设计也是提高机械臂性能的有效方法。在机械臂上增加力反馈传感器，通过力反馈，能更智能地感知外力作用，对于人机协同操作会更加友好，使使用者操作起来更加顺畅。当前市场上的机器人已经开始应用力反馈设计，如末端六维力、关节力矩传感器等。

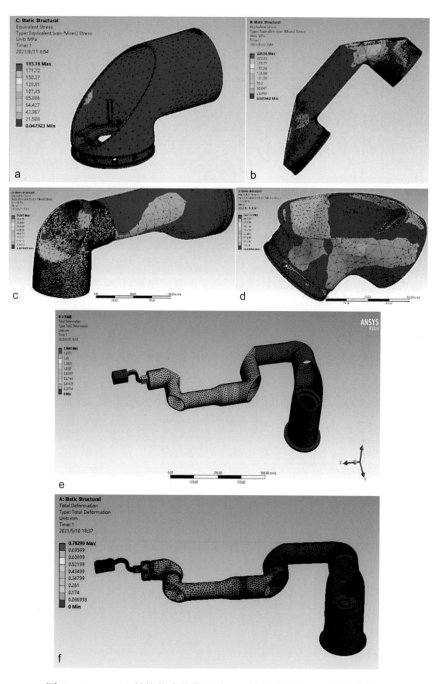

图 5-1-5　a～d.结构仿真优化设计。e.结构优化前。f.结构优化后

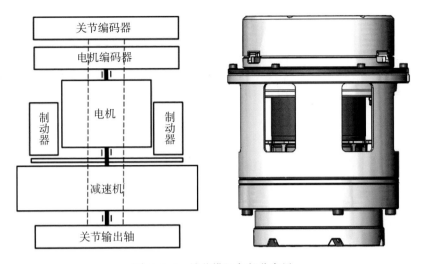

图 5-1-6　关节模组各部分布局

第二节　关节手术机器人机械臂控制

机械臂现已成为人类生活生产中不可或缺的重要工具之一。针对应用场景和任务的不同，将不同的算法理论应用到机械臂的控制系统中，能够使其更方便快捷地完成预期任务目标。机械臂作为关节手术机器人系统中的重要组成部分之一，实现机械臂的精确控制是确保手术精度和患者安全的首要前提。常用的手术机器人中机械臂控制策略如图 5-2-1 所示，包括主从遥操作控制、基于视觉引导的位置控制和轨迹规划控制等。

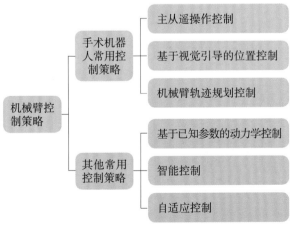

图 5-2-1　手术机器人中的控制策略

一、机械臂运动学分析

运动学分析主要研究机器人末端与基座的相对位置关系，是进行后续运动规划的理论基础，其主要关注物体的位置、速度和加速度等非力学问题。机械臂运动学包括正向运动学（forward kinematics, FK）和逆向运动学（inverse kinematics, IK）两个部分。正向运动学是已知机械臂各轴的关节角度，进而计算出笛卡儿空间描述下机械臂的位置和姿态，即给定一组关节角度向量，求解其对应的机械臂末端执行器的笛卡儿位姿。要想实现机器人辅助手术，首先需要对机械臂进行精确的正向运动学建模。以"鸿鹄"机械臂为例，它是串联机械臂型旋转关节机器人，有六个自由度，由关节和连杆结合的六个串联轴组成，其每个轴的坐标关系见图 5-1-1。机械臂共有六个旋转关节（关节 1～6），其中关节 1～4 控制机械臂末端的位置，而关节 5～6 主要控制末端的姿态。通过在末端加上如卡盘、机械爪、手术器械等工具，机械臂执行多种任务。

正向运动学常见的求解方法是 Denavit 和 Hartenberg 提出的 DH 法[1]，目前发展为常规 DH 法[2]和改进的 DH 法[3, 4]。考虑到改进的 DH 法对机械臂模型旋转和平移的优化，其建模更加简洁和直观，故改进的 DH 法常用于对机械臂进行运动学建模，根据图 5-2-2 所示的各个参考坐标系，可以得到相关的 DH 参数，这包括关节号 $i=1$, 2, …, 6，连杆长度 a_{i-1}（单位：mm），连杆扭转角 α_{i-1}（单位：°），连杆偏距 d_i（单位：mm），连杆转角 θ_{i-1}（单位：°）。

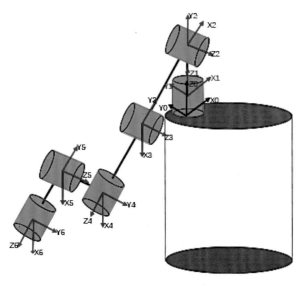

图 5-2-2　机械臂构型

在图 5-1-1 中，坐标系 $\{i\}$ 相对于坐标系 $\{i-1\}$ 之间的齐次变换矩阵如下所示：

$$_i^{i-1}\boldsymbol{T} = \begin{bmatrix} \cos\theta_i & -\sin\theta_i & 0 & a_{i-1} \\ \sin\theta_i\cos\alpha_{i-1} & \cos\theta_i\cos\alpha_{i-1} & -\sin\alpha_{i-1} & -d_i\sin\alpha_{i-1} \\ \sin\theta_i\sin\alpha_{i-1} & \cos\theta_i\sin\alpha_{i-1} & \cos\alpha_{i-1} & d_i\cos\alpha_{i-1} \\ 0 & 0 & 0 & 1 \end{bmatrix}$$

（式 5-2-1）

根据关节号 i 可得到 8 个变换矩阵，将这些矩阵进行连乘便可得到机械臂末端与其基坐标系之间的变换矩阵，即机械臂正向运动学的表达式为：

$$_E^0\boldsymbol{T} = {}_1^0\boldsymbol{T}{}_2^1\boldsymbol{T}{}_3^2\boldsymbol{T}{}_4^3\boldsymbol{T}{}_5^4\boldsymbol{T}{}_6^5\boldsymbol{T}{}_7^6\boldsymbol{T}{}_E^7\boldsymbol{T} = \begin{bmatrix} r_{11} & r_{12} & r_{13} & p_x \\ r_{21} & r_{22} & r_{23} & p_y \\ r_{31} & r_{32} & r_{33} & p_z \\ 0 & 0 & 0 & 1 \end{bmatrix}$$

（式 5-2-2）

式 5-2-2 也可以简记为 $X=F(\theta)$，其中，X 表示机械臂在笛卡儿空间的运动位姿，而 θ 表示机械臂各个关节的角度。正向运动学的核心任务是：当已知机械臂的角度时，计算其末端在基坐标系下的位置和姿态。

机械臂逆运动学是一个相反的过程，它从已知末端执行工具的笛卡儿位姿出发，通过反向运算来求解机械臂各轴能满足此位姿的关节角度值。这一过程对于机械臂的位置控制和姿态控制至关重要。

设机械臂末端笛卡儿空间为 X，关节空间为 θ，根据机器人微分运动学，机械臂的关节空间速度向量与笛卡儿空间速度向量有以下关系：

$$\dot{X} = J(\theta)\dot{\theta} \qquad （式 5-2-3）$$

其中，$\dot{X}$ 表示笛卡儿操作空间速度向量，$\dot{\theta}$ 表示机械臂的关节空间速度向量，$J(\theta)$ 表示机械臂的雅可比矩阵，从式 5-2-3 可得到如下变换关系：

$$\dot{\theta} = J^{-1}(\theta)\dot{X} \qquad （式 5-2-4）$$

对于非冗余机械臂，$J(\theta)$ 是奇异矩阵，可以直接求逆。而当机械臂有七个自由度时，为冗余机械臂，$J(\theta)$ 不是奇异矩阵，没有办法直接求得该矩阵的逆，可利用 $J(\theta)$ 的伪逆矩阵 $J^+(\theta) = J^T(\theta)[J(\theta)J^T(\theta)]^{-1}$ 代替，于是，式 5-2-4 可改写为：

$$\dot{\theta} = J^+(\theta)\dot{X} \qquad （式 5-2-5）$$

根据式 5-2-2 推出的机械臂正向运动学 $X=F(\theta)$ 和式 5-2-5，便可通过迭代法计算出逼近机械臂的正确逆运动学数值解。在迭代求解的过程中，当误差小于设定的阈值时，即可停止迭代，得到逆运动学的近似解，其精度由设定的阈值决定。

采用迭代法进行逆向运动学求解需要知道机械臂的雅可比伪逆矩阵 $J^+(\theta)$。由于导航手术对术中时间和精度均有较高的要求，迭代求解需要快速且精确的方法来获取机械臂的雅可比矩阵 $J(\theta)$，进而得到 $J^+(\theta)$。因此，研究者也会采用微分变换法来求解机械臂的相对雅可比矩阵，然后使用一系列空间变换来计算机械臂末端相对于基坐标系的雅可比矩阵 $J(\theta)$。

此外，当采用六轴冗余机器人时，其冗余自由度的存在会导致机械臂在某些特殊位置出现奇异性。当机械臂处于奇异状态时，其雅可比矩阵会出现行降秩，无法通过微分变换法进行求解，此时机械臂的部分关节会出现异常的极大关节速度值，而驱动器无法达到这样的速度，这就会导致机械臂末端大幅偏离期望轨迹或者直接出现急停现象，甚至对机械臂关节造成不可逆的损伤，这是手术过程中不允许出现的现象。针对该问题，一般采用阻尼最小二乘法[5, 6]来处理奇异点，并结合冗余机械臂的特点，利用梯度投影法设计子任务，避免进入奇异位置。

二、手术机器人主从遥操作控制

主从遥操作手术机器人通常由一个手术主操作台，若干安装于手术台旁的从操作臂和内镜以及相关手术器械组成，如图 5-2-3 所示。在手术过程中，医生通过主从遥控技术进行手术。具体来说，医生只需要坐在主操作台前，通过内镜实时视频图像来观察手术区域，控制主操作手执行各种手术动作，主操作手会通过遥操作系统控制安装在各机械臂末端上的手术工具，精准地复制医生双手的每一个动作，以确保手术顺利完成。主操作手通常具有七个自由度，考虑到人体工程学，适应医生的操作习惯，确保操作过程中的舒适度，并提高医生手术中的沉浸感。此外，主从遥操作手术机器人还以精度高和具有远程医疗能力著称，并已经在腹腔手术中得到了广泛的应用。

三、手术机器人基于视觉引导的位置控制

在主从遥操作控制中，医生通过主操作手手动控制机械臂完成手术操作。随着视觉传感器和深度学习技术的发展，在手术机器人中视觉反馈技术已经得到了越来越广泛的应用。基于视觉引导的位置控制通过手术机器人系统中的视觉定位装置获取目标位置坐标，然后引导机械臂末端到达指定位置，以完成后续手术过程。在下文中会对此方法进行详细介绍。

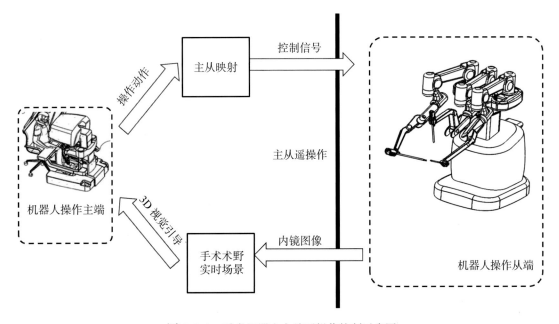

图 5-2-3 手术机器人主从遥操作控制示意图

四、手术机器人机械臂轨迹规划控制

在机械臂的各项功能中，定位功能是其最重要的功能之一，即控制机械臂末端从当前位置运动到目标位置。在这一过程中，机械臂末端位姿随着时间的推移而到达目标位置，我们将机械臂末端位姿与时间的关系称为轨迹。如图 5-2-4a 所示，机械臂末端当前位置在 A 点，目标位置在 B 点。假设要求机械臂末端从 A 到 B 过程中在指定的时间内经过 O 点。由此可知，机械臂轨迹不仅与位置有关，还与到达路径上任意一点的时间有关，即轨迹依赖于速度和加速度。轨迹规划就是要规划出机械臂运动过程中末端位姿与时间的关系函数。

轨迹规划可以在笛卡儿空间或关节空间内实现。笛卡儿空间的轨迹规划是指首先确定轨迹形状，每一步需通过逆运动学求解得到对应的关节变量与时间的关系，计算量较大，常见的有直线规划和圆弧规划。关节空间的轨迹规划是指通过建立关节变量关于时间的函数来得到期望轨迹。常见的有多项式插值规划、梯形规划和 S 形曲线轨迹规划。图 5-2-4b 为关节空间常用的 S 形曲线轨迹规划示意图。S 形规划的"S"单指加速阶段的速度轮廓。整个 S 形规划分为 7 个阶段：加加速、匀加速、减加速、匀速、加减速、匀减速、减减速。其中加加速、匀加速、减加速这三个阶段的曲线合在一起像英文字母 S。S 形曲线轨迹规划方法的加减速更加平稳，对电机和传动系统的冲击更小，但是与其他轨迹规划方法相比，运动同样的距离所需的时间更长。

五、与其他控制方法的比较

经过多年的发展，机械臂控制策略已经日趋成熟，除上述应用于手术机器人的机械臂控制策略外，还有应用于其他场景的控制策略，如工业机械臂、协作机械臂等。常用的机械臂控制方法有：基于已知参数的动力学控制、智能控制和自适应控制等。

已知参数的动力学控制方法需要获取机械臂各关节的物理参数，并通过建立动力学模型计算出机械臂的状态参数，然后应用线性控制或非线性控制理论设计出满足需要的控制器，但此种方法仅限于理想状态下使用。智能控制通过建立相应的数学模型拟合出系统模型，适用于多输入多输出的应用场景。自适应控制是根据机械臂的实时状态来调整控制参数以达到预期效果，通常将自适应与其他控制方法结合起来使用，以获取更好的控制效果。

对于机器人辅助骨科手术，机械臂的控制需要在保证手术的精度和安全性的同时，提高机械臂的柔顺性以给医生带来更好的操作体验，因此在手术的不同阶段需要针对性地选择不同的控制策略。下面将分别介绍关节手术机器人中常用的机械臂控制策略。

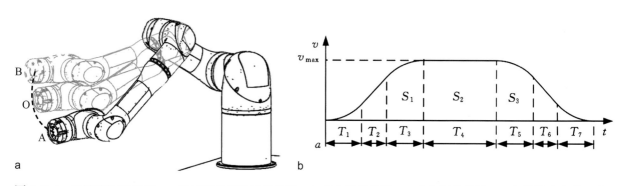

图 5-2-4　机械臂轨迹规划。a. 机械臂末端轨迹示意图。A 点为当前位置，B 点为目标位置，O 点为轨迹中的一点。b. 关节空间 S 形曲线轨迹规划示意图

第三节 关节手术机器人机械臂主要控制策略与技术

在机器人辅助骨科手术中，为了保证医生在操作机械臂时的柔顺性和手术精度，在不同的手术阶段需要采用不同的控制策略来实现机械臂的精确控制，常用的关节手术机器人机械臂控制策略包括基于视觉引导的位置控制、零重力补偿协同控制、阻抗控制和患者跟随控制等。

一、基于双目视觉引导的机械臂位置控制策略

人类手臂抓取物体时并不知道物体的具体坐标，而是通过眼睛提供物体的位置信息给大脑，然后大脑控制手臂完成抓取步骤。类似地，在机器人辅助骨科手术中要想实现机械臂的精确定位，机械臂需要知道目标的精确位置并传输给控制系统。这一步是通过手术机器人的红外双目立体定位装置实现的。

如图 5-3-1 所示，在手术中，红外双目立体定位装置通过实时追踪安装在手术部位和机械臂末端的靶标，利用矩阵变换计算出目标位置相对于机械臂基座的坐标并提供给控制系统。当术中需要机械臂定位时，先将目标位置和机械臂的运动学参数结合，进行正逆运动学求解，然后进行关节空间的轨迹规划，通过比例积分微分控制方法控制机械臂末端达到指定位置。通过这种控制策略，机械臂可以到达工作空间内的任一位置。值得注意的是，机械臂定位精度依赖于自身 DH 参数标定的准确性和视觉反馈的目标点位置的准确性。

二、关节手术机器人零重力补偿协同控制策略

零重力补偿协同控制策略通常作为机械臂拖动示教的实现方式。在拖动机械臂的过程中，机

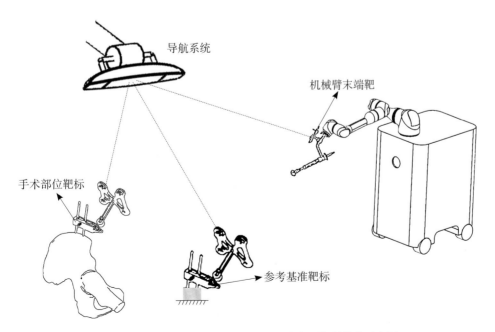

图5-3-1 基于双目视觉引导的机械臂位置控制策略示意图

械臂末端不仅可被拖动至工作空间内的任意位置，而且还能在任意位置处于静止状态。在这一过程中操作者需要克服机械臂各关节的重力和关节之间的摩擦力，因此为了保证拖动机械臂时的柔顺性，需要实时对机械臂进行重力和摩擦力补偿，即零重力补偿协同控制。实现机械臂零重力补偿的前提是对机械臂各关节的重力和摩擦力进行准确的辨识。首先建立机械臂的重力和摩擦力数学模型，然后采集不同位置和速度时机械臂各关节的力矩值，辨识出机械臂各关节的重力和摩擦力参数，并在控制器中按照辨识出的参数对机械臂进行实时的重力和摩擦力补偿。

在机器人辅助骨科手术过程中，医生通常需要将机械臂拖动到合适的位置，以方便更换手术器械。通过机械臂零重力补偿协同控制策略，医生可以很轻易地拖动机械臂末端到工作空间内的任意位置，完成手术器械的更换。当手术器械更换完成后，再将机械臂拖动到手术区域附近，进行机械臂的定位以继续进行手术。

三、关节手术机器人阻抗控制策略

阻抗控制是一种与力和位置有关的控制方法。本质上，它是一个动态调节装置，用于调整机器人的位置和与环境的接触力，以保持一种理想的动态。互动关系这种控制方法则给予了机器人在与环境交互时具有更好的适应性和灵活性，优化了其行为表现。

在机器人辅助膝关节置换手术中，截骨工具安装在机械臂末端。医生在拖动机械臂截骨时，

需要保证患者的截骨面平整，即需要保证锯片只能在截骨面内平移。类似地，在机器人辅助髋关节置换手术中，髋臼锉安装在机械臂末端，医生在磨骨时，需要保证髋臼锉顶点的位置保持不动，使用动力工具转动髋臼锉使其在髋臼窝中绕顶点转动。在上述手术中，医生拖动机械臂进行截骨或打磨操作时，由于不能保证施力方向与截骨面或者髋臼窝轴线一致，拖动时会导致控制点与期望位置存在一定偏差。如图 5-3-2 所示，此时，根据偏差使用阻抗控制计算出与外界的虚拟交互力（阻抗力），再将阻抗力通过机械臂运动学逆解分配到各个关节，完成机械臂末端位置调整，以达到限制偏差来保证手术精度的目的。

四、关节手术机器人患者跟随控制策略

在机器人辅助骨科手术中，首先进行患者手术部位的骨注册，获取手术部位相对于双目立体定位装置的相对位置关系。当机械臂根据视觉系统反馈的目标位置信息完成定位后，机械臂通常处于锁定状态。而在手术过程中患者手术部位可能会有轻微移动，此时如果仍然按照机械臂初始的定位位置进行截骨或磨骨操作，会导致手术精度降低，给患者带来手术风险。

如图 5-3-3 所示，在手术过程中通过双目相机实时监控患者手术部位的移动，当发现手术部位位置与初始注册时位置不符时，视觉系统实时下发新的目标位置给控制系统。当控制系统接收到新的目标位置后，可及时通过控制算法实时调

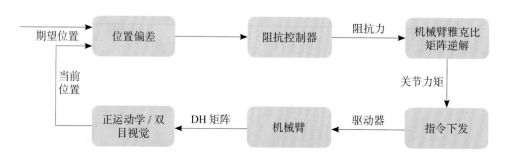

图 5-3-2 关节手术机器人机械臂阻抗控制策略示意图

整末端手术工具的位置，使其与患者手术部位的相对关系保持不变。通过患者跟随控制策略在一定程度上补偿手术中因患者手术部位的移动而带来的偏差，以进一步提高手术系统的精度。

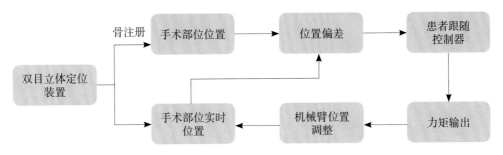

图5-3-3　关节手术机器人机械臂患者跟随控制策略示意图

第四节　关节手术机器人机械臂控制技术现状与展望

一、当前面临的技术和临床挑战

尽管近年来国家在高端医疗器械方面的政策推动了关节手术机器人行业的发展，也推动了一系列企业和高校加强对关节手术机器人的研发，但是关节手术机器人机械臂仍然面临一系列技术和临床挑战。例如：当前市场上的关节手术机器人都会存在刚度不足、总质量偏重、负载能力较差以及不够灵敏的问题；当前关节手术机器人的自动化程度不高，需要医生大量的参与才能完成手术；如何通过机械臂控制来满足手术场景多样化的需求等。

二、技术发展趋势和预测

为了解决上述技术和临床挑战，开发精度更高、性能更好的机械臂至关重要。轻量化、大负载、智能化、人因设计成为近年来关节手术机器人机械臂的技术发展趋势。

1. 轻量化、大负载

现有关节手术机器人机械臂质量大，负载能力较低，不利于机械臂的灵活性，重量的提升使得带动机械臂的能耗增加，自身的承载能力也会因为重量而大打折扣，进而严重阻碍机械臂的工作效率，对机械臂进行轻量优化设计、提升机械臂本体刚度和负载能力，研发出轻型、高刚度、高灵敏性的关节协作机器人将会是未来的发展趋势。

2. 智能化

随着人工智能技术的发展，将机器学习技术和计算机视觉技术应用到机械臂的控制系统中，可以帮助机械臂更好地理解环境和手术任务，使控制系统在重复性的手术中不断积累经验和学习，并根据手术任务的不同要求做出自主决策，提高智能化水平，更好地与医生协作，提升手术效率。此外，控制系统还可以结合精确的视觉反馈和现代控制技术，实现手术过程某一阶段或全部手术流程的自动化，提高关节手术机器人的智能化水平。

3. 人因设计

人因设计作为一门关注人类在工作和生活中行为、认知和能力的交叉学科，中国、美国和欧盟的医疗器械管理机构专门制定了人因设计相关的法律标准和指导原则。在机械臂的设计开发中应用人因设计，可以通过快速迭代方式确定使用风险的最小方案，并能够减少开发成本，提高产品开发效率，保证手术机器人系统为医生提供卓越的用户体验，让医生在使用时感到舒适和方便。

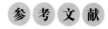

[1] DENAVIT J, HARTENBERG R S. A kinematic notation for lower-pair mechanisms based on matrices[J]. Trans. of the Asme. Journal of Applied Mechanics, 1955, 22: 215−221.

[2] SINGH R, KUKSHAL V, YADAV V S. A review on forward and inverse kinematics of classical serial manipulators[J]. Advances in Engineering Design: Select Proceedings of ICOIED 2020, 2021: 417−428.

[3] 黄晓辰，张明路，张小俊，等 . 机器人坐标系建立的改进 DH 方法 [J]. 农业机械学报，2014，45（10）：313−318.

[4] Reddy A C. Difference between Denavit-Hartenberg (DH) classical and modified conventions for forward kinematics of robots with case study[C]//International Conference on Advanced Materials and manufacturing Technologies (AMMT). Chandigarh, India: JNTUH College of Engineering Hyderabad, 2014: 267−286.

[5] 宋少华 . 七自由度机械臂动力学建模与轨迹规划研究 [D]. 哈尔滨：哈尔滨工业大学，2015.

[6] Wampler C W. Manipulator inverse kinematic solutions based on vector formulations and damped least-squares methods[J]. IEEE Transactions on Systems, Man, and Cybernetics, 1986, 16(1): 93−101.

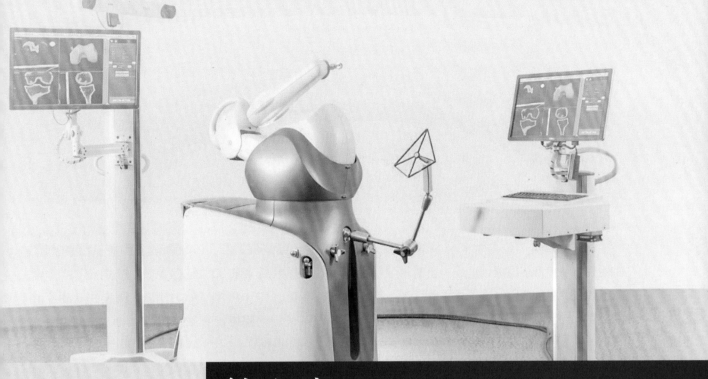

第六章

机器人辅助全髋关节置换术

第一节 概 述

人工全髋关节置换术（total hip arthroplasty, THA）经过近百年发展，已成为目前最成功的骨科手术之一。1890 年，德国外科医生 Themistocles Gluck 成功使用象牙材质假体为一名患者进行了髋关节置换[1]。在接下来的半个多世纪中，人工髋关节经历了利用筋膜、猪膀胱、金箔等材质进行间质关节成形术和利用玻璃材质进行铸模关节成形术的"摸爬滚打"的时代，也经历了从表面置换到半髋置换最终艰难过渡到切除重建（resection-reconstruction）的 THA 的快速变迁时代[2]。直到 1958 年，人工髋关节之父 John Charnley 提出人工关节低摩擦理论（Low Friction Arthroplasty），首次将聚丙烯酸甲酯用于人工假体固定，并建立空气层流净化手术间、个人空气隔离系统，开始预防性使用抗生素，从而在髋关节假体界面、假体固定及预防感染方面大大地提高了手术成功率，从此拉开了现代人工髋关节置换的序幕[3]。在这之后的很长一段时间，人工髋关节的发展进程都聚焦在材料学。20 世纪 70 年代，由于骨水泥界面的老化、破裂而引起的假体松动等并发症，非骨水泥假体逐渐进入人们的视野，特别是在年轻和运动量大的患者中受到青睐[4]。然而，非骨水泥全髋关节假体植入必须非常精确才能避免由于假体微动以及骨与假体压配欠佳导致的假体松动，精准假体植入成为临床亟待解决的问题[5]。

为提高假体植入的精确度，外科医生开始考虑使用机器人进行 THA。第一台 THA 手术机器人是主动式机器人 RoboDoc（Integrated Surgical Systems，美国），为了实现 THA 股骨假体的匹配与稳定，Howard Paul 和 William Barger 博士于 1985 年设计了 RoboDoc 这种基于 CT 的计算机控制铣削装置，经过了一系列的论证与动物实验，1991 年第一次应用于 THA 并获得了令人满意的假体位置及与骨的匹配，并逐渐在全球进行推广[6]。全球累计装机超 50 台，手术量超 17 000 例[7]。 同时，CASPAR（URS Ortho Rastatt，德国）上市，被认为是 RoboDoc 的直接竞争对手[8]。同时期还有四个机器人系统研发用于 THA，如 Arthrobot（Telerobotics and control Laboratory，韩国）、CRIGOS（Lehrstuhl für Biomedizinische Technik, RWTH-Aache，德国）、MODICAS（Institut für Regelungs- und Steuertechnik, Zentrum für，德国）、ROBONAV（Integrated Surgical Systems Inc.，美国），但最终并未实现商业化应用[9]。好景不长，由于在手术过程中导致了相当高的手术并发症发生率，RoboDoc 于 2004 年在德国被提起了集体诉讼。并且由于 RoboDoc 仅完成股骨髓腔处理这一 THA 步骤，被认为作用有限，最终被 Curexo Technology 公司收购，也就是后来的 Think Surgical Inc.，该公司在 RoboDoc 的基础上推出了 TSolution One。这是骨科机器人的第一次尝试，为骨科机器人的进步迈出重要一步。鉴于主动式机器人并发症发生率高和术中缺乏医生直接控制存在的潜在风险，人们逐渐更加注重半主动式机器人的尝试。2001 年，由帝国理工大学发明的新一代机器人 Acrobot（Acrobot Company Limited，英国）的问世为骨科机器人的发展提供了新的思路[9]。这种主动约束机器人能确保手术安全，虽然未获得广泛使用，但这种方法的应用为现代的触觉反馈系统奠定了基础。与此同时，在 20 世纪 90 年代末，Z-KAT Inc. 的研究人员也开发了一种新型医疗机器人，希望通过触觉反馈限制外科医生操作的界限，从而实现手术过程中的控制，并在 2004 年更名为 MAKO Surgical，其最初用于膝关节单髁置换，并在 2010 年 10 月第一次应用于 THA。2013 年，Stryker 公司收购了 MAKO，通过技术的不断改进，推动了半主动式机器人在 THA 中的应用。2015 年，MAKO 获得 FDA 批准用于 THA。通过术前规划，其极大地提高了假体放置的精准性，减少了并发症发生率，获得了满意的临床效果[10]。截至 2023 年初，MAKO 全球装机量超 1 500 台，累计完成超 100 万例手术，是目前骨科机器人领域最成功的一次实践。

目前，机器人辅助 THA 的发展也由单纯的精准逐渐走向恢复患者解剖结构及运动学的个性化。与此同时，国内机器人产品如雨后春笋般出现，并在髋关节置换手术中表现出可重复性、稳定性、精确性、离群值少等优点，逐步推广，在全国范围内广泛应用。

一、髋关节置换手术机器人种类及品牌

（一）髋关节置换手术机器人种类

1998 年，由美国国家卫生研究院和美国骨科医师学会联合主办的 "New Engineering Technology Transfer in Orthopaedics" 首次提出了机器人分类方法：① 主动式，独立于外科医生执行手术方案，在外科医生规划好手术方案后，自动执行手术规划；② 被动式，机器人是在外科医生持续控制下完成任务的，机器人仅起到辅助作用；③ 半主动系统，手术动作由系统约束或调整，但最终控制仍取决于外科医生[11]。随着医疗机器人领域的不断发展，逐渐出现了一些辅助分类方法。根据是否需要术前影像学资料分为基于影像和无影像系统：基于影像系统通常需要术前 X 线、CT 或 MRI 扫描，重建三维关节模型，并根据三维模型进行术前和术中规划及术中操作；无影像系统则是通过术中对特定解剖标志的识别与系统内预设的关节模型进行匹配，极大地依赖于外科医生术中解剖标志注册的准确性。根据机器人平台对于植入物的兼容性可分为开放平台和封闭平台系统：开放平台可以兼容多个公司及多种型号的关节假体；封闭平台系统则只能使用某一特定假体[10]。通过对机器人分类的不断细化，也促进了医疗机器人领域的不断发展。

（二）髋关节置换手术机器人品牌

经过医疗机器人的漫长发展，国外应用于髋关节置换的机器人也由最初的近 10 种变成目前仅有 RoboDoc（后更名为 TSolution One）和 MAKO 机器人在临床广泛使用。ROSA（Zimmer Biomet，美国）和 NAVIO PFS（Smith and Nephew，美国）虽然已扩大了全髋关节置换术的适应证，但目前尚未见应用报道。国内自主研发的关节置换手术机器人产品发展迅速，如 "鸿鹄" 骨科手术机器人（上海微创医疗机器人股份有限公司）、"锟铻" 机器人系统（深圳骨圣元化机器人公司）、Arthrobot 机器人系统（杭州键嘉机器人公司）、HURWA 机器人（北京和华瑞博医疗科技有限公司）等目前也都相继获批应用于全髋关节置换，但因为其使用时间较短，目前尚未有长期随访结果[12]。

1. RoboDoc

RoboDoc 是第一个用于 THA 的机器人辅助系统，是一个主动式机器人系统。Howard Paul 和 William Barger 博士为了实现 THA 股骨假体的匹配与稳定，于 1985 年提出了构思，最早于 1992 年应用于 THA[6]。患者的 CT 数据被扫描上传到 ORTHODOC 工作站，生成患者髋关节三维虚拟模型，用于规划患者的手术方案，随后将制订的手术方案转移到 RoboDoc 系统。该系统将术前规划与患者实际解剖结构配准后，由一个带有高速铣削装置的五轴机械臂进行股骨侧操作。这是一个完全主动的系统，一旦启动，医生只能进行急停操作。该系统仅针对股骨侧，通过传统手工方式处理髋臼并植入髋臼假体。虽然经过多处修改，但是仍存在较多的早期并发症。2004 年，由于并发症发生率高，导致集体诉讼，公司宣告破产[10]；后被 Curexo technology 公司收购，即后来的 Think Surgical Inc.。该公司在 RoboDoc 的基础上推出 TSolution One，目前已经获 FDA 批准应用于 THA 和 TKA。

2. CASPAR

CASPAR 是一个与 RoboDoc 类似的主动式机器人，于 1999 年首次投入使用，被认为是 RoboDoc 的直接竞争对手。其同样使用术前 CT 和机器人自动铣削股骨侧并指导股骨假体植入[13]。该系统在 THA 中的应用呈现褒贬不一的结果。尸体实验表明，使用 CASPAR 可以显著提高股骨铣削和假体植入准确性，然而在实际使用中发现术后股骨前倾角偏离手术规划，植入精度较低[9]。同时，CASPAR 的平均手术时间更长，出血量更多，外展肌功能较对照组明显恶化。其背后的公司宣布破产，CASPAR 也未再应用于 THA。CASPAR 的失败经历也引起了人们对 THA 中应用机器人技术的思考。

3. ACROBOT

ACROBOT（The Acrobot Co. Ltd，英国）是旨在解决 RoboDoc 和 CASPAR 存在的问题，由帝国理工大学于 2001 年开发的半主动式手术机器人系统。与之前的系统相同，术前基于 CT 创建手术规划。这是一个六自由度的机械臂加磨锉装置，术中机械臂由外科医生来移动，但被限制在术前 CT 规划的预定手术范围内，在保证了手术精度的同时确保了手术安全。同时，ACROBOT 使用了一种无创的解剖注册方式，这也是现代触觉反馈的前身。该技术被 MAKO 购买，ACROBOT 到目前为止也未再使用[14]。

4. MAKO

MAKO 是一种半主动式机器人系统，最初用于膝关节单髁置换，2010 年开展第一台 THA，于 2013 年被 Stryker 公司收购，是目前世界范围内使用最广泛的关节置换手术机器人系统。该机器人借助术前 CT 生成原始髋关节三维模型，在三维层面生成最佳手术规划方案，从而实现髋关节生物力学恢复、假体定位及骨覆盖和腿长矫正。术中通过对髋臼和股骨上的 32 个表面点进行注册来完成匹配，术中可通过骨盆和大转子检查点计算偏心距和下肢长度，在截骨之前都可以对手术方案进行更改。对于股骨准备，医生可以选择机器人辅助截骨，也可以选择手工截骨。对于髋臼准备，外科医生使用触觉反馈引导的机械臂进行磨锉，从而防止外科医生偏离手术规划。同样的触觉引导机械臂也被用来进行髋臼假体植入，MAKO 软件监视器能够显示实时信息，从而确保髋臼杯良好的植入位置。该机器人可以应用于 THA 的所有入路，并获得了满意的术后效果[15]。

5. 其他 THA 机器人[9]

（1）Arthrobot（Telerobotics and Control Laboratory，韩国）最早报道于 2002 年，被用于髋关节的假体植入，是一个四自由度的平行运动机械臂，术中将机械臂固定于骨骼上。并未有临床结果报道，也未见其商业化产品。

（2）MODICAS（Institut für Regelungs- und Steuertechnik, Zentrum für，德国）研发于 2000 年。它通过一个小型六自由度机器臂为患者定位髋关节假体的植入位置。使用光学跟踪系统，并根据 CT 数据进行术前计划，由外科医生完成截骨步骤。该系统已经过临床试验，但未见商业化产品。

（3）CRIGOS（Lehrstuhl für Biomedizinische Technik, RWTH-Aache，德国）最早报道于 2002 年，是一种六自由度机器人，安装在手术台上，用于髋关节翻修中骨水泥的移除，具体的细节未见报道。

（4）ROBONAV（Integrated Surgical Systems Inc.，美国）于 2001 年研发，旨在辅助髋关节

置换术中确定假体对位。ROBONAV1 使用了光学跟踪系统，并与手术机器人 RoboDoc 一起使用，以光学方式识别骨骼结构并检测患者的不良运动。

6. 国产 THA 机器人[12]

国产 THA 机器人起步较晚，但发展势头快，汲取众家所长，着力发展半主动式机器人，通过自研机械臂、NDI 导航以及系统等获得了迅猛发展。自从 2022 年 4 月 Arthrobot 机器人系统（杭州键嘉机器人公司）THA 获国家药品监督管理局（NMPA）批准上市开始，"鸿鹄"骨科手术机器人（上海微创医疗机器人股份有限公司）、Visual Treatment Solution 可视化智能辅助系统（北京爱康宜诚医疗器材有限公司）、"锟铻"全骨科手术机器人（深圳元化智能科技有限公司）、HURWA 机器人（北京和华瑞博医疗科技有限公司）以及 Lancet RobPath THA（杭州柳叶刀机器人有限公司）等目前也已经逐渐应用于 THA，并获得了与进口机器人相当的手术效果。

二、髋关节置换手术机器人应用现状和临床疗效

（一）应用现状

截至目前，国外共两款机器人在美国获得 FDA 批准并应用于临床，分别是主动式机器人 TSolution One 和半主动式机器人 MAKO。THA 机器人的最初尝试是在 20 世纪 90 年代，以主动式机器人 RoboDoc 为代表，据不完全统计，截至 2004 年共完成手术超过 17 000 台。随后因较高的并发症及医生缺乏术中操作而逐渐淡出历史舞台。其下一代机器人系统 TSolution One 目前已经获批应用于 THA，但尚未有研究报道其在 THA 领域的最新应用结果。THA 机器人在经历了近十年的低迷之后，以 MAKO 为代表的半主动式机器人系统再次推动了机器人辅

助 THA 的进程。MAKO 机器人系统在 2010 年 10 月第一次应用于 THA。2015 年，MAKO 获得 FDA 批准用于 THA。MAKO 通过机械臂的触觉反馈，精确安放假体并术中实时监测假体位置及肢体长度，并可术中实时调整，获得了满意的术后疗效，是目前全球范围内使用最广泛的机器人。在国内众多机器人公司中，目前 Arthrobot 机器人系统、"鸿鹄"骨科手术机器人、Visual Treatment Solution 可视化智能辅助系统、"锟铻"全骨科手术机器人、HURWA 机器人以及 Lancet RobPath THA，均已经在全国范围内用于 THA，呈现出百花齐放的态势。并相继有机器人在国外获得批准应用于临床，展现出走出国门、布局全球的趋势。目前，国产机器人辅助 THA 系统已被证实可达到与进口机器人相似甚至更高的操作精度，但其中远期疗效还需要大样本、多中心、长期随访的研究来进一步验证。

（二）临床疗效

越来越多的证据表明，无论是以前的主动机器人，还是当前使用的半主动机器人辅助 THA，均显著改善了假体植入精度。Bargar 等人发现，通过前后位 X 线片测量，65 名 RoboDoc 患者与 62 名传统 THA 对照患者相比，其假体匹配程度较传统 THA 更好[6]。Nishihara 等评估了术后 X 线片和 CT 图像，证明与手工技术相比，使用 RoboDoc 可以提供更好的植入物匹配和对齐，同时降低骨折风险[16]。类似的研究证实了机器人辅助 THA 的总体几何精度在 RoboDoc 和 CASPAR 系统之间是相似的；尸体实验表明，CASPAR 改善了股骨的准备和植入，将骨接触从人工的 60.1% 增加到辅助下的 93.2%[8]。同时，RoboDoc 被证明与更短的股骨假体一起使用是有效的。Lim 等人在一项尸体研究中发现，RoboDoc 可显著改善和提高前后对齐精度，并可实现短柄垂直固定，这表明机器人铣削可提高植入物的匹配度，降低骨折风险，保留更多

的骨量[17]。同样，MAKO 机器人也可以实现精确的股骨截骨。虽然不能进行股骨髓腔的处理，但系统可以检测股骨前倾，并进行实时矫正[15]。此外，大量的研究评估了 MAKO 改善髋臼假体放置的能力。基于 Lewinnek 安全区和随后的 Callanan 安全区的研究中，与手动组相比，使用 MAKO 将髋臼假体放置在 Lewinnek 和 Callanan 安全区内的可能性更高[18]。Domb 等人统计发现，MAKO 机械臂放置的髋臼杯更有可能落入 Lewinnek 和 Callanan 安全区内，分别为 100% 和 92%[19]。Illgen 等人对机器人辅助 THA 的一项研究也发现，使用 MAKO 放置的髋臼杯准确度提高了 71%，并降低了患者的脱位率[20]。Domb 等人对 1 980 个病例进行了回顾性分析，发现在计算机导航和机器人辅助 THA 将髋臼杯前倾角放入 Lewinnek 和 Callanan 安全区内的比例一致[21]。

恢复肢体长度是 THA 的一个重要挑战，是 THA 术后常见的问题之一，同时也是美国患者术后不满意及骨科医生被诉讼的最主要原因。Honl 等首次对 RoboDoc 进行前瞻性研究发现，与传统 THA（9.6±9.3 mm）相比，机器人辅助 THA 术后下肢长短差异（1.8±3.0 mm）显著降低[22]。Nakamura 等对 146 例 THA 研究发现，使用 RoboDoc 可显著减少术后下肢长短差异[23]。MAKO 机器人可以直接测量下肢长短的变化，Jerabek 等人的研究结果显示，在 MAKO 辅助下进行 THA 可以获得更理想的下肢长短和偏心距。Domb 等比较了人工髋关节置换术与 MAKO、透视引导下前路和后路人工髋关节置换术，发现机器人辅助 THA 显著降低了术后下肢长度的差异[21]。

减少术中失血可以缩短术后恢复和住院时间。Schulz 等[24]报道使用 RoboDoc 进行手术的早期数据显示术中出血量较多。然而，Bukowski 等[20]证明使用更现代的手术机器人系统，尽管手术时间较长，出血量却显著减少（374±133 mL vs. 423±186 mL）。Lim 等[17]在手术时间较长的

情况下发现，两个治疗组（机器人 1 010 cc 与常规 895 cc）之间的出血量没有显著差异，Chen 等[25]在他们的 meta 分析中也支持了这一观点。关于手术时间，Kumar 等[26]发现机器人 THA 的平均手术时间比常规手术时间长 19 分钟；而 Chen 等[25]发现在手术时间上无统计学差异。

机器人辅助 THA 应用于临床实践的学习曲线往往与时间和效率有关。Ng 等[27]描述了机器人辅助 THA 手术的学习曲线为 12～35 例。Redmond 等[28]证明，随着机器人辅助手术经验的增加，髋臼假体位置不良的风险显著降低，手术时间也缩短。Kamara 等[29]报告的学习周期更短，仅在 10 次机器人手术后就达到了熟练程度，Kayani 等[30]也重申了这一点，他们的学习曲线为 12 例。有趣的是，在一项对 120 名患者进行的前瞻性试验中，Kolodychuk 等[31]发现，使用机器人辅助技术降低了低年资外科医生的学习曲线，且与经验丰富的外科医生相比，前后入路 THA 的影像学结果和手术时间没有显著差异。

目前，对于机器人辅助 THA 的术后功能评分，不同的学者仍存在不同的观点。Bargar 等人使用 RoboDoc 的临床试验发现，在 1 年或 2 年的随访中，与传统手工 THA 组相比，Harris 髋关节（HHS）评分没有统计学上的显著差异[6]。而 Honl 等在 6 个月和 1 年随访时的 Mayo 评分和 HHS 评分均有明显改善；然而，在 2 年的随访中，这些差异没有统计学意义[22]。Bargar 等人发表了一项平均随访 14 年的长期研究。他们发现，与手动 THA 相比，RoboDoc 辅助 THA 的患者的 HHS 评分和健康状况问卷得分明显更高[32]。Perets 等人的随访显示，使用 MAKO 机器人的患者术后 2 年功能、疼痛和患者满意度评分等方面均获得了改善[33]；随后的一项比较 MAKO 和传统 THA 的研究也支持了这些发现。但是，Han 等人对 14 项临床试验进行了统计分析，其中 6 项研究评估了 HHS 评分、西安大略和麦克马斯特大学骨关节

炎 指 数（WOMAC）或 Merled' Aubigne 髋关节评分的功能结局，没有研究表明机器人辅助 THA 与传统 THA 在术后临床结果上有显著差异[25]。总体而言，可能有一些中期研究表明机器人辅助 THA 患者在术后 2～3 年的功能评分有所改善，但在长期随访时效果不明确。

机器人辅助 THA 的并发症也一直是外科医生关注的重点。主动式机器人的技术相关并发症是一大难题。既往的两项研究表明，与 RoboDoc 相关的技术并发症高达 18%[22, 24]。最近对 MAKO 的一项研究报告了 1.4% 的病例出现技术并发症[19]，这表明新型机器人系统的可靠性有明显的提高。然而，在学习曲线初期，骨盆定位器松动、髋臼注册失败、重复磨锉和髋臼杯植入困难等技术问题更频繁地发生，这提示术前训练与手术技术方面并发症显著相关[34]。虽然有一些研究报道了 RoboDoc 辅助 THA 术后脱位率与传统手术相当，甚至高于传统手术[23]。但是基于 MAKO 机器人的数据表明，与传统方法相比，

机器人辅助 THA 脱位率降低[20]。Bendich 等人进行的一项回顾性比较研究显示，THA 术后 1 年，需要翻修治疗脱位的患者显著降低[35]。Shaw 等人也有类似的发现，他们研究表明机器人辅助 THA 脱位率明显较低[36]。此外，有学者报道，46% 的传统 THA 髋关节脱位患者由于复发性髋关节不稳定而需要进一步行翻修手术，而机器人辅助 THA 后脱位患者均成功保守治疗。与此同时，机器人辅助 THA 有可能降低术中骨折的风险。Bargar 等人发现，与对照组相比，RoboDoc 组无股骨骨折，差异有统计学意义[17]。假体周围感染是灾难性的，在评估髋关节置换术的结果时，感染发生率是最重要的指标之一。Illgen 等[20] 发现机器人辅助和传统 THA 队列的感染率没有差异。Samuel 等[37] 在 2021 年的系统评价中也发现感染率没有显著差异。随着手术技术、导航和机器人技术的完善，机器人辅助 THA 并发症的风险可能会继续下降。

第二节　髋关节手术机器人操作流程和技巧

一、机器人辅助全髋关节置换术的适应证和禁忌证

（一）手术适应证及患者选择

目前，不存在显著解剖结构畸形的常规初次髋关节置换手术均可利用髋关节机器人辅助手术，如原发性髋关节骨关节炎、股骨头缺血性坏死、股骨颈骨折等患者。对于一些存在显著解剖畸形的复杂初次髋关节置换术，如强直性脊柱炎累及髋关节、髋关节强直或髋融合术失败者、Crowe Ⅲ 型及 Ⅳ 型先天性髋关节发育不良继发骨性关节炎患者髋关节置换，还包括髋关节翻修手

术，目前尚未常规应用，但是国内外一些单位已开始尝试将髋关节手术机器人应用于这些病例。本书第七章将详细介绍相关内容。

（二）手术禁忌证

目前认为，具有不适宜采用传统全髋关节置换手术的相对或绝对禁忌证患者，同样不适用于采用骨科手术机器人系统辅助全髋关节置换手术。对于一些复杂髋关节置换及髋关节翻修术，医生应依据经验、患者个体状况等具体情况选择是否使用机器人辅助。在准备使用机器人辅助髋关节置换术前，手术医生还应考虑下述情况。

（1）手术区域附近的金属物品会影响 CT 扫描的质量，进而影响手术规划的精度。

（2）伴有感染或近期感染的患者不适合手术。

（3）严重骨质疏松的患者会影响假体稳定性。

（4）过度肥胖患者［身体质量指数（BMI）>35］会增加手术难度。

（5）韧带结构缺失或不稳可能会影响术后关节稳定性。

（6）显著的畸形（如脊柱畸形、骶髂关节畸形、双侧发育严重失衡的骨盆、过度骨盆屈曲畸形等）对手术的影响需进一步评估。

（7）其他医生认为可能影响手术正常进行的因素。

二、MAKO 手术机器人辅助全髋关节置换术操作流程和技巧

MAKO 智能手术机器人系统使得医生可以在术前、术中有特异性地针对不同患者做假体的计划，调整假体的大小和位置，调整下肢力线与长度，术中在机械臂的控制下，使截骨和假体植入限制在术前计划的范围内，从而达到使手术更加精确的目的。

MAKO 智能骨科手术机器人系统型号为 RIO®。RIO® 主机由机械臂、导航模块、摄像立架组成。

（一）术前计划

进行 MAKO 全髋关节手术之前，每个患者都需要进行术前 CT 扫描。扫描必须遵循 MAKO THA CT 扫描方案进行（表 6-2-1 和表 6-2-2；图 6-2-1），包括：扫描范围上至髂前上棘以上，下至股骨远端关节线以下；对骨盆、双侧股骨近端及双侧膝关节，分段、不同间距进行扫描。骨盆＋股骨近端（股骨小转子以下 ≥ 18 cm）扫描间距为 0.5 ～ 1.0 mm，膝关节（膝关节线上方 10 cm 到膝关节线）扫描间距为 2.0 ～ 5.0 mm；轴向切片 1 ∶ 1 间距，使用螺旋扫描；图像分辨率 512×512 矩阵，图片必须是正方形，数据以 DICOM3 格式保存后载入机器人软件系统中进行三维重建。

表 6-2-1　MAKO THA CT 扫描方案（1）

	骨盆＋股骨近端	膝 关 节
间距	0.5 ～ 1.0 mm；无间隙 / 无重叠	2.0 ～ 5.0 mm
扫描野（FOV）	• 扫描整个双侧骨盆（包括内侧、外侧、前端、后端、上部） • 股骨小转子以下 ≥ 18 cm	• 扫描双侧股骨和胫骨之间的关节线 • 膝关节关节上方 10 cm（股骨侧）
轴向切片	1 ∶ 1 间距，使用螺旋扫描	1 ∶ 1 间距，使用螺旋扫描
图像分辨率	512×512 矩阵，图片必须是正方形	512×512 矩阵，图片必须是正方形
管电压	120 ～ 140 kV	120 ～ 140 kV
电流	200 ～ 250 mA	200 ～ 250 mA
数据导出	• 以 DICOM3 格式导出 • 所有图像存档在同一张光盘上	• 以 DICOM3 格式导出 • 所有图像存档在同一张光盘上
其他	完整骨扫描和数据重建	完整骨扫描和数据重建

表 6-2-2 MAKO THA CT 扫描方案（2）

切片间距（mm）	距离（mm）	切片数
0.500	180	360
0.625	180	288
0.750	180	240
0.875	180	206
1.000	180	180

注：扫描野（FOV）不能超过 500 mm。

（二）术前 / 术中规划

根据不同模式和视图，调整并优化手术计划（表 6-2-3）。

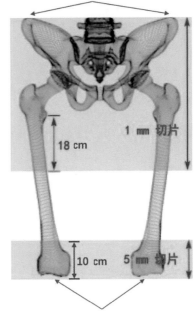

图 6-2-1 MAKO THA CT 扫描位置和特征

表 6-2-3 不同模式和视图下调整并优化手术计划

模 式		视 图	
	"Pre-Op Mode"（术前模式）在全盆骨、术侧和对侧股骨视图中显示术前髋关节长度和腿偏移差异		"Reaming View"（扩孔视图）显示盆骨三维模型，其中绿色区域表示计划髋臼杯假体和骨头的相交部分
	"Cup Plan Mode"（髋臼杯计划模式）显示带计划髋臼假体组件的盆骨		"CT View"（CT 视图）显示单切片解剖视图
	"Stem Plan Mode"（股骨柄计划模式）显示带计划柄假体组件的术侧和对侧股骨		"3D Slicer View"（3D 切片器视图）显示单切片剖视图，背景中含 3D 骨模型和（或）假体
	"Reduced Mode"（复位模式）显示全盆腔、术侧和对侧股骨，术侧股骨根据计划假体组件位置复位到髋杯		"X-ray View"（X 线视图）显示类似于 X 线根据患者 CT 数据构建的视图

1. 步骤 1：术前评估下肢长度和联合偏心距

"Pre-Op Mode"（术前模式）的目标在于明确双侧下肢长度和联合偏心距的差异（图 6-2-2）。

2. 步骤 2-1：髋臼杯计划——前倾角与外展角

"Cup Plan Mode"（髋臼杯计划模式）的目标是规划髋臼杯安装的前倾角与外展角，并确保髋臼杯有充足的骨覆盖，以便良好固定（图 6-2-3）。

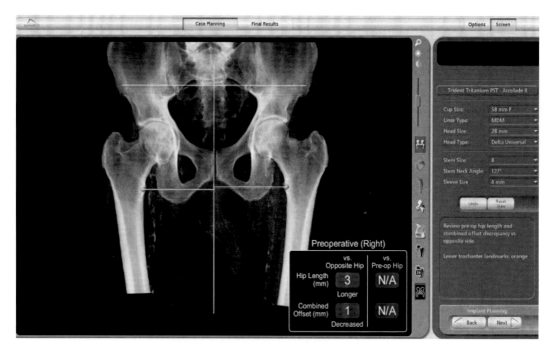

图 6-2-2　术前评估下肢长度和联合偏心距

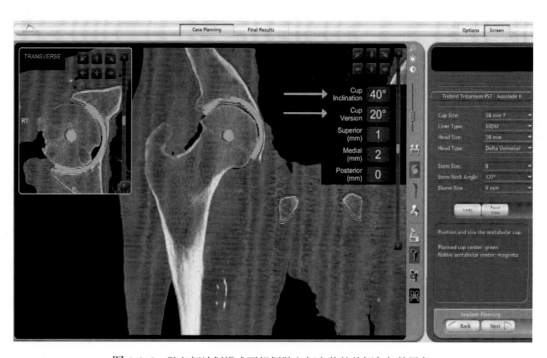

图 6-2-3　髋臼杯计划模式下规划髋臼杯安装的前倾角与外展角

3. 步骤 2-2：髋臼杯计划——旋转中心

"Cup Plan Mode"（髋臼杯计划模式）显示原髋臼旋转中心（COR，粉红色）和新计划髋臼杯旋转中心（COR，绿色）。原 COR 是基于 CT 扫描上髋臼关节面上采集的 10 个点的球形拟合（图 6-2-4）。

4. 步骤 2-3：髋臼杯计划——确定尺寸和调整

使用"Cup Plan Mode"（髋臼杯计划模式）窗口中的"Transverse View"（横断面视图）或"Coronal View"（冠状面视图）来确定假体的尺寸（图 6-2-5）。

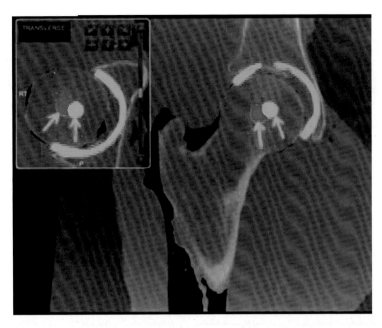

图 6-2-4 髋臼杯计划模式下确定旋转中心

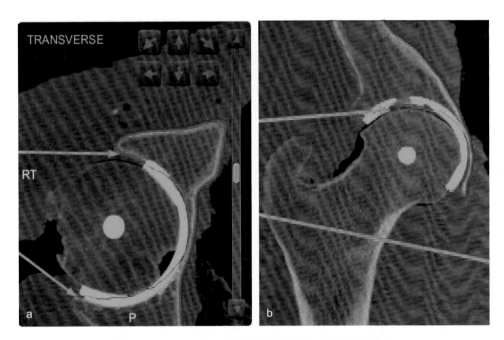

图 6-2-5 a、b.髋臼杯计划模式下确定和调整假体尺寸

5. 步骤 3：股骨柄计划——大小与前倾角

"Stem Plan Mode"（股骨柄计划模式）的目标是对股骨柄侧进行规划。绿色球（●）表示计划的髋臼杯旋转中心。蓝色球（●）表示选定的股骨头长度。红色球（●）表示原股骨头中心。使用"Coronal"（冠状面）和"X-Ray"（X线）视图确定股骨髓腔中股骨柄的尺寸（图 6-2-6）。

6. 步骤 4：假体复位计划评估

"Reduced Mode"（复位模式）的目标是为了审查下肢长度和偏心距，并对选择的假体进行调整。通过选择"X-ray View"（X线视图）图标，在其中查看"Reduced Mode"（复位模式），可以查看按照规划方案安装假体后预计术后 X 线表现（图 6-2-7）。

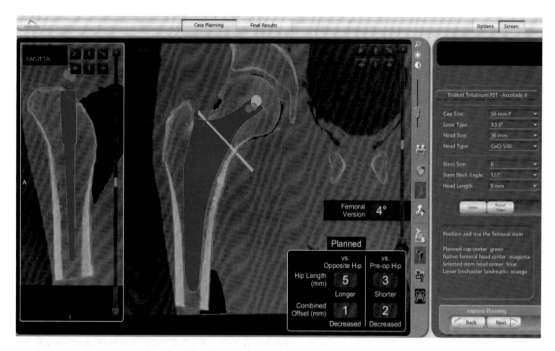

图 6-2-6　股骨柄计划模式下确定股骨柄假体尺寸和前倾角

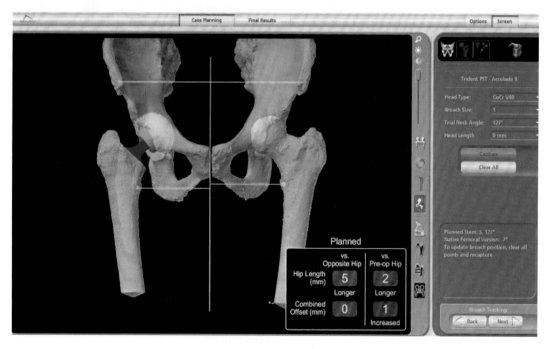

图 6-2-7　假体复位计划评估

"Hip Length"（下肢长度）和 "Combined Offset"（偏心距）值向手术医生反馈术侧计划后下肢长度、偏心距与术前及对侧的差异。

（三）手术技术

目前，MAKO 机器人 THA 手术可为术者提供 Express 和 Enhance 两种模式。Express 模式，即只在髋臼侧使用机器人辅助，在股骨一侧操作不使用机械臂，仅通过术前规划预知假体的型号大小。Enhance 模式可进行髋臼侧与股骨侧手术，但需要额外的步骤，通过一系列注册点进行股骨的注册。医生可以通过该模式引导股骨颈截骨、扩髓、调整股骨前倾角、纠正下肢长度差异、恢复联合偏心距等。目前国内多数术者选择高效简洁的 Express 模式。手术入路可选择后外侧入路与前侧入路，以下介绍后外侧入路 MAKO 全髋关节置换术。

1. 安置骨盆参考架、髌骨定位扣及髋臼标记钉

患者取侧卧位，切皮前首先在髂前上棘处用 3 枚螺钉牢靠安置骨盆参考架，在髌骨下缘中点处安置定位扣点，与股骨解剖轴对齐。然后，沿后外侧入路逐层显露髋关节，脱位髋关节前在大转子上安置定位标记钉，并用探针捕获股骨近端及髌骨上的定位点（图 6-2-8）。

脱位髋关节并进行股骨颈截骨，在髋臼上缘深部安置定位标记钉（图 6-2-9）。切除髋臼周缘影响定位的滑膜及盂唇后，在计算机引导下完成骨盆匹配与髋臼侧注册工作，若失败可重新注册直至通过。

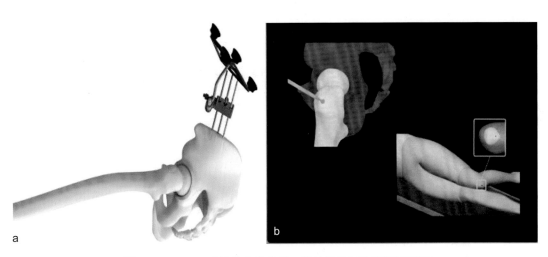

图 6-2-8　a、b. 安置骨盆参考架、髌骨定位扣及髋臼标记钉

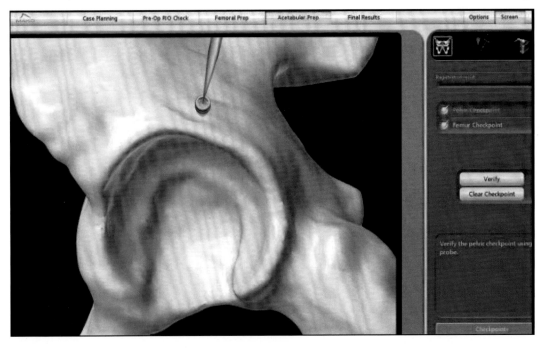

图 6-2-9　在髋臼上缘深部安置定位标记钉

2. 骨盆匹配

根据导航模块提示的标记点分别在髋臼后方、前方以及上方标记、匹配，以便确定骨盆方位（图6-2-10）。

3. 髋臼注册配准

根据导航模块提示的标记点分别在髋臼内

表面16个点、髋臼外缘表面16个点进行注册配准，确保探针头穿过软骨达到骨质面（图6-2-11）。注册结束后若多个区域注册点变成红色，手术医生应当重新注册髋臼。

4. 髋臼侧验证匹配

髋臼注册后，会生成6个体积较大的蓝色的

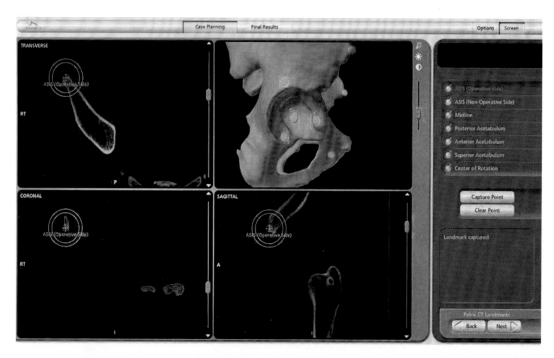

图6-2-10 骨盆匹配

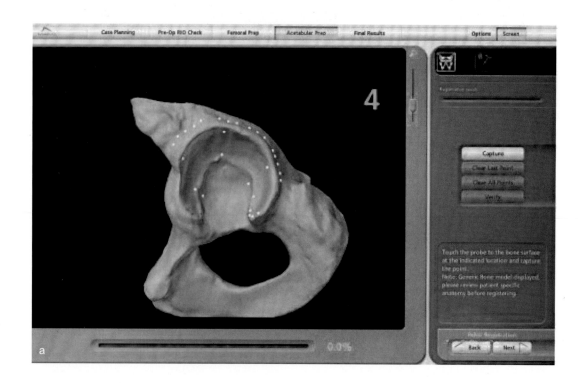

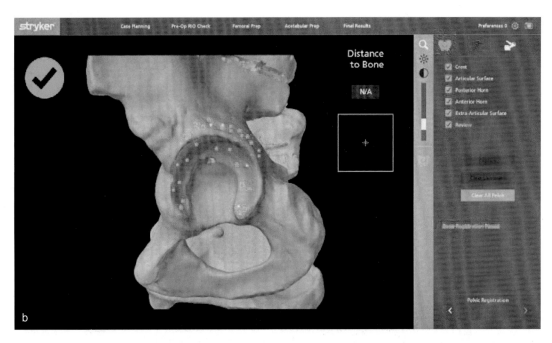

图 6-2-11　a、b.髋臼注册配准

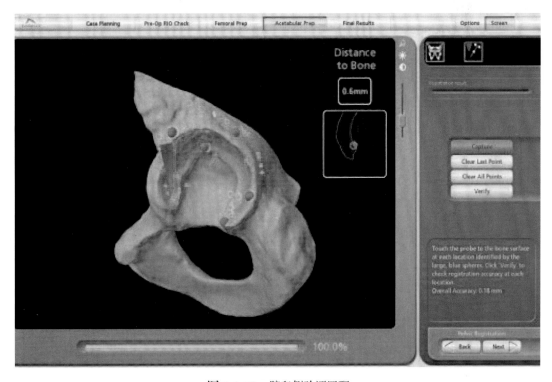

图 6-2-12　髋臼侧验证匹配

验证球。手术医生将探针放置在蓝色验证球上，以验证配准的准确性（图 6-2-12）。若误差小于 1 mm，蓝球将变成白色，表示配准准确。若该区域的配准误差大于 1 mm，该球将变成红色（表 6-2-4）。

5. 髋臼磨挫

磨锉之前再次确认术前规划的假体大小及位置。

在机械臂辅助下，按照术前规划方案进行髋臼磨锉（图 6-2-13），直到骨骼三维模型中绿

表 6-2-4　髋臼侧验证匹配

大 配 准 球		小 配 准 球	
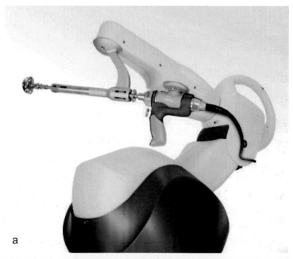	骨骼上必须验证配准的点		要采集的下一组点
	配准误差小于 1.0 mm		配准误差小于 0.5 mm
	配准误差小于 1.0 mm		配准误差在 0.5 ～ 1.5 mm
			配准误差大于 1.5 mm

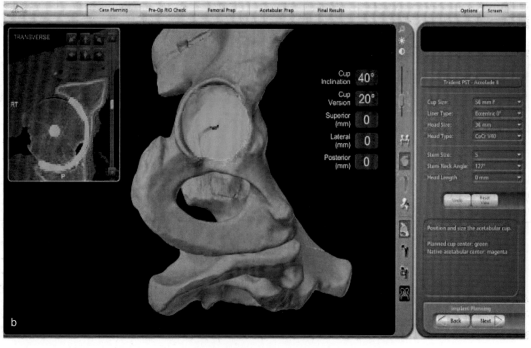

图 6-2-13　a、b. 髋臼磨挫

色部分磨锉至白色，并显示髋臼杯旋转中心的数字变成绿色，即上／下壁数值为 0 mm、深度为 0 mm 和前／后壁为 0 mm，这两种方法确认已达到计划的髋臼杯旋转中心。当手术医生磨锉超过计划 1 mm 以上时，骨骼模型将变成红色，磨锉超过立体定位边界 2 ～ 3 mm 时，髋

臼锉将自动关闭（图 6-2-14）。

6. 髋臼假体植入

将髋臼假体安装在机械臂的嵌入器上，并将机械臂调整至"Free Mode"（自由模式），以便髋臼假体在被拖拽至靠近髋臼过程中，机械臂可以不受限制地移动。当髋臼假体置于髋臼

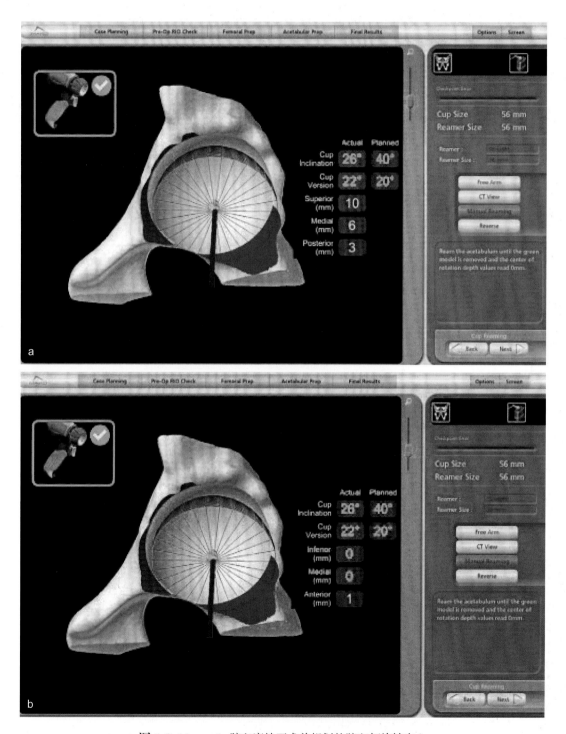

图 6-2-14　a、b. 髋臼磨挫至术前规划的髋臼杯旋转中心

中后，禁用 "Free Mode"（自由模式），而是启用立体定位边界。在机械臂自动调整至规划的前倾角度和外展角后，用锤子敲击嵌入器直至 "Distance Remaining"（剩余距离）显示的数值达到 0 ～ 1 mm（图 6-2-15）。

7. 检查髋臼假体植入位置

髋臼假体植入后，在 "Surgical Results"（手术结果）界面，通过探针触及髋臼杯金属边缘 5 个不同点来获得植入后的前倾角和外展角。检查结束后测试髋臼杯初始稳定性并安放高交联聚乙烯内衬（图 6-2-16）。

8. 股骨柄假体及球头植入

显露股骨近端，手工完成股骨侧开髓、扩髓及磨锉。髓腔磨锉至术前计划大小，安放试模柄及规划的试模头后复位人工关节，确认髋关节稳定性及活动度。通过股骨近端及髌骨标记点，检测下肢长度和髋关节偏心距，根据检测结果调整股骨柄大小、类型（普通柄、高偏心距柄）及球头，直至检测结果满意。取出试模并安装股骨假体及球头（图 6-2-17）。

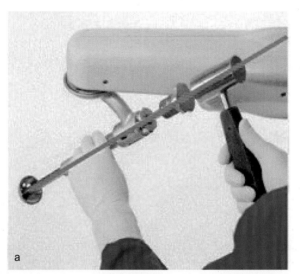

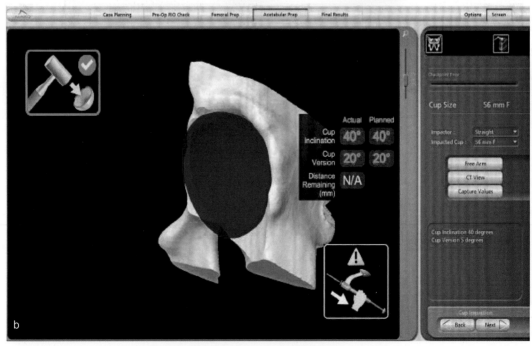

图 6-2-15　a、b. 髋臼假体植入

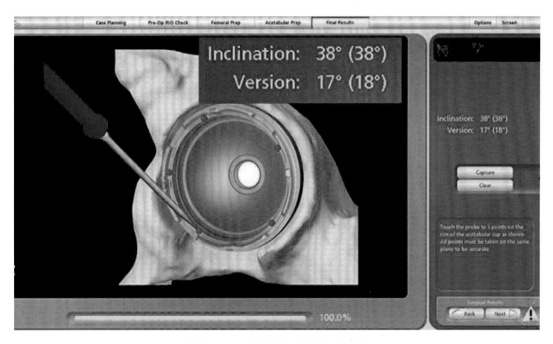

图 6-2-16　检查髋臼假体植入位置

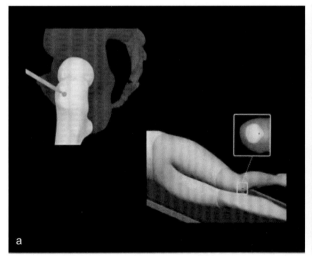
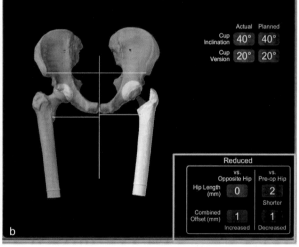

图 6-2-17　a、b. 股骨柄假体及球头植入

三、"鸿鹄"手术机器人辅助全髋关节置换术操作流程和技巧

（一）术前计划

首先对患者术侧下肢进行 CT 扫描，患者按照双腿略微分开并尽可能伸直、头朝前呈平卧位方式进行扫描，扫描范围从髋关节的髂骨到膝关节的胫骨，包括完整的髋关节和胫骨的上 1/3 部分，扫描分辨率和层厚小于 1 mm（图 6-2-18）。

CT 数据以 DICOM 格式保存后导入机器人软件系统，使用机器人手术规划软件针对患者 CT 进行个性化手术方案定制。首先，在 CT 中框选出患者的髋关节和膝关节部位，为后续髋关节三维重建准备数据。通过对髋关节部位进行图像语义分割和三维重建，患者的髋关节以三维的方式呈现给医生，医生可以以更清晰明了的方式使用 3D 视觉来观察患者的病变部位。随后，结

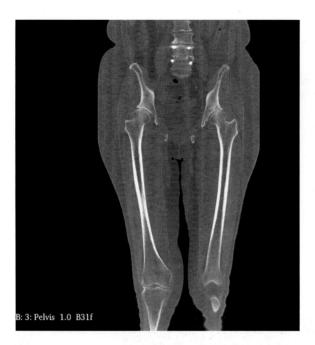

图 6-2-18　髋关节扫描范围

合三维模型和 CT 的三视图在三维空间中手动确定髋关节的解剖特征点位置，包括股骨头旋转中心点、髂前上棘、耻骨联合点、髋臼（术侧）后缘、髋臼（术侧）前缘、髋臼（术侧）上缘和髋臼（术侧）中心。机器人借助标记出的特征点对

患者的髋关节 CT 做校正处理。最后，医生通过比对三维模型与假体型号，分别确定磨骨量、假体大小和假体安装位置来完成术前规划。

术前规划主要包括：① 冠状面和矢状面对线；② 髋关节 CT 校正；③ 在髋关节三维视图中显示假体位置和对线；④ 髋关节评估磨骨量；⑤ 假体的旋转对线；⑥ 假体的尺寸和匹配度。术者可以不断地微调与修正，通过计算机反馈的数据，达到最优的假体安装位置，并预估髋臼窝的磨骨量，做出假体尺寸与衬垫厚度的正确选择。术前计划完成后，参数将在电脑中保存，并计算出磨骨的区域、范围并设定安全边界（图 6-2-19 和图 6-2-20）。

（二）手术步骤

1. 步骤 1：体位准备与切口

术中患者全麻可选取仰卧位直接前方入路或侧卧位后外侧入路，以手术床和患者手术部位为中心进行髋关节置换手术导航定位系统的粗摆放。后外侧入路时机器摆位为：机械臂台车在主刀对侧，机械臂台车中线与髋部大致对齐，与手术床

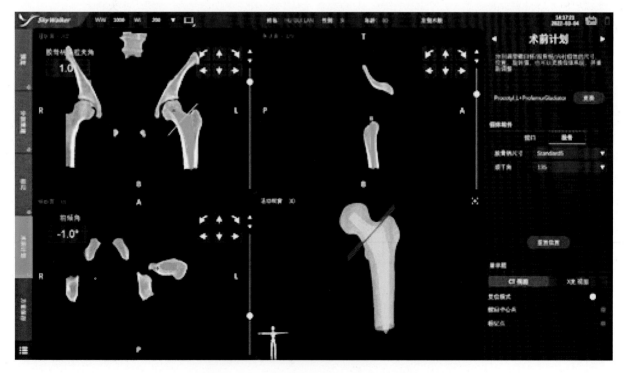

图 6-2-19　髋关节手术机器人假体规划评估

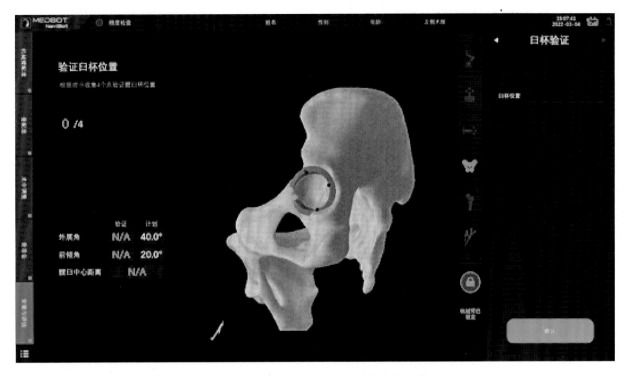

图 6-2-20　髋关节手术机器人术前规划评估

成 90° 左右的夹角，台车前端距手术床约 20 cm；光学追踪设备高约 2 m，位置大约在机械臂台车的床对侧，并在床头位置。直接前方入路时机器摆位为：机械臂台车在主刀医生同侧，机械臂台车中线与髋部大致对齐，与手术床成 90° 左右的夹角，台车前端距手术床约 20 cm；光学追踪设备高约 2 m，位置大约在机械臂台车的床对侧，并在床头位置。进行光学导航设备识别，基于其追踪范围和高精度区域做最后的精准摆位，确保所有靶标均位于光学追踪设备的最佳视野。

2. 步骤 2：安装骨靶标与注册

"鸿鹄"机器人系统包括 3 个部分：① 机械臂；② 可视化摄像头；③ 计算机系统。机械臂为 6 个自由度的关节组合形成。靶标安装分为快速工作流与常规工作流。

快速工作流无需安装股骨靶标，外科医生在患者骨盆上安装骨盆靶标，术前消毒前在膝关节髌骨下极贴标记贴。通过固定针安装导向器，用电钻将 2 ～ 3 根固定针分别打入同侧髂前上棘，并安装骨盆靶标。常规工作流无需安装标记贴，需安装股骨、骨盆靶标。骨盆靶标安装方法同

上。股骨靶标安装实是在切开皮肤，暴露股骨大转子后进行操作（图 6-2-21）。

机器人系统配置的显示器平面上，出现股骨头、髋注册区域，随后在导航系统引导下，使用尖头靶标笔点击设置在股骨头、髋上的注册点以完成患者骨骼所在空间与导航系统内图像空间

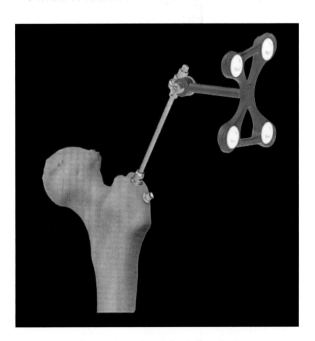

图 6-2-21　股骨靶标安装示意图

的配准。注册靶标的尖头要穿过软骨直达软骨下骨，以期减少软骨对注册准确性的影响，注册范围及注册信息通过机器人电脑屏幕显示，由主刀医生手持靶标严格按照电脑屏幕显示的注册点位置完成注册。

注册后，可能发生注册失败的可能，其中原因有如下两项，请仔细核对并重新注册。第一种原因为术前分割有误，如：① 手术计划中前景分割部分，要求分割的部分是髋，实际分割的是髋与股骨，会导致注册失败；② 分割结果表面存在过多空洞，会导致注册失败。解决方法是，重新启动术前规划过程，在分割过程中审核是否对目标前景过分割或者误分割。严格遵守目标部位的分割，指示分割哪一块区域就只分割该区域；边缘尽可能精确，特别是在注册点区域，尽可能平滑，不能出现孤点或蜂窝状表面，分割核对后重启注册。第二种原因为配点准误差太大。解决方法是，操作者需按照屏幕上的配准点的分布在患者上重新仔细选点。

3. 步骤3：磨骨与假体安装

注册完成后，术者可以根据术中患者实际情况进一步调整术前计划方案。在术中规划界面，术者可分别调整髋臼杯大小及髋臼杯连接杆的类型。

确认手术计划无误后，主刀医生使用半主动式机器人完成磨骨操作：根据手术计划，主刀医生保持动作踏板踩下状态，机械臂自动运行至指定位置。机械臂运动过程中，如主刀医生认为运动位置错误或遇到其他需要停止的情况，松开动作踏板，机械臂即停止运动，紧急情况下可按下紧急制动按钮。机械臂运动到位锁定后，此时可以安装电动工具，在机械臂引导下，术者一手扶末端工具，一手按下电动工具开关，在规划的方向进行磨骨。磨骨过程中，界面中显示计划磨骨的外展角、前倾角，和当前实时磨骨时的外展角、前倾角，以及与预定中心距的距离，包括空间3个方向的距离（注意：如果打磨过程中，机械臂末端执行器超出预期设定的安全保护空间，动力工具会停止工作，并给出警示）。

当完成髋臼磨骨后，移动机械臂至非手术磨骨区域，将髋臼挫更换为髋臼杯手柄，验证髋臼杯手柄及骨盆检查点。在此任务中，外科医生或无菌人员需使用探针进行相应的操作，来校验工具位置及骨盆检查点，验证是否发生移位。

术中根据手术需要，选择合适的髋臼杯大小、髋臼杯柄型（包括直型柄和偏心柄）。机械臂进行定位，按照规划角度（前倾角、外展角）及位置进行移动，直至规划位置。当前倾角、外展角、中心距调整到计划位置后，机械臂自动锁定，此时术者可敲击髋臼杯打击末端，直至臼杯完全进入髋臼，到达理想位置。安装好臼杯后，使用探针在臼杯的内缘棱上点4个点，踩脚踏确认，得到实际的髋臼杯位置，显示出髋臼杯的实际"外展角""前倾角""距离髋臼中心距离"，并可与术前计划对比（图6-2-22）。

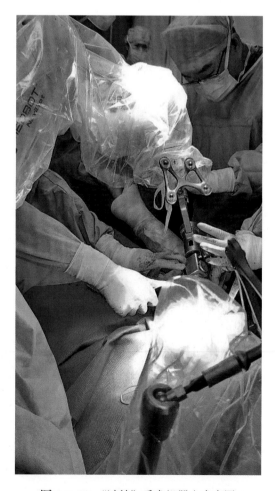

图6-2-22　"鸿鹄"手术机器人术中图

四、键嘉 Arthrobot 手术机器人辅助全髋关节置换术操作流程和技巧

（一）术前计划

进行骨盆及双下肢全长 CT 扫描，患者呈平卧位，扫描范围从双侧髂嵴到股骨远端关节线以下 10 cm，扫描层厚不超过 1 mm。数据以 DICOM 格式保存后传入机器人软件系统中，依据 CT 数据重建全下肢 3D 模型。随后在 3D 模型上确定手术所需解剖标志，包括髂前上棘、髋关节中心、耻骨联合中心、股骨头中心、股骨大转子、股骨小转子、股骨内外上髁等。完成解剖标志选择后，医生在 3D 模型上进行术前规划。术前规划的步骤包括：① 髋臼假体的前倾角及外展角、髋臼假体的位置、髋臼假体的尺寸及匹配度；② 股骨假体的角度及位置、股骨假体的尺寸及匹配度；③ 双下肢长度差；④ 联合偏心距。

术者可以根据术前 CT 重建的 3D 骨模型和假体模型匹配关系以及计算机反馈的参数，对假体的角度、位置以及尺寸进行微调和修正，以获得最佳的假体尺寸选择和安装位置（图 6-2-23）。术前规划完成后，参数将在规划文件中保存，并计算出髋臼打磨的区域、范围、安全边界，股骨截骨的位置以及手术相关的参数。

（二）手术步骤

1. 步骤 1：体位准备、切口暴露

机器人辅助髋关节置换手术对麻醉、体位准备与切口暴露的要求与传统手术相似。一般根据年龄、病情及具体情况而定，可采用腰椎麻醉、持续硬膜外阻滞麻醉或全身麻醉。不同入路对体位要求不同，前外侧入路与直接前方入路采取平卧位，后外侧入路和外侧入路采取侧卧位。

2. 步骤 2：设备摆放与机械臂注册

键嘉 Arthrobot 髋关节手术机器人包括 3 个部分：① 机械臂系统；② 光学定位系统；③ 导航控制系统（图 6-2-24）。

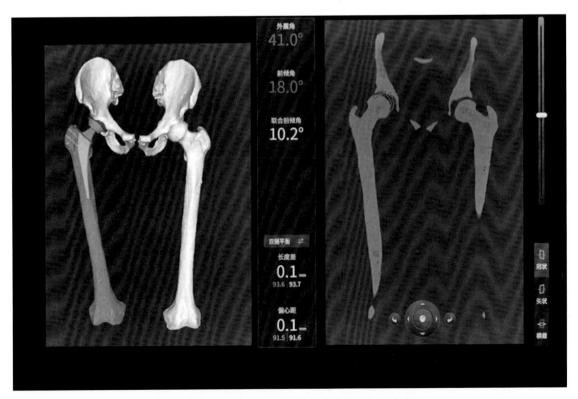

图 6-2-23　键嘉 Arthrobot 关节手术机器人术前规划

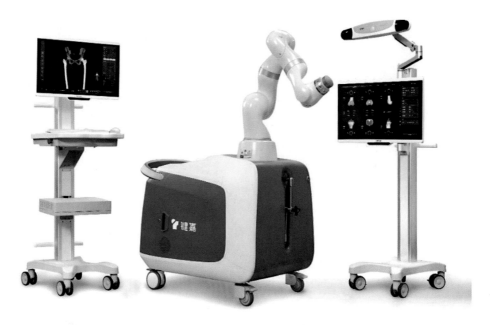

图 6-2-24   键嘉 Arthrobot 关节手术机器人

设备的摆放位置与患者的体位相关，光学定位系统摆放于患者头侧，机械臂系统摆放于患者腹侧（侧卧位）或术侧（仰卧位），导航控制系统摆放于偏头侧（图 6-2-25）。

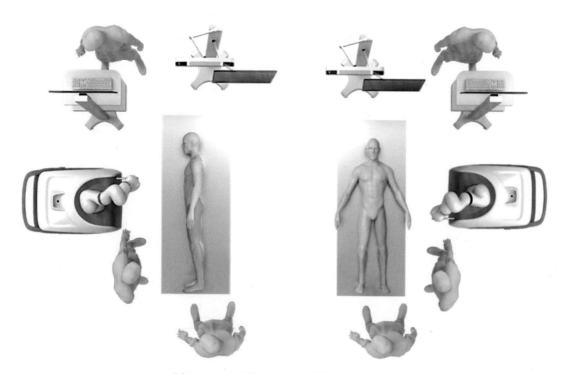

图 6-2-25   键嘉 Arthrobot 设备摆放示意图

确认设备摆放后，在机械臂系统和机械臂末端定位工具上安装追踪器（即阵列），同时调整追踪器位置使其位于双目相机视野范围内，由机械臂按照规划路径完成运动进行机械臂注册（图 6-2-26）。

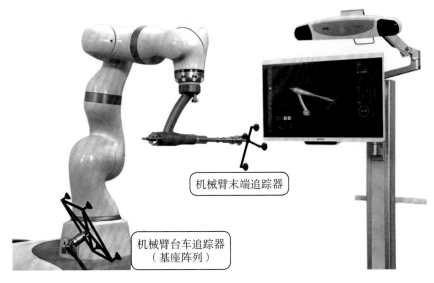

机械臂末端追踪器

机械臂台车追踪器
（基座阵列）

图 6-2-26 键嘉 Arthrobot 关节手术机器人机械臂注册

3. 步骤 3：股骨注册与股骨颈截骨

在术侧股骨中段进行股骨阵列的安装。确定阵列安装稳固后，根据导航软件的提示进行股骨的注册（图 6-2-27）。

使用探针在股骨头、股骨颈与大转子区域采集股骨注册点，以完成患者股骨与术前 3D 模型的配准。由于术前分割重建的患者 3D 模型为骨模型，在采集注册点的过程中，探针的尖头要穿过软骨直达软骨下骨，以减少软骨对注册准确性的影响。

完成股骨注册且验证通过后，可进入股骨颈截骨阶段，导航软件将显示规划股骨颈截骨面，术者可使用探针在股骨颈上标记规划所在截骨面位置，沿规划截骨面完成股骨颈截骨（图 6-2-28）。

4. 步骤 4：髋臼注册与髋臼磨锉

完成股骨颈截骨后，脱位髋关节充分暴露髋臼，在术侧髂嵴侧方进行骨盆阵列的安装。确定阵列安装稳固后，根据导航软件的提示进行髋臼的注册（图 6-2-29）。

使用探针在横韧带前后缘、髋臼底部、边缘以及耻骨支、坐骨支区域采集髋骨注册点。在采集过程中，探针尖端应穿过软骨直达软骨下骨以减少软骨对注册准确性的影响。

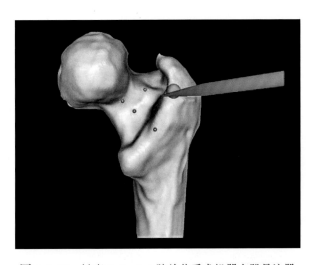

图 6-2-27 键嘉 Arthrobot 髋关节手术机器人股骨注册

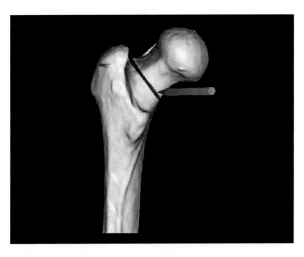

图 6-2-28 键嘉 Arthrobot 髋关节手术机器人股骨颈截骨

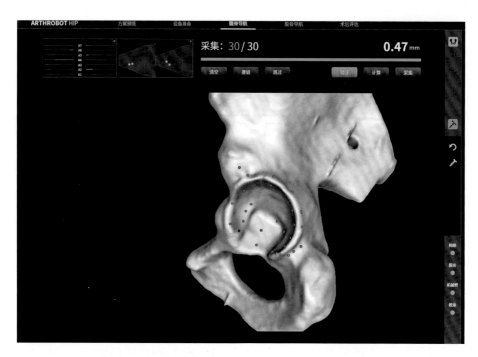

图 6-2-29 键嘉 Arthrobot 髋关节手术机器人髋骨注册

完成髋臼注册且验证通过后，进行髋臼磨锉。

根据规划确定的髋臼磨锉方案，在机械臂末端安装髋臼锉手柄、方案对应的髋臼锉和动力，随后由术者牵引机械臂，根据需要通过定线、定点等机械臂运动方式完成髋臼磨锉操作（图6-2-30）。软件界面上将实时显示髋臼与锉的相对位置和磨锉情况，在骨盆三维模型上绿色表示规划磨锉的区域，白色表示磨锉完成的区域，红色表示超出规划磨锉区域（图 6-2-31）。在髋臼磨锉过程中，机械臂提供基于力的虚拟边界控制（即安全墙）以限制磨锉深度。安全墙深度与假体安装深度相同，确保髋臼磨锉深度不超过假体安装深度。

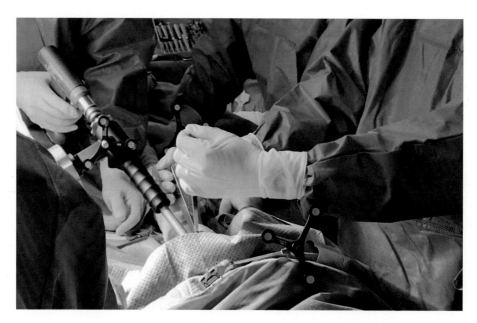

图 6-2-30 键嘉 Arthrobot 髋关节手术机器人术中髋臼磨锉

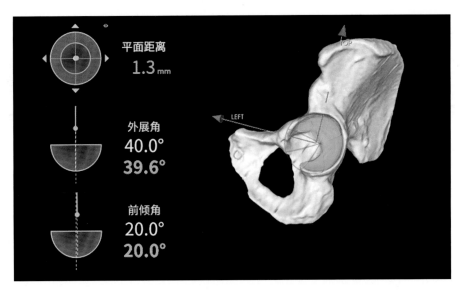

图 6-2-31　键嘉 Arthrobot 髋关节手术机器人导航软件髋臼打磨界面

5. 步骤 5：髋臼杯安装与验证

确认髋臼磨锉完成后，可进行髋臼杯的安装。将髋臼锉手柄更换为髋臼打击器，并安装髋臼杯。用导航软件控制机械臂主动调整至规划的安装角度及位置并固定后，主刀医生在机械臂定线模式下推动髋关节末端工具，并同时敲击髋臼杯打击器将髋臼杯打入至规划深度（图 6-2-32）。

安装完髋臼杯后可在髋臼杯边缘寻一圆环平面，用探针在此圆环平面内采集两两相对的三组点以验证髋臼杯的安装角度。

6. 步骤 6：股骨柄安装与安装后评估

完成髋臼侧假体的安装后，采用常规方法进行股骨侧假体的安装。使用盒型骨凿清除股骨颈外侧和大粗隆内侧的残留骨质，并利用远端髓腔锉进行扩髓，逐步增大髓腔锉的型号。进一步使用近端锉清除股骨颈内侧残留的骨松质。逐步增大近端锉型号，直至近端锉可以完全填充股骨近端。安装股骨头试模，并复位髋关节。可根据需要结合导航软件的术后评估功能，判断髋关节活动度、软组织张力以及髋关节稳定性是否合适。确认完毕后，将髋关节进行脱位，并植入大小合适的股骨假体，复位髋关节。拆除所有阵列，冲洗并关闭切口。

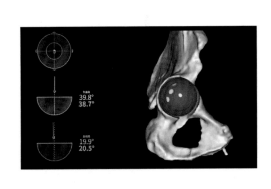

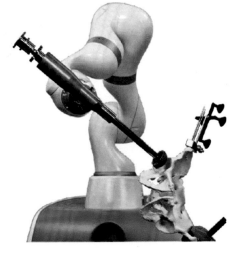

图 6-2-32　键嘉 Arthrobot 髋关节手术机器人导航软件髋臼杯安装

第三节　机器人辅助全髋关节置换术存在的问题及展望

　　成本无疑是机器人技术推广需要考虑的问题。机器人技术有高昂的前期成本，包括机器人系统、术前规划成本、一次性耗材和术前影像学的费用。首次推出时，RoboDoc 系统的购置价格在 63.5 万～ 150 万美元，年维护费在 4 万～ 15 万美元，这些是手术机器人在推广与应用过程中所面临的经济成本。机器人手术的收费根据所需假体和每个病例所需的一次性耗材决定。单是一次性耗材的成本就从 750 ～ 1 300 美元不等。此外，主动和半主动系统都需要术前进行 CT 扫描，每次扫描额外花费 260 美元左右，每个系统之间可能会存在一定差异[10]。随着国家集中带量采购及国内机器人市场规模的日益扩大，国内应用机器人的前期成本可能会日益降低。随着时间的推移，减少并发症和再手术率可以抵消沉重的前期成本。此外，当纳入 90 天的社会资源消耗、医院住院时间和康复相关的成本时，Pierce 等人研究显示，由于术后对康复和家庭护理的要求较低，机器人辅助 THA 比传统 THA 平均减少 785 美元费用[38]。Maldonado 等人基于美国医疗保健系统的数据发现，机器人辅助 THA 对医疗保险和私人保险的患者都具有成本效益，他们评估了五年内与感染、脱位等主要并发症和翻修相关的费用，发现机器人辅助 THA 为医疗保险节省了 945 美元，为私人保险的患者节省了 1 810 美元[39]。如果机器人辅助 THA 系统能够降低医院的整体住院时间和并发症，并延长植入物的使用寿命，那么机器人辅助 THA 的实施是可行的，但是这仍然需要长期大批量的数据支撑。

　　新技术的使用前期必然会增加手术时间，最初的研究表明使用 RoboDoc 进行 THA 的患者的手术时间明显更长，平均为 258 分钟，而对照组为 134 分钟；并且前者出血量更大[6]。在 Honl 等人后来的研究中，RoboDoc 手术的平均手术时间为 107 分钟，仍然明显长于对照患者的 82 分钟[22]。在比较机器人辅助和人工髋臼杯植入的研究中，Domb 等人发现 MAKO 手术的平均时间为 110 分钟，高于对照组的 102 分钟，差异具有显著性（P=0.08）[19]。手术时间的差异很大程度上可以归因于外科医生的习惯以及使用机器人系统的学习曲线。Redmond 等人分析了由一名外科医生进行的前 105 例机器人辅助 THA，发现随着经验的积累，髋臼杯植入出现失误的次数和手术时间都显著减少[28]。随着外科医生对机器人系统的熟练程度的提高，手术时间和相关并发症（如失血和感染）的问题可能减少。在一项对 120 名患者进行的前瞻性临床试验中，Kolodychuk 等人发现，使用机器人辅助技术缩短了年轻医生的学习曲线，并且与经验丰富的外科医生相比，术后放射学结果和手术时间没有显著差异[31]。

　　精准的股骨和髋臼假体定位降低了脱位和翻修的风险。机器人系统可以使经验不足的外科医生获得更高的准确性。此外，手术机器人系统还可以克服世界范围内肥胖率逐渐上升的患者队列所带来的术中植入物定位困难。然而，目前还没有针对肥胖患者的研究评估结果[40]。鉴于传统 THA 已经具有较高的满意度和长期随访的证据，且精准假体植入的真正长期获益在几十年后才会显现，因此需要进一步的长期研究来证明机器人辅助 THA 是否能通过恢复理想髋关节生物力学获得更好的临床疗效。

目前，大多数的髋关节机器人系统通常需要术前 CT 影像学检查作为数据基础，使用虚拟现实（virtual reality, VR）技术，在电脑中建立一个虚拟的坐标系并运用相关定位仪进行实时追踪，以此反映手术中术者及其器械与病变组织的相对位置关系。但 CT 检查增加患者费用，且辐射剂量高。目前，髋关节机器人术中普遍采用的光学定位即红外定位法，需在注册前放置注册定位架，但无论如何设计，定位架在术中总有一定概率发生碰撞、移动，影响手术准确性，术者及助手在进行手术操作时难免会造成红外定位遮挡，影响术中实时追踪。同时，目前髋关节机器人行关节置换手术主要处理髋臼侧，强烈的髋臼锉震动可能导致骨盆微动，影响磨锉精确性。除此之外，目前的各类髋关节机器人体积较大，占用助手位置，增加一些病例的暴露困难。

总体而言，机器人辅助 THA 可以提供髋臼杯的个性化规划和定位，提高早期功能结果，改善假体植入精度。未来机器人辅助 THA 将更加个性化。脊柱骨盆的活动体现了脊柱、骨盆和髋关节之间动态且复杂的生物力学相互作用。脊柱的退行性疾病以及既往脊柱融合均会影响脊柱-骨盆的活动。在老年人群中，退行性肌骨疾病有所增加，伴有退行性脊柱和髋关节病理状况的患者也有所增加。为了防止 THA 术后的并发症，术前重点关注脊柱-骨盆活动情况与假体植入之间的相互作用非常重要。目前，有充分证据表明，即使髋臼假体放置在传统的"安全区域"内，也存在脱位的可能性。脊柱-骨盆异常患者在 THA 术后脱位患者中占据非常高的比例（75% ~ 92%）。外科医生应该考虑脊柱-骨盆生物力学改变以确定个性化髋臼杯植入角度，以降低脱位发生率。未来机器人的发展也应纳入脊柱-骨盆活动度，并结合髋关节假体植入位置，实现个性化定位，在术中实时反馈调整手术规划，实现手术目标，减少术后脱位风险。

同时，机器人系统将更加智能化，开源系统将拓展单个机器人系统的用途，针对医生习惯选择不同类型假体，并且将出现更适合国人解剖特点的植入方案，从智能化程度上减轻医生劳动强度，进一步减少手术时间及术中并发症，充分发挥机器人辅助 THA 的手术价值。

机器人技术将更进一步与加速康复外科（ERAS）有机融合，充分发挥其缩短住院时间、减少恢复时间、加快功能恢复、减少相关并发症和降低死亡率的优势。结合机器人个性化方案定制，对于存在异常情况和显著合并症的患者，优化设计手术方案及围术期处理，实现机器人辅助 THA 效益最大化。

综上，机器人辅助 THA 目前正如火如荼地发展，国产机器人也紧跟时代潮流，但现阶段仍存在一些问题需要改进及探索，以辅助医生应对不同患者的不同临床疾病。此外，在应用中需进行不断的优化，以研制出更适合中国患者解剖特点、更适合中国医生操作习惯的国产化设备，结合 ERAS 最大限度发挥机器人辅助 THA 的优势，并进一步压缩机器人的成本和价格，做到更加个性化、智能化、普惠化。

参 考 文 献

[1]　EYNON-LEWIS N J, FERRY D, PEARSE M F. Themistocles gluck: an unrecognised genius[J]. BMJ, 1992, 305(6868): 1534-1536.

[2]　JUDET R. Resection-reconstruction of the hip in inveterate congenital dislocation in adults[J]. Mem Acad Chir (Paris), 1950, 76(10-11): 356-357.

[3]　CHARNLEY J. The classic: the bonding of prostheses to bone by cement[J]. Clin Orthop Relat Res, 2010, 468(12): 3149-3159.

[4]　ENGH C A, et al. Porous-coated total hip replacement[J]. Clin Orthop Relat Res, 1994, (298): 89-96.

[5] BARGAR W L. Shape the implant to the patient. A rationale for the use of custom-fit cementless total hip implants[J]. Clin Orthop Relat Res, 1989, (249): 73-78.

[6] BARGAR W L, BAUER A, BÖRNER M. Primary and revision total hip replacement using the Robodoc system[J]. Clin Orthop Relat Res, 1998, (354): 82-91.

[7] SUBRAMANIAN P, et al. A review of the evolution of robotic-assisted total hip arthroplasty[J]. Hip Int, 2019, 29(3): 232-238.

[8] PAUL A. Surgical robot in endoprosthetics. How CASPAR assists on the hip[J]. MMW Fortschr Med, 1999, 141(33): 18.

[9] POTT P P, SCHARF H P, SCHWARZ M L. Today's state of the art in surgical robotics[J]. Comput Aided Surg, 2005, 10(2): 101-132.

[10] ST MART J P, GOH E L, SHAH Z. Robotics in total hip arthroplasty: a review of the evolution, application and evidence base[J]. EFORT Open Rev, 2020, 5(12): 866-873.

[11] TROCCAZ J, PESHKIN M, DAVIES B. Guiding systems for computer-assisted surgery: introducing synergistic devices and discussing the different approaches[J]. Med Image Anal, 1998, 2(2): 101-119.

[12] 何宜蓁, 耿霄, 田华. 机器人辅助髋膝关节置换术的应用现状及趋势分析 [J]. 中华骨与关节外科杂志, 2023, 16 (04): 378-384.

[13] WU L D, HAHNE H J, HASSENPFLUG J. The dimensional accuracy of preparation of femoral cavity in cementless total hip arthroplasty[J]. J Zhejiang Univ Sci, 2004, 5(10): 1270-1278.

[14] JACOFSKY D J, ALLEN M. Robotics in arthroplasty: a comprehensive review[J]. J Arthroplasty, 2016, 31(10): 2353-2363.

[15] PERETS I, et al. Current topics in robotic-assisted total hip arthroplasty: a review[J]. Hip Int, 2020, 30(2): 118-124.

[16] NISHIHARA S, et al. Comparison between hand rasping and robotic milling for stem implantation in cementless total hip arthroplasty[J]. J Arthroplasty, 2006, 21(7): 957-966.

[17] LIM S J, et al. Comparison of manual rasping and robotic milling for short metaphyseal-fitting stem implantation in total hip arthroplasty: a cadaveric study[J]. Comput Aided Surg, 2013, 18(1-2): 33-40.

[18] BARRACK R L, et al. Accuracy of acetabular component position in hip arthroplasty[J]. J Bone Joint Surg Am, 2013, 95(19): 1760-1768.

[19] DOMB B G, et al. Comparison of robotic-assisted and conventional acetabular cup placement in THA: a matched-pair controlled study[J]. Clin Orthop Relat Res, 2014, 472(1): 329-336.

[20] ILLGEN R L N, et al. Robotic-assisted total hip arthroplasty: outcomes at minimum two-year follow-up[J]. Surg Technol Int, 2017, 30: 365-372.

[21] DOMB B G, et al. Accuracy of component positioning in 1980 total hip arthroplasties: a comparative analysis by surgical technique and mode of guidance[J]. J Arthroplasty, 2015, 30(12): 2208-2218.

[22] HONL M, et al. Comparison of robotic-assisted and manual implantation of a primary total hip replacement. A prospective study[J]. J Bone Joint Surg Am, 2003, 85(8): 1470-1478.

[23] NAKAMURA N, et al. A comparison between robotic-assisted and manual implantation of cementless total hip arthroplasty[J]. Clin Orthop Relat Res, 2010, 468(4): 1072-1081.

[24] SCHULZ A P, et al. Results of total hip replacement using the Robodoc surgical assistant system: clinical outcome and evaluation of complications for 97 procedures[J]. Int J Med Robot, 2007, 3(4): 301-306.

[25] HAN P F, et al. Robotics-assisted versus conventional manual approaches for total hip arthroplasty: a systematic review and meta-analysis of comparative studies[J]. Int J Med Robot, 2019, 15(3): e1990.

[26] KUMAR V, et al. Does robotic-assisted surgery improve outcomes of total hip arthroplasty compared to manual technique? A protocol for systematic review and meta-analysis[J]. Postgraduate Medical Journal, 2023, 99(1171): 375-383.

[27] NG N, et al. Robotic arm-assisted versus manual total hip arthroplasty : a systematic review and meta-analysis[J]. Bone Joint J, 2021, 103-b(6): 1009-1020.

[28] REDMOND J M, et al., The learning curve associated with robotic-assisted total hip arthroplasty[J]. J Arthroplasty, 2015, 30(1): 50-54.

[29] KAMARA E, et al. Adoption of robotic vs fluoroscopic guidance in total hip arthroplasty: is acetabular positioning improved in the learning curve?[J]. Journal of Arthroplasty, 2017, 32(1): 125-130.

[30] KAYANI B, et al. The learning curve of robotic-arm assisted acetabular cup positioning during total hip arthroplasty[J].

Hip Int, 2021, 31(3): 311–319.

[31] KOLODYCHUK N, et al. Can robotic technology mitigate the learning curve of total hip arthroplasty?[J]. Bone Jt Open, 2021, 2(6): 365–370.

[32] BARGAR W L, et al. Fourteen year follow-up of randomized clinical trials of active robotic-assisted total hip arthroplasty[J]. J Arthroplasty, 2018, 33(3): 810–814.

[33] PERETS I, et al. Robot-assisted total hip arthroplasty: clinical outcomes and complication rate[J]. Int J Med Robot, 2018, 14(4): e1912.

[34] KONG X, et al. A retrospective study comparing a single surgeon's experience on manual versus robot-assisted total hip arthroplasty after the learning curve of the latter procedure — a cohort study[J]. Int J Surg, 2020, 77: 174–180.

[35] LIN T J, et al. A comparison of radiographic outcomes after total hip arthroplasty between the posterior approach and direct anterior approach with intraoperative fluoroscopy[J]. J Arthroplasty, 2017, 32(2): 616–623.

[36] SHAW J H, et al. Comparison of postoperative instability and acetabular cup positioning in robotic-assisted versus traditional total hip arthroplasty[J]. J Arthroplasty, 2022, 37(8s): s881–s889.

[37] SAMUEL L T, et al. Comparing early and mid-term outcomes between robotic-arm assisted and manual total hip arthroplasty: a systematic review[J]. Journal of Robotic Surgery, 2022, 16(4): 735–748.

[38] PIERCE J, et al. Robotic-assisted total hip arthroplasty: an economic analysis[J]. J Comp Eff Res, 2021, 10(16): 1225–1234.

[39] MALDONADO D R, et al. Robotic arm-assisted total hip arthroplasty is more cost-effective than manual total hip arthroplasty: a Markov model analysis[J]. J Am Acad Orthop Surg, 2021, 29(4): e168–e177.

[40] BULLOCK E K C, et al. Robotics in total hip arthroplasty: current concepts[J]. J Clin Med, 2022, 11(22).

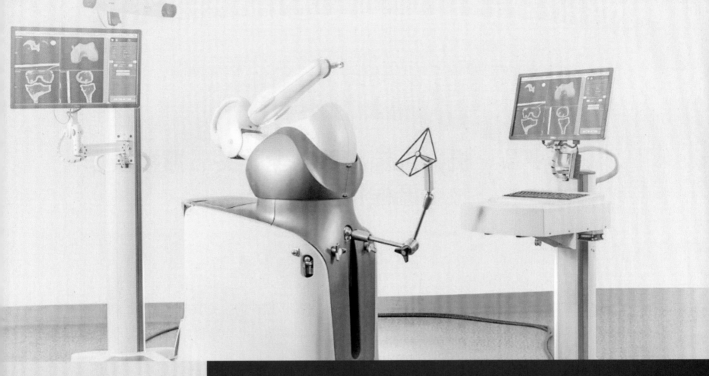

第七章

机器人在复杂全髋关节置换中的使用

第一节　机器人辅助复杂全髋关节置换操作流程和手术技巧

虽然人工全髋关节置换术（THA）已经成为外科领域最成功的手术之一，但临床中仍有一些较为复杂的病例，包括：髋关节解剖异常（如发育性髋关节发育不良、扁平髋、髋臼内陷等），髋关节活动明显受限（如强直性脊柱炎、类风湿关节炎导致的髋关节强直甚至融合等），既往有髋关节手术史（如髋臼骨折内固定术后、髋臼截骨矫形术后等）等患者。对这类患者实施 THA 存在技术难度较大、术后并发症发生率较高、术后关节功能恢复不理想等诸多问题。当然，THA 的术后结果不仅取决于患者自身原因，也取决于手术技术，如假体位置的准确性，特别是髋臼杯的位置。如果臼杯外展角、前倾角和髋关节中心未能重建到合适位置，就可能导致 THA 术后多种并发症发生，包括脱位、撞击、术后活动范围（ROM）减少等[1-3]。

近年来，机器人辅助关节置换技术在临床上使用越来越多。研究报道，使用机器人辅助髋关节置换手术可以取得良好的手术效果[4]，如髋臼假体的外展角及前倾角更为准确，处于安全范围内的比例更高，下肢长度和偏心距恢复更好[5]等。与传统手术相比，机器人辅助 THA 可以提高手术精准度，降低假体位置的变异风险，减少软组织创伤，取得更好的影像学结果和功能结果[6]。但是，机器人辅助复杂髋关节置换报道相对较少。

一、机器人辅助融合髋关节的全髋关节置换术操作流程和手术技巧

类风湿关节炎、炎症性关节炎和强直性脊柱炎均可累及髋关节，造成关节纤维强直甚至骨性融合。融合的髋关节会给患者带来诸多问题，如步态异常、行走缓慢和相邻关节应力增加，并累及腰椎、同侧膝关节和对侧髋关节等[7]。THA 是恢复这类患者髋关节活动能力和改善其生活质量的有效方法。然而，这种手术对外科医生来说存在一定的挑战[8,9]。其主要困难在于原发疾病引发的髋关节解剖结构异常，会使术中关节难以脱位而导致显露困难。另外，术中难以正确识别真正的髋臼，常常造成髋臼杯放置的位置及角度不佳。加之术中患者体位摆放存在困难，也容易导致术中髋臼杯位置不当。一旦出现髋臼杯位置、角度异常，就可能增加 THA 术后脱位和聚乙烯加速磨损的风险[10]，甚至出现较为严重的并发症，比如骨盆连续性中断、大粗隆骨折以及术后坐骨神经、腓总神经麻痹等。Richards 等[11] 报告 26 例此类患者行 THA 术后总并发症发生率为 54%，其中 5 例感染，4 例关节脱位，3 例髋臼假体无菌性松动，1 例髋臼周围骨溶解，1 例肺栓塞。

机器人辅助 THA 在精确放置假体方面显示出了良好的结果。Domb 等[12] 的 100 例患者的病例对照研究表明，机器人辅助手术髋臼假体放置在 Lewinnek 安全区的概率更高。Kamara 等[13] 比较了机器人辅助与传统 THA 术后的影像学结果，同样发现机器人辅助 THA 达到目标外展角（30°～50°）和前倾角（10°～30°）的概率明显更高。对于已经发生融合的髋关节，机器人辅助 THA 可以实现准确的术前三维规划、精确的髋臼扩孔、精确的假体放置和术中实时验证等，使手术获得安全、可靠的结果。具体操作如下。

1. 术前 CT 重建和分割

术前需要在机器人系统中构建患者个性化的手术计划。先将患者双髋和双膝关节的薄层 CT 扫描图像导入机器人系统。融合髋的 CT 分割不同于常规标准机器人辅助的手术技术。当使用标准技术分割骨盆时，骨盆与股骨本身是分离的，在机器人系统中它们被分别登记为两个独立的骨骼。在已经融合的髋关节中，骨盆和股骨被认为是一个完整的骨骼，在分割过程中不需要将其分

离。这种新的重建和分割方法需要在股骨颈截骨前就对骨盆进行注册（图 7-1-1）。

2. 术前计划

在 CT 扫描中找到一些解剖标志。例如，利用股骨头凹和由脂肪填充的马蹄窝来寻找髋臼底部，也可以利用髋臼横韧带和钙化不全的关节间隙来识别髋臼壁。基于这些标志，就能够规划髋臼杯的大小和深度。所有髋臼杯在初始术前计划中设置为外展角 40° 和前倾角 20°（图 7-1-2）。

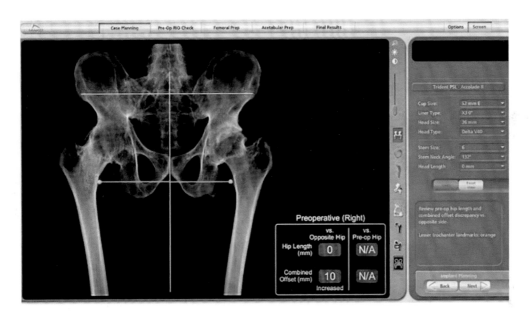

图 7-1-1　术前机器人系统中骨盆的三维模型的构建

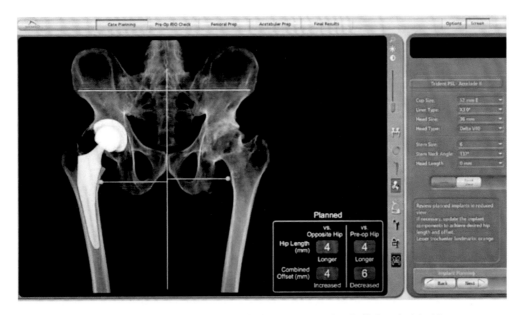

图 7-1-2　机器人系统的术前手术计划：股骨、髋臼假体位置角度规划

3. 术前准备和入路

患者取侧卧位，稳定固定骨盆。与传统手术相比，机器人辅助手术对于骨盆固定要求并不严格。在整个手术过程中，手术台可以适度倾斜，以便从大转子后方更好地显露髋关节。消毒铺单前，将心电图电极片固定在髌骨表面皮肤上，作为一个可重复的股骨检查点。切开皮肤前，在髂骨嵴打入 2 ～ 3 枚带螺纹固定针来固定骨盆靶标。常规采用标准后外侧入路。注意，显露大粗隆外侧壁，并安装定位钉，利于术中测量下肢长度和偏心距。

4. 骨盆原位注册

在实施截骨前先行原位注册，即将髋臼与股骨头颈部作为一个整体实施注册。理论上，前三个标记点应位于髋臼后方、前方及上方，且应尽可能准确，以确保与虚拟模型进行正确的旋转匹配。随后的 32 个注册点应尽可能广泛地分布在髂骨、股骨颈和坐骨上，取点应在骨表面。然后以 8 个验证点来确认旋转；在此期间，外科医生可以将靶标放置于髂前下棘上以验证旋转。具体操作为：去除髋臼后壁部分软组织，在髋臼后壁和大转子周围骨面取前三个标记点进行虚拟注册。融合髋术中，这三个标记点可以改为髋臼后方、大转子部位以及股骨颈-骨盆交界处。然后，根据机器人系统的提示和说明，完成骨盆注册（图 7-1-3）。注册点应选择在操作区域内，同时尽可能做到彼此远离的位置，因为这些初始

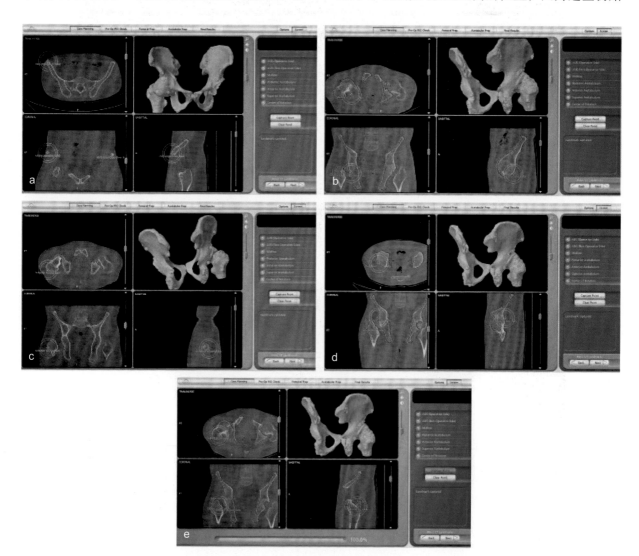

图 7-1-3　术前骨盆标记点在机器人系统中的定位图。a. 髂前上棘（蓝点）。b. 髋臼后部（蓝点）。c. 髋臼（蓝点）。d. 髋臼上方（蓝点）。e. 旋转中心（蓝色点）（上述骨盆标志通常显示为绿色，并在被捕获时变为蓝色）

标记点将决定后续 32 个注册点的分布范围。如果初始标记不正确，可能会导致一些注册点无法触及，从而影响配准精度。采用两种方法可以验证配准的准确性。第一个是检查注册点的颜色。绿色点为准确（误差 <0.5 mm），其次是黄色点（误差在 0.5 ~ 1.5 mm），红色点为不准确（误差 >1.5 mm）（图 7-1-4）。第二种方法是检查验证点的位置（蓝色改为白色）及其到骨骼的距离（<1 mm）（图 7-1-5）。只有当其中红色的注册点少于三个且所有的注册点都被系统通过时，骨盆的注册才能最终被认为准确。

5. 原位截骨

注册成功后，手工使用摆锯或骨刀截断股骨颈。参考大转子和小转子等残余的骨骼标志来确定截骨的精确位置，使用摆锯垂直于股骨颈实施原位截骨，尽量减少髋臼前壁骨质损伤的风险。截断股骨颈以后，股骨便可以部分活动，使用拉钩将股骨牵向前方，暴露髋臼。

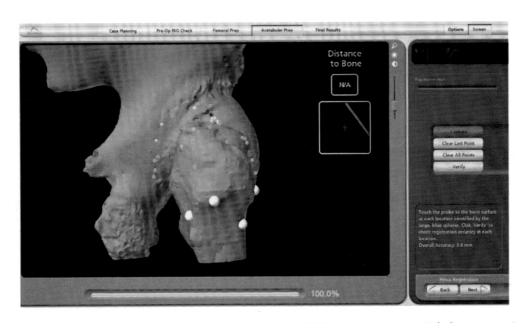

图 7-1-4　术中骨盆配准的准确性（绿色点：<0.5 mm；黄色点：0.5 ~ 1.5 mm；红色点：>1.5 mm）

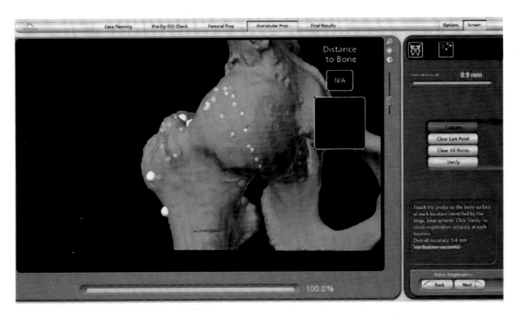

图 7-1-5　术中骨盆注册的验证（蓝色点变为白色，距骨的距离 <1 mm）

6. 磨挫髋臼和植入臼杯

将机械臂控制的髋臼锉移向髋臼，在系统触觉反馈作用的帮助下，磨挫髋臼骨质（图 7-1-6）。理论上可以直接使用计划的最大号髋臼锉一次完成磨锉，也可以从一个更小尺寸的髋臼锉开始（缩小 4～6 mm）。后者将提供一个更大的工作边界，可以最大限度地减少机械臂的干扰。完成髋臼磨锉后，可以进行透视验证，但非必须。最后将带有拟安装髋臼杯的机械臂移至髋臼骨床，按计划的前倾角和外展角锁定机械臂角度，将臼杯打入到计划的位置（0～1 mm）。使用探针评估臼杯的位置、角度和深度。根据需要选择是否打入髋臼螺钉，安装内衬。

7. 手工完成股骨骨床的准备，评估并植入假体

股骨柄采用手工植入更为简便。在融合的髋关节中，股骨髓腔经常出现骨质硬化，导致髓腔中心识别困难。参考股骨长轴方向，使用骨锉小心操作，必要时可以使用术中透视来协助完成。完成股骨髓腔准备后，安装假体试模，复位关节并测试其活动度及稳定性，记录髋臼杯角度、下肢长度和偏心距的最终数值。如果不能最终确认时，可以采用术中透视来进行验证。最后，植入假体，复位关节（图 7-1-7）。

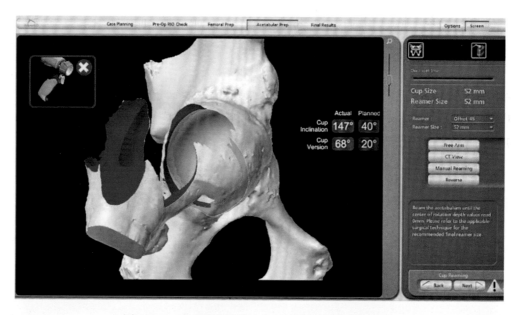

图 7-1-6　术中髋臼扩大（白色区域是计划切除的骨）

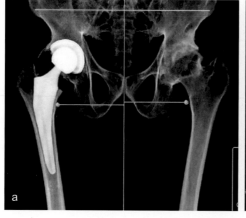
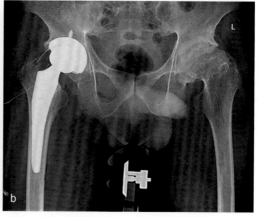

图 7-1-7　术前规划与术后 X 线片的比较。a. 机器人手术计划。b. 术后实际 X 线片

机器人辅助融合髋 THA 的优势体现在两个方面：术前手术计划准确和手术计划实施效率高。首先，机器人的术前规划系统可以精确地确定髋臼杯的大小和位置。其次，机器人系统可以在手术过程中更准确、更高效地复制术前计划。Chai 等[14]比较两组因强直性脊柱炎导致的髋关节融合患者，一组为 22 例（35 髋）接受机器人辅助 THA，另一组为 23 例（37 髋）接受人工 THA。结果显示：人工 THA 的透视次数明显高于机器人辅助 THA（2.16 ± 1.61 次 vs. 0.47 ± 0.61 次，P<0.001）。在机器人辅助 THA 组中，髋臼杯位于安全区内的百分比也明显高于手动组（94.29% vs. 67.56%，P=0.042）。在人工 THA 组中，术者不同侧别的优势手操作有显著差异（21.14° ± 7.86° vs. 16.00° ± 6.32°，P=0.042），而在机器人辅助 THA 组未发现这种差异。作者认为，与人工 THA 相比，机器人辅助 THA 可以减少辐射剂量，提高目标区准确安装臼杯的概率，且不增加手术时间。

二、机器人辅助髋关节发育不良的全髋关节置换术操作流程和手术技巧

终末期成人发育性髋关节发育不良（DDH）导致的骨关节炎是 THA 的主要适应证之一。然而，此类患者髋关节解剖结构存在畸形，以 Crowe Ⅳ型的高脱位尤为严重，表现为关节完全

脱位、周围软组织结构扭曲、股骨及髋臼骨骼发育异常、髋臼旋转中心偏移、髋臼及周围骨量不足、下肢长度不等等[15, 16]。这些异常都为 THA 带来诸多挑战。与常规 THA 相比，此类患者的 THA 更容易出现并发症，包括术中骨折、血管损伤、假体位置异常、关节不稳定、伤口感染、下肢不等长和神经麻痹等[17, 18]。文献报道，机器人辅助 THA 可以提高手术精准度，降低假体位置放置不良的风险，减少软组织创伤，取得更好的影像学结果和功能结果[19]。正因为这些优势，机器人辅助 THA 也适用于 DDH 手术治疗。具体操作如下。

1. 术前规划

行双侧髋、膝关节 CT 扫描，将数据导入 MAKO 机器人系统，创建患者骨盆和股骨近端三维模型，并确定假体位置和大小（图 7-1-8）。其中，Crowe Ⅰ、Ⅳ型髋臼假体原位放置，Ⅳ型注意髋臼前、后壁覆盖，臼杯直径一般选择 44 mm。Crowe Ⅱ、Ⅲ型根据髋臼骨量及假体覆盖情况，可以将髋臼假体位置适度上移。

2. 手术准备与切口暴露

患者取侧卧位。于膝关节髌骨下缘固定远端标记钉，作为术中验证下肢长度的一个远端检查点。常规消毒铺巾，于髂前上棘上缘安装 3 枚螺纹钉及骨盆靶标。

做髋关节后外侧切口，逐层切开皮肤、皮下组织、阔筋膜张肌，显露股骨大转子，于大转子

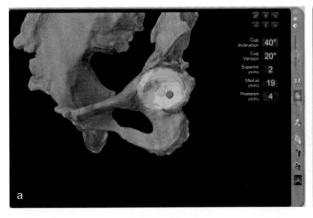
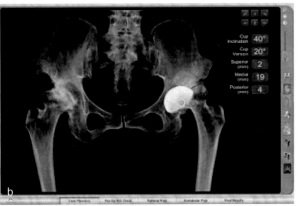

图 7-1-8　a、b. MAKO 机器人系统中术前规划显示髋臼假体位置

外缘安装近端标记钉。在髋关节脱位前，用探针分别采集大转子外缘及髌骨下缘标记点，识别患肢相对位置，用于评价肢体延长长度及术侧髋臼偏心距。

3. 髋臼显露与注册

髋关节脱位后行股骨颈常规截骨，注意暴露髋臼上缘以及前、后壁（髋臼注册点分布区域），Crowe Ⅲ 型及Ⅳ型 DDH 可以根据术前三维模型显示的髋臼与股骨小转子对应关系寻找真臼。充分显露髋臼后，在髋臼上缘大约 12 点位置安装标记钉，标记钉植入位置应不影响髋臼磨锉；用探针采集髋臼窝及髋周骨质注册点，以确认骨盆位置。系统定义 3 个髋臼方向的判定点（初始注册、近似匹配）、32 个待注册点（精确注册、精确匹配）和 8 个确认点。初始注册时必须选择系统显示的确切解剖位置进行注册，否则注册无法通过。精确注册时，尽量分散注册点以确保

注册的准确性，注册点之间距离应 ≥ 5 mm；同时探针针尖接触骨质，避免在骨赘或软组织表面注册。然后用探针确认系统随机产生的 8 个确认点，验证注册准确性（图 7-1-9）。Crowe Ⅰ 型髋臼上方覆盖不足时应尽量在真臼上注册，Crowe Ⅳ 型充分显露髋臼后在真臼上完成全部注册点，Crowe Ⅱ 、Ⅲ 型注册时参照系统中的计划注册点。注册完成后即可确定髋臼空间位置。

4. 髋臼磨锉、植入臼杯

上述操作完成后可以进行髋臼准备，机器人系统可提供视觉、触觉及听觉反馈。髋臼磨锉深度可由系统中髋臼模型颜色变化反馈：初始颜色为绿色；磨锉完成变为白色；如果超出计划磨锉范围 1 mm，模型将变为红色。磨锉完成后，在机械臂辅助下按既定外展角和前倾角植入生物型臼杯，植入过程中系统可实时显示臼杯植入深度和角度，完成后植入螺钉及内衬（图 7-1-10）。

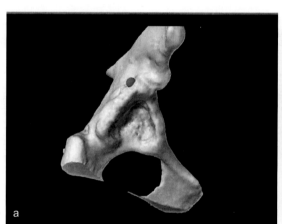
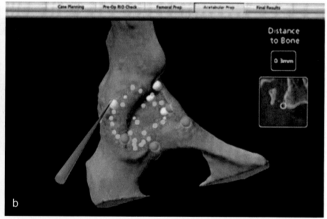

图 7-1-9　a、b. MAKO 机器人术中实施髋臼注册

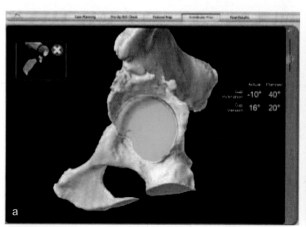
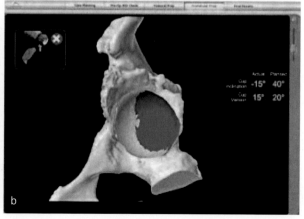

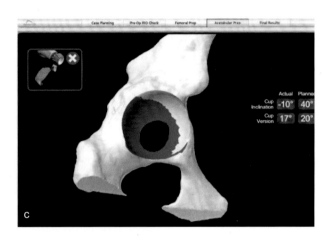

图 7-1-10　a ～ c. MAKO 机器人术中实施髋臼磨锉

5. 处理股骨、安装试模并最终安装假体

手动处理股骨侧，当术前测量股骨前倾角 >30° 时使用组配式假体，复位困难时行股骨转子下短缩截骨；复位完成后测试关节稳定性，再次注册近端及远端标记钉，以显示患肢延长长度及髋臼偏心距（图 7-1-11 和图 7-1-12）。

Tamoki 等[20] 回顾性研究使用机器人及导航辅助 DDH 患者的 THA 的准确性。其中，60 例为机器人辅助手术，174 例为导航辅助手术。作者将术后骨盆坐标与术前规划相匹配的 CT 图像，通过将三维模板叠加到实际植入的髋臼杯上，来评估术后臼杯的角度和位置。结果发现，机器人辅助术前规划与术后测量的倾斜角和前倾角的平均误差明显较小（倾斜角，1.1°±0.9°；前倾角，1.3°±1.0°），而导航组的平均误差明显较大（倾斜角，2.2°±1.5°；前倾角，3.3°±2.5°）。作者认为，机器人辅助 DDH 患者的 THA，其术后患者臼杯位置角度更加准确。

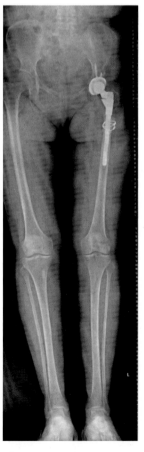

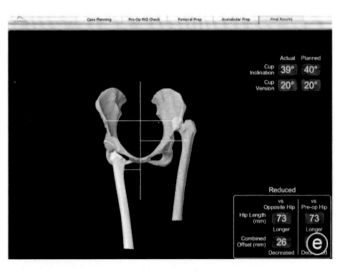

图 7-1-11　假体安装后显示臼杯位置及下肢长度

图 7-1-12　安装假体术后 X 线片

第二节　机器人辅助复杂全髋关节置换病例介绍

一、病例1：MAKO手术机器人辅助左髋创伤性关节炎的全髋关节置换术（内固定物残留）

患者男性，38岁。

（1）主诉：左髋骨折术后2年，局部疼痛1年。

（2）现病史：患者2年前因外伤致左髋部及左下肢骨折，于当地医院行切开复位内固定手术治疗。1年前左髋关节疼痛，行走活动时加剧。口服止痛药效果不明显。为进一步诊治，拟"左髋创伤性关节炎、左髋内固定残留"收入病房。

（3）体格检查：左髋外侧、左大腿中段、左膝可见多条纵行陈旧手术瘢痕，局部无明显红肿热痛。左髋4字征（+）、纵向叩击痛（+），左髋外旋、外展、内收、内旋受限。左下肢长度较右侧短缩3 cm（图7-2-1）。

（4）辅助检查：髋关节X线片示左髋关节间隙狭窄，股骨头脱位，符合创伤性关节炎；左髋内固定残留；左髋部、下肢骨折内固定术后（图7-2-2和图7-2-3）。

（5）术前诊断：左髋创伤性关节炎、髋臼骨折术后。

（6）手术：MAKO手术机器人辅助左侧THA（图7-2-4～图7-2-6）。

本例患者系左髋创伤性关节炎，THA本身难度不大，但患者既往行髋臼骨折切开复位内固定手术，存留的内固定物可能会给磨锉及安装髋臼杯造成阻碍。术者可以选择完全去除内固定物后再行THA，但这一操作不仅可能造成更大损伤，也存在内固定不能全部去除的问题。采用MAKO手术机器人辅助手术，规划系统在术前就可以协助医生判断内固定物的阻挡情况。此例

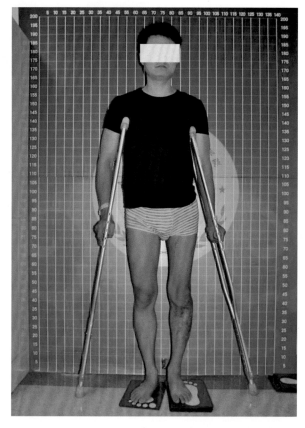

图7-2-1　患者左下肢短缩，大腿肌肉明显萎缩

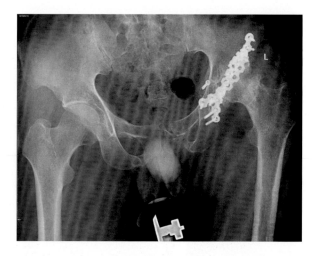

图7-2-2　骨盆X线片提示：左侧髋关节间隙狭窄，髋臼骨质破坏，股骨头向后上方脱位，符合左髋创伤性关节炎表现；左髋臼内固定残留；左侧股骨内固定术后

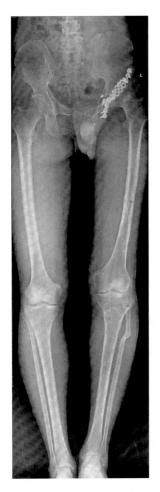

图 7-2-3　双下肢站立位全长片提示：骨盆倾斜，左侧髋关节脱位，左髋创伤性关节炎表现；左侧下肢长度较右侧短缩

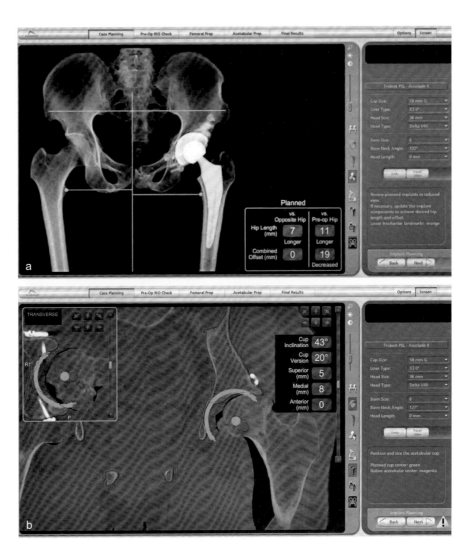

图 7-2-4　a、b. MAKO 手术机器人术前规划：拟采用 58 mm 髋臼杯、36 mm 球头、6 号股骨柄，臼杯前倾角拟为 20°，外展角 43°

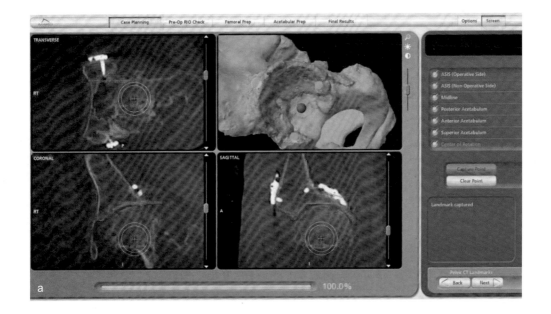

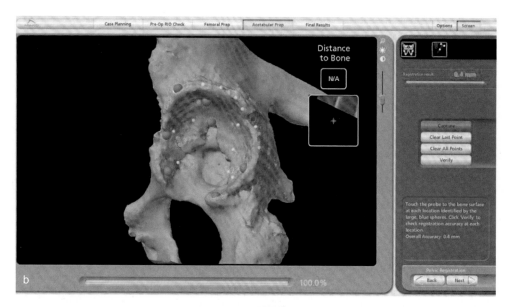

图 7-2-5 　a、b. 髋臼注册点

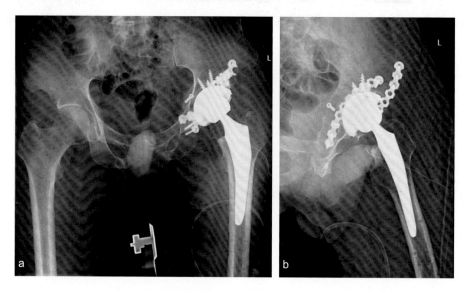

图 7-2-6 　a、b. 术后髋关节正侧位 X 线片，显示髋臼、股骨假体位置及匹配良好

手术中，术者仅取出可能阻挡臼杯安装的两枚螺钉，即顺利完成手术。借助 MAKO 手术机器人，不仅精确完成这一手术，也因为不需要取出全部内固定物而减少了手术创伤、缩短了手术时间，更加利于患者恢复。

二、病例 2：MAKO 手术机器人辅助双侧 Crowe Ⅳ 型髋关节发育不良的全髋关节置换术

患者女性，32 岁。

（1）主诉：双下肢跛行 30 年，双髋疼痛 2 年。

（2）现病史：患者 30 年前开始行走即跛行，呈鸭步，于当地医院诊断为双髋关节脱位，未予以治疗。2 年前，双髋部出现走行后疼痛不适，口服止痛药效果不明显。为进一步诊治，拟"双侧发育性髋关节发育不良、双髋关节脱位"收入病房。

（3）体格检查：跛行，臀中肌步态，Trendelenburg 征（＋）。双髋关节活动度正常。

（4）辅助检查：髋关节 X 线片显示双侧髋关节完全脱位、股骨头变形，髋臼发育较浅（图

7-2-7 和图 7-2-8)。

（5）术前诊断：发育性髋关节发育不良（双侧 Crowe Ⅳ型）。

（6）手术：MAKO 手术机器人辅助双侧 THA+双侧股骨粗隆下截骨（图 7-2-9 ～图 7-2-15）。

Crowe Ⅳ 型 DDH 患者，髋关节完全脱位，骨骼发育异常，THA 难度极大。其中一个难点即髋臼发育不完全导致真正髋臼位置的寻找与臼杯准确安装极其困难。临床实践证明，MAKO 手术机器人辅助 DDH 患者的 THA，可

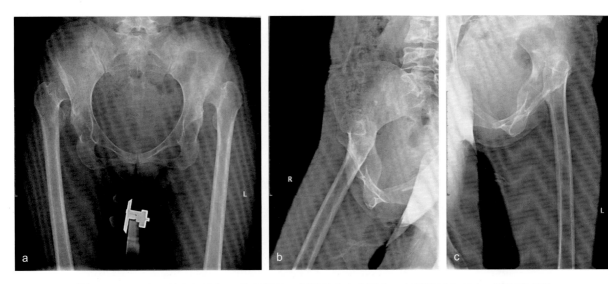

图 7-2-7　a ～ c. 骨盆正侧位 X 线片提示双侧髋关节完全脱位，双侧股骨头变扁，髋臼窝变浅

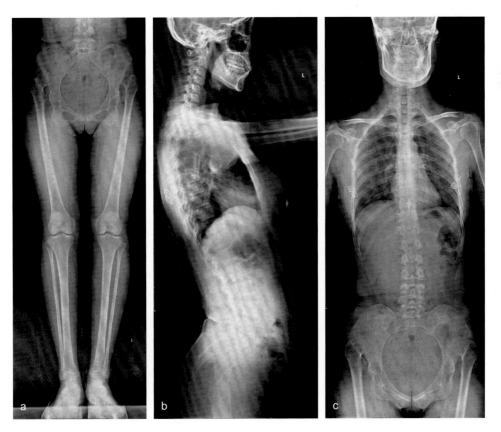

图 7-2-8　a ～ c. 双下肢全长片及脊柱全长片提示双下肢长度基本一致，轻度脊柱侧凸

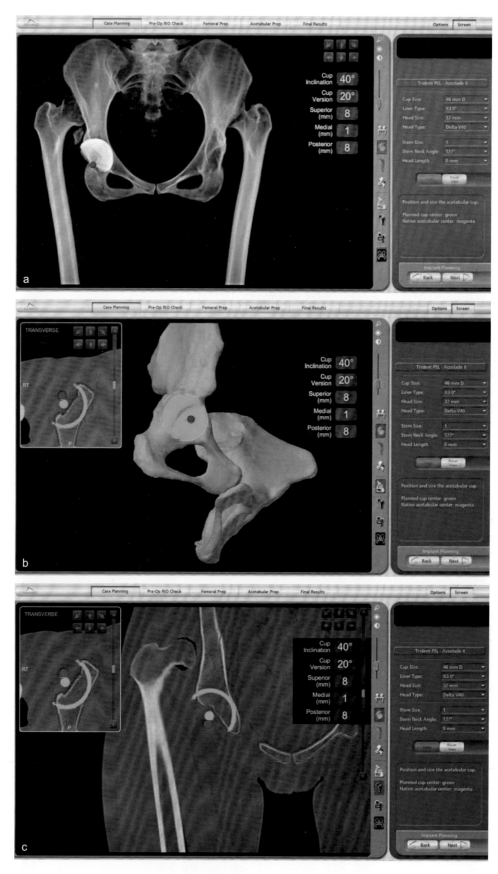

图 7-2-9 a ~ c. MAKO 手术机器人术前规划：拟采用 46 mm 髋臼杯、32 mm 球头、1 号股骨柄，臼杯前倾角拟为 20°，外展角 40°

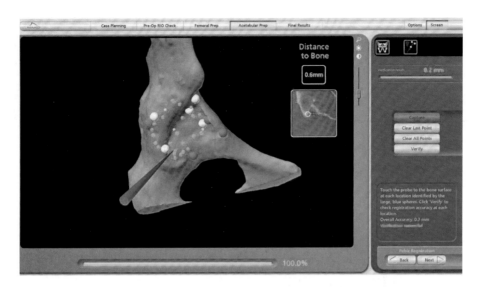

图 7-2-10　髋臼注册点

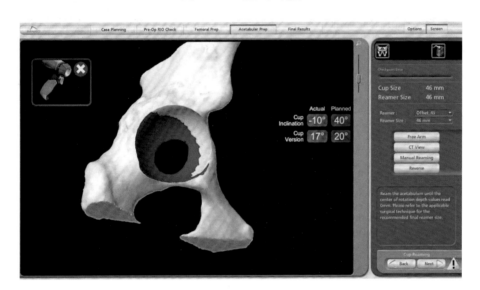

图 7-2-11　机械臂辅助髋臼打磨

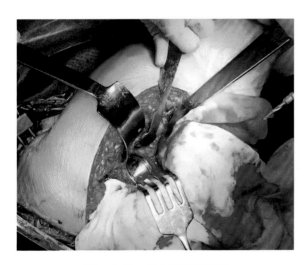

图 7-2-12　术中髋臼杯安装

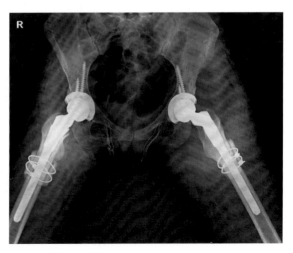

图 7-2-13　术后双髋关节 X 线片显示，髋臼杯及股骨柄位置理想

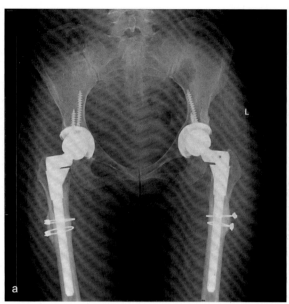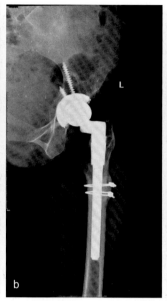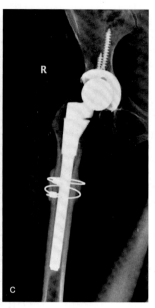

图 7-2-14   a～c. 术后 1 年，双髋关节正侧位片显示，髋臼杯及股骨柄位置理想，截骨部位完全愈合

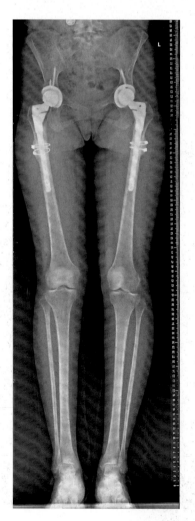

图 7-2-15   术后 1 年，双下肢全长片显示双侧下肢几乎等长

以提高臼杯安装的精准度。这例患者手术前，术者借助 MAKO 系统的术前规划软件，在三维模型上将臼杯的大小、位置（包括前倾角、外展角和深度）反复调整，以期取获得最佳角度的同时，也能使臼杯获得最佳覆盖。最终，在手术中，术者几乎完美地复现了手术计划，臼杯获得外展 40°、前倾 20° 的最佳角度，臼杯骨质覆盖也达到 90% 以上。另外，对于双侧 Crowe Ⅳ 型脱位患者，如何保证术后双下肢等长也是手术难点之一，这对术者的要求极高。借助于机器人系统，可以近乎完美地实现肢体长度的控制和验证。这例患者术后双下肢长度差仅仅为 3 mm。随访中，这例患者也获得了非常好的恢复。

三、病例 3：MAKO 手术机器人辅助融合髋的全髋关节置换术

患者男性，48 岁。

（1）主诉：双髋、双膝疼痛伴活动受限 20 年。

（2）现病史：患者 20 年前出现双髋、膝关节疼痛及活动受限，伴腰骶部疼痛，无下肢放射痛，无行走不稳，未在意。后疼痛逐渐加重，

伴髋、膝关节活动受限，就诊于当地医院诊断为"强直性脊柱炎累及双髋、双膝"，给予止痛等对症治疗。后上述症状逐渐加重，髋、膝关节活动受限严重。为进一步诊治，拟"双髋关节融合，双膝关节融合，强直性脊柱炎"收入病房。

（3）体格检查：平车推入病房，双下肢皮肤感觉正常，双下肢肌力3～4级。髋关节活动度：右髋屈曲0°，伸展0°，外展0°，内收0°，内旋0°，外旋0°；左髋屈曲0°，伸展0°，外展0°，内收0°，内旋0°，外旋0°。双下肢病理征阴性，足背动脉搏动可触及。

（4）X线检查提示：双髋关节骨性融合，双膝关节骨性融合（图7-2-16）。

（5）术前诊断：强直性脊柱炎双髋、双膝融合。

（6）手术：机器人辅助双侧THA（图7-2-17～图7-2-19）。

骨性融合髋的THA难度较大，风险较高。

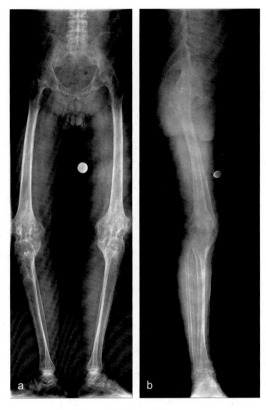

图7-2-16　a、b. 双下肢全长片提示双侧髋关节、双侧膝关节骨性融合，关节间隙消失，骨小梁通过

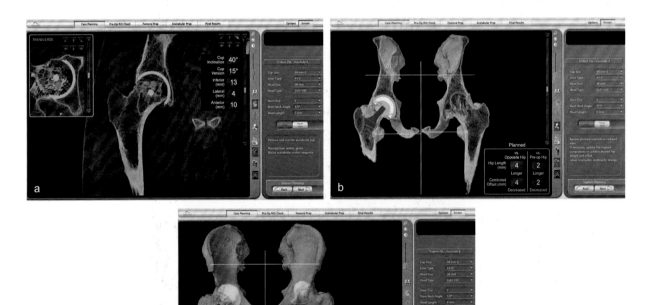

图7-2-17　a～c. MAKO手术机器人术前注册点及手术规划：拟采用58 mm髋臼杯、36 mm球头、5号股骨柄，臼杯前倾角拟为15°，外展角40°

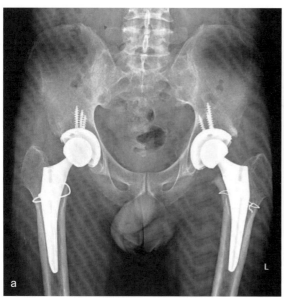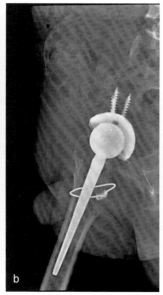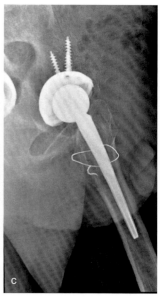

图 7-2-18　a ～ c. 术后双髋关节 X 线片显示，髋臼杯及股骨柄位置理想

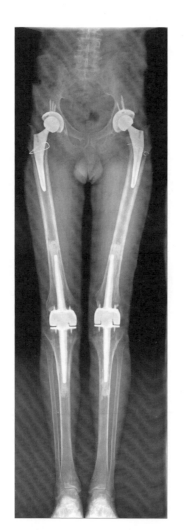

图 7-2-19　术后 1 年，双髋关节 X 线片显示，髋臼杯及股骨柄位置理想

手术造成骨折、神经血管损伤等严重并发症者屡见报道。这类手术中，除了显露髋臼困难外，寻找真正的髋臼位置，对术者也是极大的挑战。另外，基础疾病还可能累及全身其他关节，导致患者体位摆放困难，这也会造成术中髋臼安装位置不当，进而导致术后发生脱位等风险增加。机器人辅助手术拥有准确的术前三维规划、精确的髋臼扩孔、精确的假体放置和术中实时验证等优点，可以使融合髋的 THA 变得安全可行。在这例融合髋患者中，术者采用机器人辅助手术。术中的难点在于骨盆注册，为解决这一问题，术者尝试将关节融合部位视为一个整体，进行原位注册，最终注册获得成功。之后行原位截骨，并在机械臂辅助下完成髋臼的精准磨锉、安装。另外，此患者为双侧融合髋，借助于机器人，也实现了双下肢几乎等长。术后 1 年随访中，患者对手术效果非常满意。

第三节　机器人在辅助复杂全髋关节置换手术中的优势及展望

全髋关节置换术是一种相对成熟的外科手术方法。据不完全统计，国内每年有超过 50 万例髋关节置换手术，其中 90% 是初次简单手术，大部分可以取得预期的功能结果和长期的假体生存。但也有一部分的髋关节疾病，因为各种原因不能采用常规假体完成或者手术过程较为复杂，如髋关节发育不良、髋关节融合、髋关节骨折、髋臼内陷、相关骨骼发育不良和既往实施过髋关节骨性手术等。IV 型 DDH 患者的 THA 就相对复杂，此类患者关节完全脱位，真臼呈浅的三角形，髋臼前壁骨量较少，这些因素均可能导致髋臼假体安装困难。理论上，在正常解剖部位或接近真臼部位安装髋臼假体，关节反作用力较小，髋臼假体的生存率明显较高。因此，如何在 DDH 患者将髋臼杯安装在准确位置，是考验外科医生技术的关键点之一。髋关节融合可以自发出现，也可因手术导致。对融合髋行 THA 可以改善患者腰背部和膝关节疼痛，使原来无法进行的功能活动（驾驶、工作）变成可能，可以极大提高患者的生活质量[21]。但对融合髋实施 THA 也面临一定的挑战，内固定残留及解剖畸形都会增加手术难度。术中将股骨颈原位截断后，辨认真正的髋臼并将臼杯安装在正确位置也存在一定困难；同时，骨盆整体结构位置的异常，也会导致臼杯的前倾和外展判断存在误差。髋臼骨折术后的 THA，因为原有内固定存在，会对臼杯的准确安放造成困难。一旦臼杯外展角、前倾角和髋关节中心恢复未能达到理想位置，就可能导致 THA 术后并发症的发生，如关节脱位、撞击、边缘负荷增加导致加速磨损等，甚至导致手术失败。

近年来，机器人辅助关节置换技术在临床上使用越来越多。机器人辅助 THA 是在机械臂辅助下对髋臼假体放置位置进行定位，可以更准确地磨锉髋臼，并实时反馈磨锉深度、角度以及臼壁厚度，指引磨锉方向；同时，机械臂可以把控臼杯植入方向，使其与磨锉角度保持一致。与常规手工髋关节置换术相比，复杂髋关节置换术使用机器人的优势可能更显著，其优点体现在两个方面：术前手术计划准确；手术计划实施率高。首先，该三维模板可以更精确地确定髋臼杯的大小和位置。其次，机器人系统可以在手术过程中更准确地复制术前计划。因此，机器人辅助 THA 有着比手工手术更高的手术精准度，也可降低假体位置的变异风险，减少软组织创伤，取得更好的影像学和功能结果[4, 22]。

Kamara 等[13] 在一项回顾性队列研究中比较 3 组患者，其中透视辅助的前路 THA 100 例，MAKO 机器人辅助 THA 100 例，对照组手工 THA 100 例。结果显示，手工组仅有 76% 的髋臼假体位置位于目标区域中，透视辅助组为 84%，而机器人辅助 THA 中则达到 97%。作者认为，MAKO 机器人技术显著提高髋臼假体位置和角度放置的精准性。Kanawade 等[19] 同样研究机器人辅助 THA 的精度，参考 Lewinnek 安全区，即外展角 30° ～ 50°、前倾角 5° ～ 25°，结果发现，机器人辅助安装的臼杯外展角确度为 88%，前倾角精确度为 84%。Domb 等[12] 的一项 100 例的配对对照研究也发现，由 MAKO 机器人辅助植入的髋臼杯更容易安装在 Lewinnek 安全区内，分别为 100% 和 92%，明显高于手动和术中透视下手术。Illgen 等[5] 进行的一项研究结果也显示：与手工 THA 相比，机器人辅助 THA 明显提高髋臼假体位置及角度的准确性，并且减少了脱位率。

在复杂 DDH 的 THA 中，机器人辅助手术也可以取得很好的结果。Hayashi 等[23] 报道一组使用 MAKO 机器人辅助 DDH 的 THA 患者 30 例，采用术前和术后 CT 数据测量髋臼假体角度和三维位置以及下肢长度、偏心距变化。结果发现，与术前计划相比，机器人辅助 THA 可以实现臼杯准确放置，即使在严重 DDH 病例中，距离绝对差也小于 1.5 mm。而且，无论是在非 DDH 还是 DDH 病例中，MAKO 机器人辅助手术均可以良好地恢复下肢长度和联合偏心距。此外，机器人辅助 THA 可以准确地执行术前规划。作者认为，即使是 DDH 患者，机器人辅助 THA 也可以精确重现术前计划中的臼杯 3D 位置。许固军等[26] 报道一组采用 MAKO 机器人辅助 THA 治疗 55 例（75 髋）DDH 患者，其中 Crowe Ⅰ 型 29 髋，Ⅱ 型 20 髋，Ⅲ 型 6 髋，Ⅳ 型 20 髋。术前双下肢长度差平均为 22.0（10.5 ～ 47.0）mm。最终，75 髋 THA 均在 MAKO 机器人辅助下顺利完成，其中 71 髋的臼杯位置在 Lewinnek 安全区内。术前规划髋臼外展角、髋关节旋转中心水平距离及垂直距离与术后测量值比较，差异均无统计学意义（$P>0.05$）；髋臼前倾角小于术后测量值（$t=-2.482$，$P=0.015$）。末次随访时改良 Harris 评分为 85.5 ± 11.2 分，髋关节活动度为 120°（110°，120°），双下肢长度差为 3.8（2.0，8.1）mm，均较术前明显改善（$P<0.05$）。随访期间无其他 THA 相关并发症发生。作者认为，MAKO 机器人辅助 THA 治疗 DDH 是一种安全有效的手术方法，在髋臼假体定位、改善功能及调整肢体长度方面具有独特优势。Vigdorchik 等[24] 报道 MAKO 机器人辅助 THA 的 79 例 DDH 患者，结果发现臼杯放置均按术前计划完成，改良 Harris 评分从 29 分提高到 86 分（$P<0.001$），髋关节 ROM 改善（屈髋从 66° 增加到 91°，$P<0.000\ 1$），

腿长明显纠正（术前 17.1 mm，术后 4 mm，$P<0.000\ 2$），平均随访 3.1 年无并发症发生。作者认为，机器人辅助 THA 是保证 DDH 患者髋臼假体位置准确和良好预后的有效方法。双下肢不等长是 THA 术后并发症之一，在 DDH 患者中更明显，尤其是Ⅳ型患者。El Bitar 等[25] 报道机器人辅助 THA 在预测术后双下肢长度差方面有明显优势，术后双下肢长度差与术前比较有明显改善。

总之，将机器人辅助手术引入 DDH 这一具有挑战性的手术中，无疑是有巨大前景的。新技术不仅使得假体安装位置更加准确，也在改善患者预后方面发挥重要作用。当然，还需要进一步的研究来确定机器人辅助手术在 THA 治疗 DDH 中的总体作用和成本效益。

对融合髋实施 THA 也存在一些挑战。融合髋机器人辅助 THA 同样面临很多困难，如骨盆注册难度较大，可能因为解剖变异及显露等问题导致注册失败。但也有部分医生在这一领域做了大胆尝试。2020 年，Fu 等[26] 报告 3 例 MAKO 机器人辅助 THA 治疗强直性脊柱炎导致的自发性髋关节强直，均取得了成功。Adil 等[27] 报道一例 45 岁男性在髋关节融合术 30 年后，出现腰痛、同侧膝关节疼痛和对侧髋关节疼痛，保守措施无效后，借助 MAKO 机器人成功实施 THA，术后获得满意疗效。Chai 等[22] 较早且系统描述了利用手术机器人对强直性脊柱炎髋关节融合患者行 THA 的技术，主要依靠术前准确的 CT 扫描，将髋关节作为一个整体进行骨注册，选择融合髋关节周围的不同点做注册点，并获得成功。作者比较两组因强直性脊柱炎导致的髋关节融合患者，一组为 22 例（35 髋）接受机器人辅助 THA，另一组为 23 例（37 髋）接受人工 THA。结果显示：人工 THA 的透视次数明显高于机器人辅助 THA（2.16 ± 1.61 次 vs. 0.47 ± 0.61 次，$P<0.001$）；在机器人组中，安全区内髋臼杯的百分比明显高于手动组（94.29% vs. 67.56%，$P=0.042$）。作者认为，即使在复杂融合的髋关

节，机器人辅助 THA 仍旧可以顺利完成，且髋臼假体安放的外展角及前倾角更为准确。

汪洋等[28]报道一组 MAKO 机器人辅助行复杂髋关节病变的 THA 患者 15 例（17 髋），其中 DDH 共 9 例（9 髋），Crowe 分型 Ⅱ 型 5 髋、Ⅲ 型 1 髋、Ⅳ 型 3 髋；类风湿关节炎 1 例（2 髋）；强直性脊柱炎 2 例（3 髋）；继发性关节炎（既往有髋臼骨折内固定病史）3 例（3 髋）。17 例 MAKO 辅助 THA 均顺利完成。术后测量发现，髋臼杯外展角和前倾角均处于理想范围内，术后 3 个月双下肢长度差、偏心距、HHS 评分和 VAS 评分均较术前显著改善（$P < 0.05$）。作者认为，MAKO 机器人辅助复杂 THA 可以取得较好的近期疗效，改善患髋活动范围，减少下肢长度差异，提高患者生活质量。

目前的关节外科手术机器人属于比较完善的执行终端。外科医生完成 THA 的规划决策后，机器人可以协助医生近乎完美的实现决策结果。

其具有可重复性、稳定性、精度高、耐疲劳、偏移少的优点，机器人的触觉交互和主动约束系统能够确保外科医生在安全范围内进行手术，并且可以辅助医生完成个性化手术方案。基于这些优点，机器人辅助关节置换手术不仅在临床应用病例数量迅速增加，其应用的病种范围也在不断扩大。机器人辅助手术除了用于简单初次髋关节置换术，对于一些复杂的具有挑战性的病例，如 Ⅳ 型 DDH、融合髋等，可能在假体准确安装、改善患者预后方面发挥更为重要的作用。在复杂的手术中，机器人辅助手术精确的术前计划、准确控制假体位置以重建关节旋转中心，以及提供最大限度的稳定性可能更有价值。随着机器人技术的不断发展，有理由相信机器人导航系统也将成为复杂的初次 THA，甚至 THA 翻修病例的普遍选择。总之，作为一项新技术，机器人辅助关节置换术会不断发展，不断进步，其应用会越来越广。

参 考 文 献

[1] D'LIMA D D. The effect of the orientation of the acetabular and femoral components on the range of motion of the hip at different head-neck ratios[J]. Journal of Bone & Joint Surgery-American Volume, 2000, 82(3): 315-321.

[2] CARTER A H, SHEEHAN E C, MORTAZAVI S M J, et al. Revision for recurrent instability: what are the predictors of failure?[J]. Journal of Arthroplasty, 2011, 26(6): 46-52.

[3] LITTLE N J, BUSCH C A, GALLAGHER J A. Acetabular polyethylene wear and acetabular inclination and femoral offset[J]. Clinical Orthopaedics and Related Research, 2009, 467: 2895-2900.

[4] NODZO S R, CHANG C C, CARROLL K M, et al. Intraoperative placement of total hip arthroplasty components with robotic-arm assisted technology correlates with postoperative implant position: a CT-based study[J]. Bone and Joint Journal, 2018, 100(10): 1303-1309.

[5] ILLGEN R L, BUKOWSKI B R, ABIOLA R, et al. Robotic-assisted total hip arthroplasty: outcomes at minimum two-year follow-up[J]. Surgical Technology International, 2017, 30: 365-372.

[6] DOMB B G, REDMOND J, LOUIS S S, et al. Accuracy of component positioning in 2330 total hip arthroplasties: a comparative analysis by surgical technique and mode of guidance[J]. British Editorial Society of Bone and Joint Surgery, 2015, 30(12): 2208-2218.

[7] CELIKTAS M, KOSE O, TURAN A, et al. Conversion of hip fusion to total hip arthroplasty: clinical, radiological outcomes and complications in 40 hips[J]. Archives of Orthopaedic & Trauma Surgery, 2017, 137: 119-127.

[8] SAGLAM Y, OZTURK I, CAKMAK M F, et al. Total hip arthroplasty in patients with ankylosing spondylitis: Midterm radiologic and functional results[J]. Acta Orthopaedica et Traumatologica Turcica, 2016, 50(4): 443-447.

[9] BEVERLAND D E, ONEILL C K J, RUTHERFORD M, et al. Placement of the acetabular component[J]. Bone & Joint Journal, 2016, 98(1_Supple_A): 37-43.

[10] MILONE M T, SCHWARZKOPF R, MEERE P A, et al. Rigid patient positioning is unreliable in total hip arthroplasty[J]. Journal of Arthroplasty, 2017, 32(6): 1890-1893.

[11] RICHARDS C J, DUNCAN C P. Conversion of hip arthrodesis to total hip arthroplasty: survivorship and clinical

outcome[J]. The Journal of Arthroplasty, 2011, 26(3): 409−413.

[12] DOMB B G, BITAR Y F E, SADIK A Y, et al. Comparison of robotic-assisted and conventional acetabular cup placement in THA: a matched-pair controlled study[J]. Clinical Orthopaedics & Related Research, 2014, 472: 329−336.

[13] KAMARA E, ROBINSON J, BAS M A, et al. Adoption of robotic vs fluoroscopic guidance in total hip arthroplasty: is acetabular positioning improved in the learning curve?[J]. Journal of Arthroplasty, 2017, 32(1): 125−130.

[14] CHAI W, RONG X, YANG M, et al. Robot-assisted total hip arthroplasty for arthrodesed hips[J]. Therapeutics and Clinical Risk Management, 2020, 357−368.

[15] ROGERS B A, GARBEDIAN S, KUCHINAD R A, et al. Total hip arthroplasty for adult hip dysplasia[J]. Journal of Bone & Joint Surgery, 2012, 94(19): 1809−1821.

[16] KUMAR E G M , KUMAR G M Y , NOORUDHEEN M. Challenges and outcome of total hip arthroplasty in patients with developmental dysplasia of the hip: a clinical series with a spectrum of disease manifestation and technical notes[J]. Int J Res Orthop, 2018, 4(2): 333−341.

[17] VAN BOSSE H , WEDGE J H , BABYN P. How are dysplastic hips different? A three-dimensional CT study[J]. Clinical Orthopaedics and Related Research, 2015, 473: 1712−1723.

[18] BIEDERMANN R, TONIN A, KRISMER M, et al. Reducing the risk of dislocation after total hip arthroplasty: the effect of orientation of the acetabular component[J]. The Bone & Joint Journal, 2005, 87(6): 762−769.

[19] KANAWADE V, DORR L D, BANKS S A, et al. Precision of robotic guided instrumentation for acetabular component positioning[J]. Journal of Arthroplasty, 2015, 30(3): 392−397.

[20] TAMAKI Y, GOTO T, WADA K, et al. Robotic arm-assisted total hip arthroplasty via a minimally invasive anterolateral approach in the supine position improves the precision of cup placement in patients with developmental dysplasia of the hip[J]. Journal of Orthopaedic Science, 2024, 29(2): 559−565.

[21] SWANSON M A , HUO M H . Total hip arthroplasty in the ankylosed hip[J]. J Am Acad Orthop Surg, 2011, 19(12): 737−745.

[22] KONG X, YANG M, JERABEK S, et al. A retrospective study comparing a single surgeon's experience on manual versus robot-assisted total hip arthroplasty after the learning curve of the latter procedure — a cohort study[J]. Int J Surg, 2020, 77: 174−180.

[23] HAYASHI S, HASHIMOTO S, KURODA Y, et al. Robotic-arm assisted THA can achieve precise cup positioning in developmental dysplasia of the hip: a case control study[J]. Bone Joint Res, 2021, 10(10): 629−638.

[24] VIGDORCHIK J M, SHARMA A K, AGGARWAL V K, et al. The use of robotic-assisted total hip arthroplasty in developmental dysplasia of the hip[J]. Arthroplasty Today, 2020, 6(4): 770−776.

[25] BITAR Y F E , JACKSON T J , LINDNER D , et al. Predictive value of robotic-assisted total hip arthroplasty[J]. Orthopedics, 2015, 38(1): e31−e37.

[26] FU H, YAN C H, CHEUNG A, et al. Robotic-arm assistance simplifies hip arthrodesis conversion to total hip arthroplasty[J]. Arthroplasty Today, 2020, 6(4): 877−887.

[27] ADIL S A, HOOPER M, KOCHER T, et al. Conversion of hip arthrodesis using robotic arm technology[J]. Arthroplasty Today, 2021, 9: 40−45.

[28] 汪洋，纪保超，陈永杰，等.MAKO 机器人在复杂性人工全髋关节置换术中应用的近期疗效［J］.中国修复重建外科杂志，2022，36（5）：555.

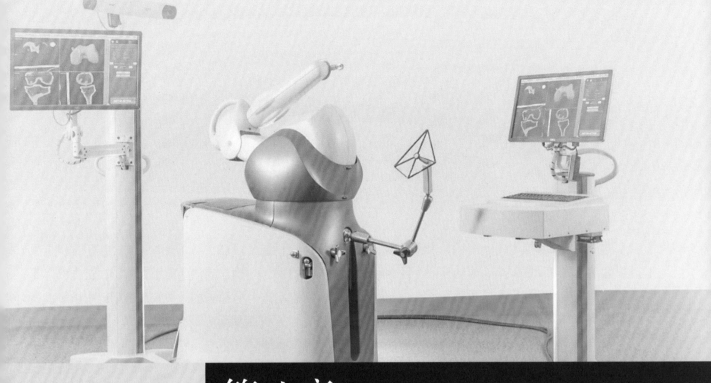

第八章

机器人辅助全膝关节置换术

第一节 概 述

全膝关节置换术（total knee arthroplasty, TKA）作为治疗终末期膝关节疾病的有效手段，在过去的几十年中，其理论和技术都在不断地发展。尽管如此，TKA术后的满意度一直徘徊于85%上下[1]，由于人为操作不可避免的误差而导致的术后下肢力线不佳，术中医源性软组织损伤和软组织平衡不理想等因素是造成患者术后不满意的主要潜在原因。目前，TKA的手术理念及手术目标并未出现太大的改变，多数的进步发生在手术器械的革新及现代科技在此领域的应用，目的在于增加手术的精准性及安全性，例如手术导航系统（computer-assisted navigation, CAN）侧重于手术技术的提升及改善下肢力线以提高患者术后效果，其在术中可提供较为直观的参数来辅助手术医生提高截骨的准确性[2]。此外，3D打印技术制成的手术导板（patient specific instrument, PSI）也在近十年中开始应用于TKA，其原理是术前对患者骨骼进行三维CT重建，利用相关软件进行截骨导板的设计，并根据患者骨骼特点3D打印特制的截骨导板，用以提高术中截骨的准确性。其在特殊病例中的有效性已得到广泛认可，但在普通置换手术中的有效性还有待进一步观察[3]。除此之外，近年来压力传感器技术在TKA领域开始了探索性的应用，其原理是根据膝关节内外侧间室的压力参数来判断软组织平衡及张力，用以指导术者改善术中膝关节屈伸间隙的平衡[4]，但目前仍然处于探索阶段，并未获得广泛的临床应用。

近几十年来，手术机器人开始不断出现在各个外科领域，在此过程中，关节置换手术机器人也不断涌现，首款关节手术机器人于20世纪80年代应用于临床，并完成了世界首例机器人辅助全生物型假体全髋关节置换术[5]。其后，各个医疗科技公司都在不断参与关节置换手术机器人的研发，并投入到临床应用当中。在过去的二十年中，关节置换手术机器人在临床应用中不断普及，且稳定增长，截至2023年，机器人辅助关节置换手术的市场份额已超200亿美元[6]。尽管其主要工作理念均是为手术医生在术中提供实时（real time）的评估，以及使用机械臂作为执行终端协助进行手术操作，以期提高精准性及可重复性，然而不同的手术机器人的研发均是遵照各自独有的理念与设计语言而进行的，因此在使用过程中有一定的区别，需要手术医生使用不同的技术进行操作以完成手术。

经过多年的探索与研发，手术机器人的组成目前已经逐步形成相似的标准，机器人的使用流程主要包括以下步骤：① 在系统中建立患者的骨骼模型，并根据患者的解剖学及生物力学特点制订相应的术前计划；② 术中完成显露后，将患者骨骼信息与手术计划通过骨注册（registration）导入实时手术系统，使手术系统中的信息与患者实体骨骼进行同步匹配；③ 使用机器人系统的机械臂工作终端进行截骨及假体安装，完成手术。截至目前，国内外有多个系统已经完成了初步研发工作，并制作出了样机开展临床试验与研究，但只有少数在临床上获得广泛的使用。

一、膝关节置换手术机器人的种类

（一）图像依赖型（image-based）及非图像依赖型（imageless）手术机器人系统

目前常用的机器人辅助关节手术系统大都

第八章 机器人辅助全膝关节置换术 143

需要采集术前下肢全长 CT 数据，并在软件系统上进行虚拟骨分割，然后进行术前规划及术中实时参数的反馈。此类方法的优势在于 CT 数据可以清晰地重建患者的骨骼特征，并可准确地依据患者各自骨骼的解剖学特点进行术前建模及相关参数的准确测量，使计划中假体放置更加真实准确，并在术中可做出更精准的调整。将患者的术前 CT 数据输入到术前规划系统中，可使得术者在术前即可获得患者完整的骨骼信息，使得术中截骨量、术前下肢力线及术后力线的改善、最佳的假体型号等信息都可以通过术前规划系统进行模拟，大幅提升了术前规划的准确性，赋予了术前规划软件更多的功能及实用性。除此之外，在术中骨注册过程中，由于术前系统获得的骨骼信息全面且准确，注册过程变得更加简单，通过离散取点的方法即可将术前规划中的骨骼信息与患者实际骨骼解剖进行精准的匹配，并可在术中进行验证，整个过程中对解剖标志识别的要求并不高。然而，图像依赖型机器人存在其自身的缺陷及问题。第一，为了保证下肢力线测量的准确性，在全膝关节置换手术前一般需要采集髋关节、膝关节及踝关节 3 个部位的骨骼 CT 数据，增加了患者的放射线暴露，同时也增加了患者住院花费；第二，多数的机器人术前规划系统对于 CT 参数的要求较高，且在采集过程中患者下肢 3 个关节均不能出现晃动，一旦出现晃动便会出现伪影而导致术前规划的误差增大，为保证骨分割的准确性，机器人建模所需 CT 的放射剂量高于常规 CT 的剂量，因此存在潜在放射性相关疾病的风险[7]；第三，图像依赖型机器人需在术前 1～2 天完成采集，术前规划一般需 12～24 小时完成，在一定程度上增加了围手术期术前准备的窗口期。

非图像依赖型技术虽然回避了以上的风险，减少了放射线暴露及术前准备时间，但此类系统在术中骨注册时主要依靠手术医生个人对解剖标志的识别，一旦患者出现明显的解剖学变异或大量骨缺损，则会导致解剖标志识别误差过大，从而导致骨注册准确性降低。此外，由于术前缺乏足够的影像学信息，假体型号及位置、力线等参数均需注册完成后根据系统反馈的信息由术者在术中进行决定。并且，此类系统的算法及运算速度的可靠性并未获得证实，术中建模的准确性及可重复性还需进一步研究。

（二）开放型平台（open platforms）及闭合型平台（closed platforms）手术机器人系统

开放型平台机器人手术系统可使用多个不同生产厂家的不同品牌及型号的假体，而闭合型平台机器人手术系统只可应用特定厂家特定设计及型号的假体。目前，北美地区生产的关节置换手术机器人系统大多为闭合型平台系统，此类系统的假体多为与机器人系统的同一生产商生产，其优势在于同一厂家不存在技术壁垒限制，可以将假体与机器人系统的相关关键参数实现更好的兼容，获得更好的准确性。然而闭合型平台也因假体的限制，对于需要特殊假体进行手术的复杂膝关节疾病患者无法使用，在一定程度上限制了其应用推广。

（三）主动型（active）及半主动型（semi-active）手术机器人系统

根据不同机械臂执行终端的设计特点，不同终端对于机械臂的限制性有着不同的设定。根据限制性的设定程度，可将机器人系统分为主动型（active）、半主动型（semi-active）及被动型（passive）系统。主动型机器人系统在术前计划制订完毕后，剩余手术操作均由机械臂独立于手术医生完成，在手术医生利用系统软件完成了术中的截骨量设定及最终假体位置及力线调整后，机械臂终端可在高精度及准确性的水准下完成剩余手术操作[8]，然而由于机械臂一旦激活操作后无法进行再次调整，若操作开始后出现偏离手术计划的情况，只能通过终止操作的方式进行停止，且增加了术中医源性软组织及神经血管损伤的风险。

相对于主动型机器人系统，半主动型机器人系统在流程设计中给予手术医生更多的参与度，在术前手术计划调整完毕后由手术医生操持机械臂完成手术，系统为截骨范围设置边界，并增加了机械臂的触觉反馈机制（tactile feedback），使得术中的安全性得到了极大的提高。半主动型机器人系统的反馈机制多通过光学系统对机械臂的位置进行实时的追踪得以实现，当手术医生操作机械臂超过系统划定的边界，或截骨量超过规划的截骨量或深度时，光学识别系统会将机械臂的实时位置反馈至系统，由系统将机械臂终端活动范围进行锁定，并暂停工作终端的活动，由主刀医生再次调整至合适位置时自动重启，因此半主动型机器人系统也称为感官反馈型（haptic）机器人系统。

被动型机器人系统在进行操作时，整个手术过程均由手术医生手持工作终端器械操作完成，机器人手术系统仅在此过程中提供实时参数的反馈，其优点在于增加了操作终端的自由度，但由于仍是由人手操作，有时仍无法避免因人为操作稳定性不佳等所导致的诸多问题。

1. 主动型手术机器人系统及品牌

主动型手术机器人于 20 世纪 80 年代末最早应用于关节置换手术领域，尽管此类机器人在早期使用时曾获得过短暂的关注和使用热情，但依然存在诸多的问题。最早一代主动型机器人使用时，需在术前将靶标（fiducial marker）植入患者下肢后再进行下肢 CT 扫描。除了术前准备流程更加复杂之外，术前侵入性操作也会增加术后并发症风险。由于老系统版本缺少简洁快速的手术流程，导致术中效率低下，使得手术时间大大延长，导致术中出血增加[9]。基于以上原因，尽管有报道称在主动型机器人系统辅助下行 TKA 术后下肢力线恢复优于传统手术，但由于操作过程繁琐、手术时间过长，早期术后并发症明显高于传统手术，如早期切口愈合不佳、髌腱撕裂、髌骨脱位及腓总神经损伤等[10]。随着手术例数的增加，第一代主动型机器人的缺点也不断被发现，由于其临床效果低于预期，且术中机械臂故障率及手术失败率较高，并且由于当时技术的限制，从事此类领域研发的科技公司均未能很好地解决上述问题，因此慢慢在临床中淡出使用[11]。

主动型机器人以 THINK 公司研发的 RoboDoc 机器人手术系统为代表。RoboDoc 机器人手术系统也是首款在关节置换手术领域获得广泛应用的主动型手术机器人系统，截至目前，此系统已在美国、欧洲、日本及韩国等完成了超过 24 000 台手术[9]。2014 年，THINK 公司收购了 Curexo 科技公司，后推出了第二代 TSolution One 手术机器人系统，并获得了 FDA 的授权许可。与 RoboDoc 手术相比，TSolution One 手术机器人系统进行了升级，其使用的 TPLAN 软件系统不需要患者在术前 CT 扫描时打入靶标。机械臂的设计也进行了升级，由五轴机械臂结合磨钻将骨骼打磨成形后安装假体。此外，TPLAN 系统利用数字转换器收集骨骼的标记点，并由机械臂准确识别后到达指定位置进行打磨，此类技术大大提高了机械臂移动的准确性。然而，尽管手术医生可以在机械臂操作过程中全程监控其移动，并在出现误差时及时停止操作，但术中依然不能对已经实施中的手术计划做出任何的调整[12]。此外，此手术机器人系统依然存在术前准备及术中手术操作时间过长的缺陷，且由于手术效果存在争议，RoboDoc 目前已退出临床使用，TSolution One 手术机器人系统仅在欧洲及亚洲部分国家还有小范围的应用。

德国 URS Ortho 研发的 CASPAR 手术机器人系统是另一款使用较多的主动型关节置换手术机器人系统，可用于全膝关节及全髋关节置换。由于当时的技术及手术理念较今天尚不全面，此款手术机器人的关注点主要集中在下肢力线的改善上[11]，已有多项相关研究证实使用 CASPAR 机器人可获得满意的下肢力线改善。CASPAR 系统也存在诸多的局限，由于器械的限制以及术中不可调整手术计划，导致后期满意度较传统手术并无明显优势，且手术时间较传统手术明显延长。由于没有足够的证据证明使用 CASPAR 系统较传统手术具有明显的优势，此款机器人系统同样也已退出临床应用。

Acrobot 手术机器人系统是由英国伦敦的帝国理工大学研发的基于 CT 数据建模的主动型关节手术机器人系统，此系统可进行 TKA 及膝关节单间室表面置换手术的操作。此系统较之前的主动型手术机器人系统在功能上有进一步的提升，此款机器人系统使用自动限制性（active-constraint）控制的方法，机械臂操作终端的活动限制在预设的活动框架范围之内，使得医生可以在安全范围内进行截骨及其他操作。Acrobot 采用了一种非侵入性的骨骼解剖注册方法，为后期半主动触觉反馈型机器人的出现提供了技术上的支持。此款机器人系统业务后续被 SIW（Stanmore Implants Worldwide）公司于 2010 年收购并退出机器人市场。

2. 半主动型手术机器人系统及品牌

在主动型机器人的研发基础上，半主动型机器人手术系统于 21 世纪初期开启了其研发之路，早期的带有触觉反馈机制的半主动型关节手术机器人系统便获得了更好的软组织平衡效果、更好的下肢力线改善及满意的假体安装位置[8]。但设计的缺陷导致早期机器人系统的机身较大，不便于医生术中操作，同样使得手术时间较长。尽管如此，触觉反馈功能的引入及相关技术的进步解决了诸多之前手术机器人系统所不能解决的问题，如术中软组织保护以及术中对计划的实时调整。操作理念的改变、影像学及早期临床随访结果的改善增加了医生对半主动型机器人的使用热情，为后期研发铺平了道路。

（1）MAKO 手术机器人系统：由美国史赛克公司研发生产的 MAKO 半主动型关节手术机器人是目前世界范围内应用最广的关节置换手术机器人系统（图 8-1-1），自 2005 年开始研发以来，到目前在全球已经完成超过百万例关节置换手术。MAKO 机器人系统可完成膝关节单间室置换、TKA 以及 THA 等多个常见的关节置换手术。此系统是一款基于 CT 影像数据建模的半主动感知反馈手术机器人系统，术前需将患者的骨骼 CT 数据导入术前规划系统，系统将 CT 数据建模并分割后进行相应参数的测量，并根据患者各自骨骼的特征进行手术计划的初始设定。在硬件方面，MAKO 系统将机械臂与锯片、磨锉、磨钻等操作设备进行了终端连接，在 TKA 术中由医生操作机械臂，在机械臂的引导下进行截骨，术中的骨注册过程中也不需像老版本机器人系统中要保持下肢的绝对稳定，在术中可对股骨及胫骨的位置进行动态实时的评估。在注册完成后，可以实时观察及调整虚拟的下肢力线及膝关节假体位置，以达到膝关节屈伸间隙平衡及最佳力线规划。在截骨过程中，若超出术前框定的截骨范围，机械臂会出现相应震动，系统会出现提示音以提醒手术医生，预设截骨量由绿色区域表示，随着截骨的进行，绿色区域会随着锯片的移

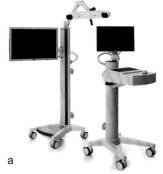 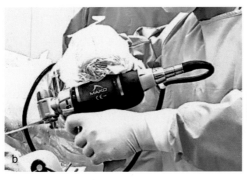 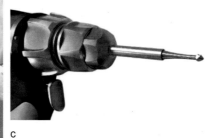

图 8-1-1　a ～ c. MAKO 手术机器人系统，主要由光学追踪设备、操作台车以及机械臂组成，锯片、磨锉、磨钻等终端操作设备与机械臂末端连接，并根据手术类别不同可进行更换

动而消失；若截骨量超过预设截骨量 0.75 mm，相应区域便会以红色代替。其中，需要注意的是，截骨边框内的异常软组织并不会显现在系统中，因此操作时充分的显露十分必要。

关于 MAKO 手术机器人系统的精准性已有大量文献予以证实，Lonner 等通过研究发现使用机器人行全膝关节置换术相较于传统手术可更准确地重建胫骨的后倾及冠状面的力线[13]，也有学者进行了相关测量，证实了使用 MAKO 机器人系统术中截骨量与系统规划的截骨量可达到高度的匹配[14]。基于以上优势及特点，MAKO 机器人手术系统获得了大量医生的认可，并在全球范围内迅速推广，成为目前使用最为广泛的关节置换手术机器人系统。然而，作为闭合平台型手术机器人系统，MAKO 只能使用史赛克公司生产的特定型号的假体，因此使得此款手术机器人系统的使用范围仍然存在一定的局限性。

（2）ROSA 关节机器人系统：ROSA 关节手术机器人系统是 2018 年由美国捷迈邦美公司（Zimmer Biomet）开发研制的新型膝关节置换手术机器人系统[15]，此系统被称为"协作型机器人"（collaborative robotic system），于 2018 年在澳大利亚完成临床前期测试，2019 年 3 月在中东阿联酋的阿布扎比首次亮相，后相继在北美及欧洲投入使用。ROSA 膝关节手术机器人系统的前身为 ROSA 神经外科手术机器人系统（ROSA Brain），此系统同样包含影像学和非影像学两种建模方式，在硬件设计方面机械臂的终端为截骨导向器。其设计理念为在全膝关节置换手术中由医生保持主导角色，在计划调整完成后，由携带截骨导向器的机械臂移动到相应的位置，并由手术医生完成截骨。机械臂在移动过程中分为三个模式：全自动模式、合作模式及稳定模式。在全自动模式中，当机械臂截骨导向器离患者膝关节较远时，机械臂可自由移动并自动接近手术区域。当机械臂进入手术区域后，自动启动合作模式，此模式中手术医生可对机械臂施加轻微的应力将机械臂推至截骨区域，此时截骨导向器会精准地

对截骨面进行锁定，并可在术中依据膝关节的活动进行追踪，使膝关节在任何角度及体位下都可以进行精准的截骨操作。当截骨导向器根据系统设定的截骨量达到指定区域时，便会启动稳定模式，防止截骨导板在操作时的晃动，保证截骨的准确性。一次截骨完成后，机械臂自动恢复为合作模式，为下一步截骨做准备，以上设计目的为提高手术流畅性及增加术中效率。

（3）VELYS 关节机器人系统：VELYS 膝关节手术机器人系统是由美国 Depuy Synthes 公司研发的全新手术机器人系统，是一款基于图像依赖的闭合平台手术机器人系统。此系统在硬件设计上依然是借助机械臂移动来进行膝关节截骨，但机械臂设计更为轻巧，其末端携带截骨板，手术时可将机械臂固定于手术台一侧，由于机械臂尺寸较小，理论上增加了手术医生的操作空间。在骨注册完成后，其软件系统同样可以反馈骨骼信息参数，并在计划调整完成后进行截骨操作。此系统在 2018 年完成了尸体实验并验证了其截骨的精准性[16]，目前处于临床初步应用状态，仍需更多相关研究结果证实其精确性和可重复性。

（4）"鸿鹄"机器人系统：2017 年 7 月，中华人民共和国科技部首批骨科手术机器人重点研发计划中，以上海交通大学附属第九人民医院李慧武教授为项目负责人的研发团队获批《髋膝兼容、安全、高效微创关节置换手术机器人系统研发》项目。由上海微创医疗机器人集团作为该项目的牵头单位，集合上海交通大学、陆军军医大学、复旦大学、北京大学、北京理工大学 5 所高校进行科技攻关，并将这一机器人系统命名为"鸿鹄"。2017 年 12 月"鸿鹄"机器人第一代样机诞生，2018 年 4 月完成第二代原型样机首例标本骨手术实验。2019 年 11 月完成第三代样机研发并通过型式检验后，开展尸体手术研究。2020 年 5 月，获得 NMPA 审批绿色通道资格。2020 年 9 月启动注册临床研究，共成功完成 106 例注册临床试验。2022 年 4 月获

得国家 NMPA 注册许可，2022 年 7 月获得美国 FDA 注册许可，2022 年 12 月获得欧洲 CE 注册许可，2023 年 4 月获得巴西 ANVISA 注册许可，2023 年 7 月获澳大利亚医疗用品管理局 TGA 注册许可。"鸿鹄"手术机器人是目前国产机器人中第一且唯一一家在全球获得广泛注册认证的关节置换手术机器人，目前已在全国 16 个省份 40 多家医院进入临床应用，展现了极高的临床应用价值。2022 年 11 月，"鸿鹄"机器人正式登陆美国，在美国新罕布什尔州 Lighthouse 医院，由 Joseph Kavolus 医生团队利用该机器人为一位美国患者实施了 TKA，这是国产手术机器人在美国的首次使用。2023 年 9 月正式登陆欧洲，在希腊拉里萨大学综合医院成功完成机器人辅助 TKA，这同样是国产手术机器人在欧洲的首次使用。截至目前，"鸿鹄"机器人已在美国 7 家医院和欧洲 11 家医院使用，已在全球完成手术逾千例。

"鸿鹄"手术机器人系统属于图像依赖型机器人系统，其规格型号 OSR-1000，需要在术前导入患者术前患肢 CT 原始 DICOM 数据，通过数据分割重建，生成膝关节股骨、胫骨、髌骨、腓骨三维模型。在三维模型上对术中应用的关键特征解剖点进行标定，生成参考线与参考面。依据点线面关系完成骨骼注册点预设，进一步确定人工膝关节安装位置，完成规划设计方案。

"鸿鹄"手术机器人系统包括导航定位系统与机械臂系统两部分。通过导航系统识别机械臂系统上安装的光学靶标以及在患者股骨、胫骨上安装的光学靶标，完成空间坐标系建立。术中通过检验、矫正、注册、配准操作，实现 CT 模型和人体真实骨骼重合配准。待手术医生完成术区显露后，机械臂按照术前规划将截骨导板对准截骨平面，术者在截骨导板的引导下完成各个面的截骨操作。导航系统将引导术者在截骨前、后对膝关节软组织平衡进行量化评估，软组织平衡完成后，由术者完成人工膝关节假体安装，并再次检验力线、软组织平衡情况后，缝合切口完成手术。

"鸿鹄"手术机器人系统在快速术中注册、精准截骨和流畅的手术流等方面表现出色。此外，针对术中患者手术区域可能发生的轻微移动，研发团队创造性地开发了术中骨移位实时随动功能，并应用于"鸿鹄"手术机器人系统。术中骨移位实时随动功能的工作原理是：当截骨导板对准截骨平面后，导航系统通过监测安装在患者股骨、胫骨上的光学靶标，实时向机械臂系统发送截骨平面的位置和姿态。机械臂系统根据接收到的截骨平面的位姿信息，控制机械臂末端的截骨板进行实时调整，与截骨平面的位置和姿态保持一致。术中骨移位实时随动功能通过实时调整截骨板的位置和姿态，跟随截骨平面位姿的变化，克服了术中肢体移动对截骨精度带来的影响，做到了又快又准。

（5）"锟铻"骨科手术机器人系统："锟铻"全骨科手术机器人的研发总部位于元化智能科技（深圳）有限公司，2018 年 12 月成立于深圳。"锟铻"全骨科手术机器人是国内自主研发并获得国家 NMPA 许可上市的国产智能化手术导航定位系统，以单套系统可辅助完成关节置换、脊柱与创伤等骨科三大类手术。

项目成立之初，获得广东省科技厅"特支计划-本土创新创业团队"支持。经过 5 代样机迭代后完成产品定型（图 8-1-2）。项目已累计申请专利 60 件，软件著作权 21 件，参与制定行业标准 1 项。

2019 年，"锟铻"膝关节置换手术导航定位系统完成产品定型；2020 年 2 月通过型式检验，获取检验报告。2020 年 6—12 月，在中国人民解放军总医院、陆军军医大学第二附属医院、中南大学湘雅医院、四川大学华西医院与新疆医科大学第一附属医院共计 5 家医院开展多中心随机对照临床试验（中国临床试验注册中心 ChiCTR2000031282），累计入组 180 例。2021 年 10 月，膝关节置换手术导航定位系统进入国家创新医疗器械特别审查通道。2022 年 4 月，膝关节

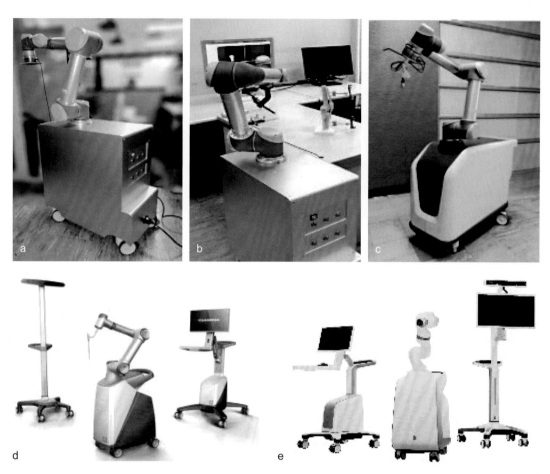

图 8-1-2 产品研发历程。a. 原理实验机。b. 定位置钉功能实验样机。c. 创伤脊柱功能实验样机。d. 椎板切除、关节置换实验样机。e. 全骨科手术机器人定型

置换手术导航定位系统获得 NMPA 批准上市。

2021 年，"锟铻"髋关节置换手术导航定位系统，完成产品定型，送至中国食品药品检定研究院进行型式检验；9 月通过型式检验，获取报告。2022 年 1—6 月，在中国人民解放军总医院、陆军军医大学第二附属医院、四川大学华西医院与广东省人民医院共计 4 家临床单位开展多中心随机对照临床试验（中国临床试验注册中心 ChiCTR2200065601），累计入组 166 例。2022 年 10 月，"锟铻"全骨科手术机器人入围由国家工业和信息化部及国家药品监督管理局牵头的"人工智能医疗器械创新任务"方向二——"智能辅助治疗产品"重点攻关方向。2023 年 3 月，"锟铻"髋关节置换手术适应证获得 NMPA 批准上市。

"锟铻"全骨科手术机器人主要由三部分组

成：机械臂车、导航仪车和主控台车。其中，机械臂车在手术过程中主要是承载手术动力工具，克服人为操作误差，辅助医生按照手术计划精准执行手术操作；导航仪车在手术过程中主要是实现对手术工具和患者骨骼的位姿进行实时跟踪定位，实现手术操作的全程数字化及可视化；主控台车在手术过程中负责术前规划软件和术中导航软件的运行，完成数据处理和算法执行。机器人辅助髋膝关节置换工作原理综合了医学影像技术、导航定位技术、机器人控制技术与骨科手术操作技术等。术前首先进行 CT 扫描，自动分割重建获取骨骼三维模型，并基于相关的解剖标志点规划手术方案。手术过程中，首先通过注册配准技术建立患者与其术前 CT 的空间坐标转换关系，然后导航仪系统通过实时跟踪患者骨骼安装的靶标，实时收集患者骨骼位姿数据，最后经主

控台车运算处理，实时计算并显示手术过程中的膝关节下肢力线、间隙、截骨进程、髋臼磨锉角度深度、髋臼杯安装角度深度等数据，给医生提供直观的术中参考信息，以便做出客观评价，精准、安全地完成手术操作。

上述半主动型机器人都属于机械臂辅助式机器人系统，除此之外，还有导航引导下的智能辅助工具，具有体积小、操作灵活等特点，譬如 OMNIBotic、CORI 等。

（6）HURWA（和华）骨科手术机器人系统：HURWA 骨科手术机器人（以下简称 HURWA 机器人）由北京和华瑞博医疗科技有限公司设计和制造。该公司成立于 2019 年，是国家高新技术企业、中关村高新技术企业、北京市"专精特新"中小企业、中关村前沿技术企业、中关村金种子企业。

HURWA 机器人于 2022 年 1 月获得 NMPA 的注册批准，是首个获批的国产关节手术机器人。2023 年 5 月 9 日，集成膝髋置换及截骨手术诸多适应证于一体的 HURWA 机器人获 NMPA 注册批准。HURWA 机器人在配准、截骨等多个手术环节具备独特技术，并与北京协和医院、北京大学人民医院、天津医院、复旦大学附属中山医院、南方医科大学第三附属医院、辽宁省人民医院等上百家医院合作开展手术超过 2 500 例（截至 2023 年 12 月 31 日）。

HURWA 机器人用于膝关节置换时，通过术前采集患者双下肢全长 CT 信息作为建模数据源，通过人工智能结合人工设计术前方案，并以半主动方式应用于 TKA 中，可适合术者的多种操作模式，如测量截骨、平衡截骨、机械对线、运动对线、功能对线等。

（7）OMNIBotic 关节机器人系统：OMNIBotic 系统是由美国 OMNI 公司研发的一款非图像依赖型手术机器人系统，其前身为 PRAXIM 机器人辅助导航系统，结合 iBlock 自动截骨导向器技术，2010 年由 FDA 批准其可使用于 TKA。此款机器人系统使用骨骼变形（bone morphing）技术，患者的骨骼信息均在手术医生进行骨注册时由系统绘制 3D 骨模型，并在绘制完成后由系统对骨骼模型与患者骨骼同步，手术医生可根据实时信息来确定手术计划。计划调整完成后，在患者股骨侧安装 iBlock 截骨导向器，在导向器的指示下由手术医生用常规器械进行截骨，胫骨侧则使用 Nanoblock 可调节型截骨导向器进行截骨操作，同样由手术医生使用传统器械完成。多项研究表明，iBlock 自动截骨导向器与传统手术截骨板相比效率更高[17]。Suero 等发现，使用此类自动截骨导向装置与传统导航设备相比可获得同等或更好的术后假体力线，同时可减少止血带的使用时间[18]。此外，其截骨的准确性及可重复性也获得了相关研究的证实[19]。OMNIBotic 系统同样为闭合型平台手术机器人系统，只能使用 OMNI 公司提供的 Apex 全膝关节假体。

（8）CORI 关节机器人系统：CORI 的技术起源可以追溯至 2012 年，当时的蓝带科技公司（Blue Belt Technologies）上市了 NAVIO 手术机器人系统，其手术适应证为膝关节单髁置换术。2015 年施乐辉公司收购了蓝带公司以拓展其在骨科机器人领域的业务，2017 年 NAVIO 获得美国 FDA 批准将手术适应证扩展至 TKA。在随后的数年间，基于机械工程、人工智能的发展和医生反馈及改进意见，全新一代的 CORI 手术机器人于 2020 年首先在美国上市。

相较于前代系统，CORI 在人机交互、工作效率和设备集成小型化上均有突破性进展。整机系统由一体式集成主机、高频红外追踪摄像系统、手持式磨钻机械臂、智能操作系统和数据分析系统组成。应用于 CORI 的核心技术包括：① 真实智能技术（real intelligence technology）赋能术者更佳的术中体验，它整合应用软件和智能工具为术者提供更好的即时计划、实施和修正方案。② 不依赖于术前 CT 影像的自由描记（free mapping）技术。一方面，患者无需因机器人手术而额外进行术前多部位的 CT 扫描，减少 X 射线暴露和医疗花费；另一方面，配合性能领先的高频红外追踪摄像系统，医生在术中能够根据患者个体解剖特征，即时流畅地测量、描记包括软骨信息在内的膝关节解剖参数，为后续假体型号选择、位置放置以及截骨方案提供完整信息，并最终精确执行手术方案。同时，得益于该项技术，在整个注册、计划和执行过程中，术者随时可以返回、更改和修订并再次执行，极大丰富了术中自由度。③ 提供膝关节 0°～120° 屈伸范围内全程间隙平衡信息，术者可以以此优化截骨方案和调整假体摆放位置。④ 系统高度整合，CORI 整套设备集成在一个台车上，紧凑小巧，便于手术室内移动和手术室之间转移。

除以上提到的膝关节置换手术机器人系统外，还有其他公司曾经做过相关的研发工作，如施乐辉公司与瑞士 Plus Orthopedics 公司联合研发的 PiGalileo 系统、Plaskos 等在 2005 年推出的 Praxiteles 系统等。国产的如上海龙慧医疗科技公司研发的 TRex-RS 系统等，目前处在临床试验及早期临床应用阶段，仍有待更大规模的临床数据进行验证。

二、膝关节置换手术机器人应用现状

机器人辅助 TKA 的最终目的为增加截骨的精准性，更好地恢复下肢力线与软组织平衡，同时通过限制操作终端的活动范围对术区软组织形成良好的保护，从而达到提升患者术后满意度及假体生存率的效果。随着技术的日趋成熟以及在使用过程中手术流程的不断优化，机器人手术辅助 TKA 在全球范围内的使用越来越普及。有报道统计，机器人辅助 TKA 的使用率已从 2015 年的 0.84% 增长至 2020 年的 5.89%[20]。Lan 等人在一项统计学分析中报道，截至 2019 年在全美按地区划分机器人辅助 TKA 的比例在美国西部、东北部、中部及南部分别为 12.3%、9.7%、5.8% 及 5.7%，且在后续的二十年将呈不断增长趋势[21]。

在临床疗效方面，目前已有研究报道证实，机器人辅助 TKA 可更好地保护假体周围软组织，并减少膝关节周围软组织松解，减少了因软组织损伤而形成的炎性反应，降低了患者的术后早期疼痛及软组织肿胀[22]。Siebert 等人同样通过一项回顾性队列研究表明，机器人辅助 TKA 较传统手术术后软组织肿胀率明显降低[11]。Kayani 等通过一项前瞻性研究同样发现，在行内翻畸形膝关节 TKA 时，与传统手术相比，机器人辅助 TKA 可明显减少内侧软组织损伤，同时胫骨及股骨侧截骨的精准性远高于传统手术[23]。术后软组织肿胀的减少可增加术后早期膝关节的活动度，使患者可更早获得有效的康复锻炼。还有学者发现，在术后 2 年的随访窗口期内行机器人辅助 TKA 的患者相较于传统手术患者，术后因活动度不佳行麻醉下手法松解的发生率更低[24]。

患者的术后满意度一直是验证机器人辅助 TKA 的最重要的指标。关于机器人辅助 TKA 的精准性已有大量研究予以证实，然而其精准性能否转化成更高的患者术后满意度及更长的假体生存率，目前还未达成共识。由于机器人辅助 TKA 在近年来才开始在临床应用领域形成相对广泛的使用规模，大多数关于患者满意度的研究均为早期临床效果研究。已有大量短期临床研究报道机器人辅助 TKA 可获得更好的早期临床效果及患者满意度评分[25, 26]，在一项多中心随机对照研究中，Khlopas 等人报道在术后 6 周，机器人辅助 TKA 较传统手术在行走及站立时的满意度及疼痛评分方面较传统手术比术前有更大的提升，在术后 3 个月时，机器人辅助 TKA 的患者在多个方面较传统手术患者又有进一步的提高[27]。在另一项研究中，Blyth 等人同样发现，机器人辅助 TKA 较传统手术在术后早期相比，可获得更低的疼痛评分及更好的功能评分，然而在术后 1 年时两组患者无明显区别[28]。Kleeblad 等人在一项持续 5.7 年随访的多中心前瞻性研究中报道，机器人辅助 TKA 的患者中期假体生存率可达 97%，中期满意度可达 91%。然而，也有学者发现，机器人辅助 TKA 与传统 TKA 可获得相似的可重复性及满意度，且术后并发症发生率均无明显区别[29]。Kim 等人在一项 10 年的回顾性随访研究中发现，机器人辅助 TKA 与传统 TKA 相比可获得更好的下肢力线，然而在满意度方面两组患者无明显差异[30]。在近期的一项包含大宗病例的 meta 分析研究中，回顾分析了 2 234 例机器人辅助 TKA 及 4 300 例传统 TKA，Onggo 等发现机器人辅助 TKA 与传统 TKA 相比，可获得更好的假体安放位置，然而在临床效果及术后并发症方面无明显区别[31]。

尽管机器人辅助 TKA 在患者术后力线改善上相较于传统 TKA 具有明显的优势，且术后假体及下肢力线不佳是导致假体早期松动的主要原因之一，目前并没有足够的证据表明，机器人辅助 TKA 在假体生存率、翻修率及其他相关并发症方面相较于传统 TKA 具有明显的优势。Kim 等经过 10 年的随访同样发现机器人辅助 TKA 与传统 TKA 相比在假体松动率，翻修率及整体生存率方面并无明显区别[30]。由于大规模应用时间较短，目前尚无长期随访结果证明，机器人辅助 TKA 较传统 TKA 可获得更优的长期假体生存率，需在今后有更多的长期随访研究进一步验证。

在伦理方面，机器人辅助的关节置换手术存在以下的潜在缺陷：① 机器人辅助手术在初始阶段需要大量的资金投入，同时包括医生的教育成本、配套工程师的培训成本、可能产生的一次性医疗耗材成本、后期的机器人维护保养成本等。如果需要患者术前 CT 检查数据，增加了术前检查的额外支出。因此机器人辅助手术要产生优于传统置换手术的效益，需要在更多的患者人群中实现远低于传统手术的失败率方可实现。② 机器人手术的总体时间消耗长于传统手术，对医院手术效率会造成一定的影响。③ 目前的机器人手术术前计划为固定计划，尚无原创性较强的创新手术术式与理念的出现，同时术中一旦有例如操作失误等变量的发生，机器人系统尚无主动应对的人工智能能力，这一缺陷可能带来潜在的对患者不利的影响，如截骨失误后医生需要更多地对软组织张力进行松解调整来弥补失误，因而导致患者软组织损伤增加。④ 目前针对机器人系统的文献中，每种机器人系统还存在差异，智能程度、其研究的质量和数量、随访时间的长短均有所不同，因此文献汇总分析出现的误差难以避免，将其统一定义为机器人辅助手术，存在一定的争议。

第二节　机器人辅助全膝关节置换术操作流程及临床随访

一、机器人辅助全膝关节置换术的患者选择和禁忌证

机器人辅助全膝关节置换术（TKA）的患者选择应基于外科医生对患者具体情况的判断。此外，外科医生在准备机器人辅助 TKA 之前应考虑以下方面。

1. 患者选择

（1）具有传统 TKA 的手术适应证。

（2）患者充分知情理解并接受机器人手术的潜在风险。

（3）髋关节连接的完整性是完成骨骼配准所

必需的。

（4）手术区域附近的金属物体会影响 CT 扫描的质量，并可能影响手术计划的准确性。

（5）感染或近期感染的患者不适合手术。

（6）严重骨质疏松影响植入物稳定性。

（7）患者体型大小可能会影响手术的复杂程度，应评估患者的 BMI。

（8）韧带结构缺失或不稳定可能影响术后关节稳定性。

（9）需要仔细评估严重畸形（如屈曲挛缩、膝内翻和膝外翻）的影响。

2. 禁忌证

（1）髋关节病变伴有严重骨丢失（如股骨头缺血性坏死伴塌陷、股骨头或髋臼严重发育不良）。

（2）髋关节病变显著限制活动范围（如关节融合、严重挛缩、慢性显著脱位）。

（3）膝关节区域的活动性感染。

（4）膝关节置换翻修手术。

（5）设备附近存在强红外源或红外反射器。

（6）植入物与系统不兼容。

（7）植入物制造商给出的植入物禁忌证。

二、MAKO 手术机器人辅助全膝关节置换术操作流程及临床随访

（一）MAKO 手术机器人辅助全膝关节置换术操作流程及详解

MAKO TKA 软件能够让骨科医生使用基于患者 CT 数据的骨骼模型和虚拟假体试模进行术前规划，其主要目的是根据患者骨骼解剖标志确定假体的尺寸、定位和下肢力线。它还根据医生的偏好提供"测量截骨"与"韧带平衡"两个工作模块，在术中也会根据相关的临床数据（如患者自身特有的膝关节运动学、屈曲挛缩等固定畸形和软组织张力）对假体植入计划进行微调。MAKO TKA 术前计划的制订需要手术医生与 MAKO 产品专家（MPS）的密切沟通，在手

术过程中 MAKO TKA 应用软件由该人操作。

1. 术前计划

（1）CT 扫描、预设截骨量：MPS 基于患者的 CT 扫描数据创建膝关节虚拟 3D 解剖模型，随后检查从 CT 影像中收集的一组解剖标记。这一步骤非常重要，因为这些骨骼解剖标记的准确性会影响假体与股骨、胫骨机械轴的准确对线，还会影响矢状位和冠状位上的假体位置（图 8-2-1）。

接着，手术医生检查并调整用于计算股骨远端和胫骨近端截骨的骨骼标记（图 8-2-2）。截骨标记点一般选择股骨髁远端及后方最高点，胫骨平台内外侧截骨标记点一般选择内外侧平台前后宽度的后 1/3 点，允许进行微调。

（2）假体定位规划：MAKO TKA 应用软件允许医生将虚拟假体在具有六个自由度的膝关节

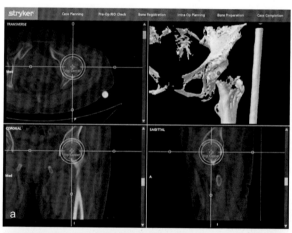

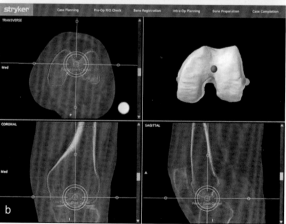

图 8-2-1　a、b. 术前规划确定股骨机械轴线的远近端标记点

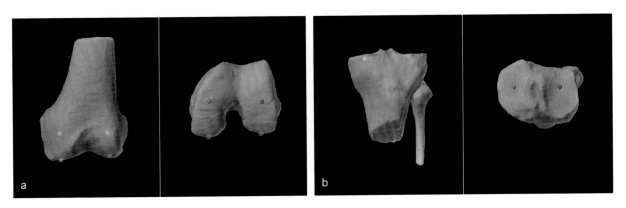

图 8-2-2　a、b. 设定用于计算股骨远端和胫骨近端截骨的标记点

3D 解剖模型上进行定位，并在参考关键解剖标志如通髁线（TEA）、后髁线与机械轴的情况下允许假体在所有三个平面中进行对线。它还可通过显示有关平台边缘悬挂程度、股骨前方切迹和髌股关节过度填充等情况的图形信息来帮助优化假体尺寸（图 8-2-3）。

2. 手术操作步骤

（1）患者体位：患者仰卧于手术台上，术侧下肢固定在腿架上，这能确保截骨过程中肢体的稳定。一般手术医生站在术侧膝关节的同侧，助手站在对侧。

（2）MAKO 系统设备放置：MAKO 机器人的机械臂需放置在术者同侧，带有"术者监视器"的摄像头支架（即双目视觉系统）和 MPS 操作的工作台则放置在术者对侧。

（3）切口显露：手术入路可根据手术医生的习惯和熟悉程度来选择。当进行后交叉韧带保留型假体全膝关节置换术（CR TKA）时，应对后交叉韧带的完整性进行评估。去除骨赘则在骨骼注册之后进行。

（4）安装股骨、胫骨靶标：通过经皮小切口，借助固定针的套筒将两枚 3.2 mm 的带螺纹双皮质骨针平行固定于胫骨结节远端约 10 cm 处，两枚 4 mm 的带螺纹双皮质骨针固定于髌骨上缘近端约 10 cm 处。股骨侧骨针须在膝关节屈曲 90°，与中线成角约 30°～40° 即从前

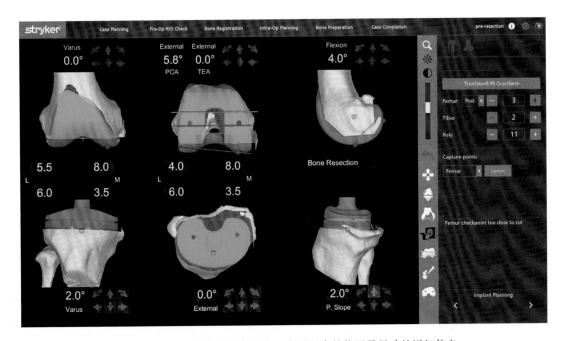

图 8-2-3　软件提供假体在所有三个平面中的位置及尺寸的详细信息

内侧向后外侧方向打入，这样可以避免干扰股四头肌腱。然后用夹子将胫骨和股骨靶标固定到骨针上，靶标的固定方向需调整到使其在整个膝关节运动范围内对摄像头的红外相机可见（图 8-2-4）。

（5）骨骼注册：注册过程包括以下三步。

1）步骤 1：注册过程。

注册过程包括通过旋转下肢获得髋关节旋转中心，然后使用钝探针注册内踝和外踝（图8-2-5）。这些标记点对于计算肢体的机械轴至关重要，有助于计算假体的冠状位和矢状位对线。

2）步骤 2：骨骼标记钉（checkpoint）。

一个标记钉定位于股骨内侧髁的内上方，另一个位于胫骨结节的内侧，距离最近的截骨面至少 10 mm（图 8-2-6），这有助于验证靶标在截骨之前有无产生相对于骨骼的移动。

3）步骤 3：股骨远端和胫骨近端的注册。

这一步骤有助于将患者真实的骨骼解剖结构与软件中的虚拟 3D 骨骼模型整合起来。使用尖探针收集股骨和胫骨各 40 个注册点，并验证其准确程度（图 8-2-7）。

（6）术中规划：注册完成后去除骨赘。在伸膝位通过施加内外翻应力矫正下肢冠状面畸形，这些测试过程会被"捕捉"（图 8-2-8a、b），并用于预测根据术前计划进行截骨后的伸直间隙和下肢力线。

因为无法控制股骨的旋转，在屈膝位施加内

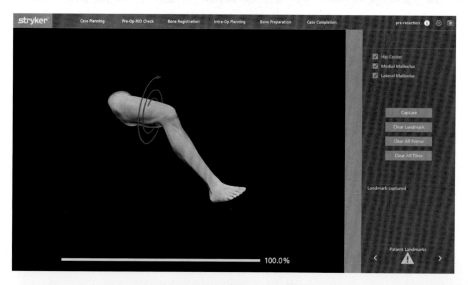

图 8-2-4 摄像头的红外相机可以在整个膝关节运动范围内捕捉到靶标信号

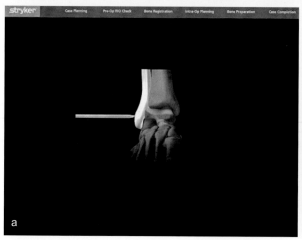
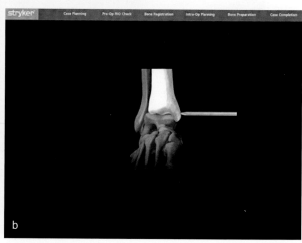

图 8-2-5 a、b.外踝与内踝注册

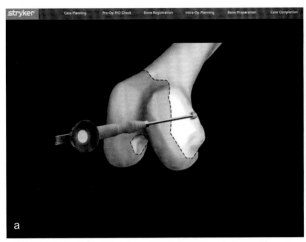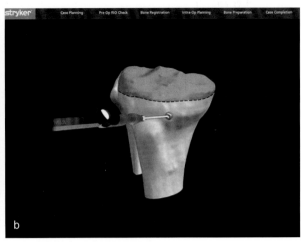

图 8-2-6　a、b. 截骨前须对股骨与胫骨的标记钉进行验证

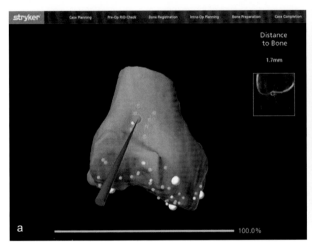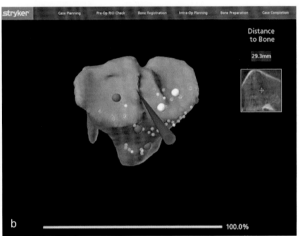

图 8-2-7　a、b. 股骨与胫骨骨骼注册

外翻应力比较困难，所以屈膝 90° 时使用间隙测试的金属勺子来撑开内外侧间室以确定屈曲间隙（图 8-2-9）。

　　一旦手术医生对屈伸间隙平衡感到满意，就可以按术前计划继续进行。如果间隙平衡不可接受，则可以对假体的位置和对线进行小幅度调整，以改善屈伸平衡（图 8-2-8c、d）。对假体位置的小幅度调整可减少相应的软组织松解。

　　对于一般的内翻膝，外侧间室的间隙可能比内侧间室稍松，尤其是在屈膝时。这种情况可通过对股骨假体外旋进行微调来获得间隙平衡。如果仅在伸直位存在内侧或外侧间隙紧缩（>2 mm），则可以对股骨假体进行内外翻调整，以获得平衡间隙。如果内侧或外侧间隙在屈曲和

伸展时都很紧（>2 mm），则可以对胫骨假体进行内外翻调整。如果内侧或外侧间隙仅在屈曲时较紧，可以通过调整股骨假体的旋转获得间隙平衡。如果未受影响的一侧间室的间隙大于 20 mm，则应避免对间隙进行完全校正。当韧带松弛时，就会出现这种情况。这种情况下，如果试图用调整截骨来获得平衡，会导致严重的对线不良。

　　值得注意的是，在伴有骨缺损和韧带松弛的严重畸形中，理想的做法是先平衡间隙，然后再进行截骨。在畸形较轻的情况下，如果手术医生有所偏好，可以采用测量截骨技术。同时，手术医生可根据不同患者的解剖特点采用不同的假体对线策略，规划软件与 MAKO 机械臂的精确截骨是高质量落实手术计划的保障。

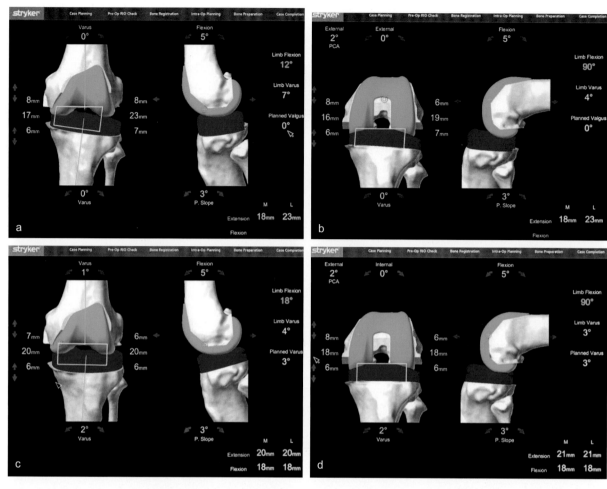

图 8-2-8　a. 矫正前的膝关节伸直位状态。b. 矫正前的膝关节屈曲 90° 位状态。c. 调整假体内外翻后，施加外翻应力后显示伸直位膝关节内外侧达到平衡。d. 调整假体内外翻并在屈曲 90° 位适度撑开内侧间隙后内外侧达到平衡

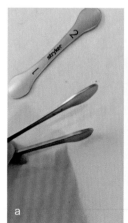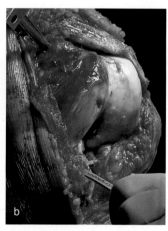

图 8-2-9　a. 用于关节间隙评估的金属勺子。b. 屈膝 90° 位时用金属勺子撑开屈曲间隙进行评估

（7）放置机器人：机器人底座必须锁定在患者同侧髋关节水平的位置，确保底座靶标对另外一侧的摄像头可见。带有摆锯手柄的机械臂位于膝关节上方，固定在腿架上的自持式拉钩在关节线水平插入侧副韧带下方，将术野内外侧显露而无需助手，从而避免了对摄像头的阻挡。

（8）截骨：截骨前先用探针对锯片和骨骼标记钉进行验证。有两种不同的锯：用于股骨远端和后斜的 90° 角锯；用于股骨前髁、前斜、后髁以及胫骨的直锯。锯片连接到一个有启动开关的手柄上。一旦按下开关，锯片就会自动对准设定了触觉反馈边界的"切割区"。松开开关，再持续按住就可以开始截骨。手术医生在屏幕引导的帮助下完成截骨，直到截骨面所有区域都是白色的。一旦锯子超出边界时，机械臂会自动停止工作，这对保护相邻的重要软组织和提高手术精度至关重要。如果计划植入 CR 假体，触觉反馈

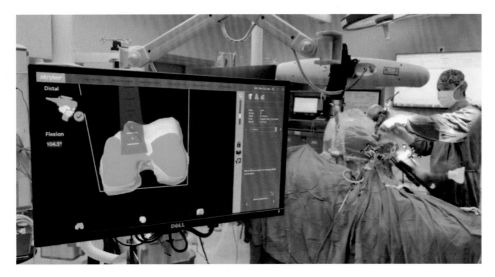

图 8-2-10　机械臂辅助下的股骨截骨，屏幕上显示截骨进程的实时画面

边界也有助于保留后交叉韧带止点周围骨岛。此外，根据假体的大小，可以临时扩大触觉反馈边界，以切除默认边界之外的骨（图 8-2-10）。

（9）试模安装与评估。

1）步骤 1：使用试模进行软组织平衡。

截骨完成后安装试模，通过在伸直位和 90° 屈曲时施加的内外翻应力来评估膝关节稳定性。此外，还可以在工作台屏幕上实时检查内外侧间隙。如果屈伸间隙不相等，可以对假体位置进行微调或进行软组织松解以改善平衡。改变术前计划可能需要机械臂进行额外的截骨。如果伸直间隙较紧，则股骨远端需要增加截骨量；如果屈曲间隙紧，则可能需要通过改小或前移股骨假体进行调整。如果 CR 假体后交叉韧带过紧，则需要增加胫骨后倾，这可能导致在屏幕上出现股骨过度后滚的情况；如果后交叉韧带在屈伸间隙平衡的情况下依然很紧，则可进行后交叉韧带的部分松解或切除，CR 假体可以很方便地转换为后方稳定型（PS）假体。

2）步骤 2：使用撑开器进行软组织平衡。

另一种平衡软组织的技术是使用撑开器。完成所有截骨后通过撑开器可以在伸直位和 90° 屈曲位进行伸屈间隙的评估。然后可以通过软组织松解或改变术前计划以平衡间隙。术前计划的改变可能需要使用机械臂在较紧的一侧间室进行额外的截骨。

另一种工作流程是在进行股骨远端和胫骨近端截骨后就使用撑开器进行伸直间隙的评估，并在假体植入位置改变或不改变的情况下通过软组织松解来进一步平衡伸直间隙。伸直间隙一旦平衡，撑开器就用于屈膝 90° 时内外侧屈曲间隙的评估。如果屈曲间隙不满意，则调整股骨假体的位置达到屈膝间隙平衡。

（10）假体准备与植入：髌骨面和 PS 假体股骨髁间的准备是手工完成的。一旦对平衡和运动学感到满意，就通过标准技术植入假体。水泥凝固后，在伸直和屈曲位记录肢体的最终对线情况和间隙测量值。

（二）MAKO 手术机器人辅助全膝关节置换术随访结果

全膝关节置换术（TKA）是治疗终末期膝骨关节炎一种行之有效的术式。目前的报道显示，10 年的假体生存率在 90% 左右[32]，TKA 无疑能够给患者的膝关节功能改善带来益处[33]。但尽管如此，其术后患者满意率要显著低于全髋关节置换术[34]。TKA 手术效果与一些手术因素如假体位置和软组织平衡息息相关，这些异常可能会降低假体生存率，并对患者膝关节功能产生负面影响。

目前的一些临床研究显示 MAKO 辅助 TKA 患者具有良好的短期和中期随访结果。在一项前瞻性队列研究中，Kayani 等人发现接受 MAKO 辅助 TKA 的患者在疼痛、术后早期功能康复、住院时间等指标上要显著优于接受了传统手工 TKA 的患者[35]。MAKO 机器人组术后疼痛减轻（$P<0.001$），对镇痛药的需求减少（$P<0.001$），术后血红蛋白水平下降减少（$P<0.001$），实现第一次直腿抬高的时间减少（$P<0.001$），住院期间需要康复师指导的次数相应减少（$P<0.001$），住院时间减少 26%（$P<0.001$），并且出院时膝关节活动度明显增加（$P<0.001$）。该研究表明，与传统手工 TKA 相比，MAKO 辅助 TKA 对患者术后早期康复具有显著优势。

同样，Bhimani 等人比较了 140 名 MAKO 辅助 TKA 患者与 127 名手工 TKA 患者的临床结果后得出了相似的结论[36]。研究显示，在术后第 2 周和第 6 周，接受 MAKO 辅助 TKA 的患者在休息和活动时的平均视觉模拟疼痛评分（VAS）显著较低。在 6 周时间内，与传统手工 TKA 组患者相比，MAKO 辅助 TKA 组患者平均每天需要的镇痛药物减少量相当于 3.2 mg 吗啡（$P<0.001$），该组中不需要阿片类药物的患者数量也明显更多（70.7% vs. 57.0%，$P=0.02$），并且该组患者在术后第一天出院的比例更高（41.3% vs. 20.5%，$P<0.001$）。

Mitchell 等人进行了一项回顾性研究，比较了 148 例 MAKO 辅助 TKA 和 139 传统手工 TKA 病例[37]。当学习阶段不包括在内时，MAKO 辅助 TKA 与手工 TKA 的术中止血带时间并无显著差异。另外作者还发现，与 MAKO 辅助 TKA 患者相比，手工 TKA 患者需要更长的住院时间（1.73 天 vs. 1.18 天，$P<0.001$）、更多的阿片类镇痛药物（89.6 MME vs. 65.2 MME，$P=0.02$）以及更多的康复治疗次数（13.3 次 vs. 11 次，$P<0.004$）。KOOS-JR 评分（关节置换的膝关节损伤和骨关节炎结果评分）、UCLA 评分（加州大学评分）和并发症发生率在术后 1 年时两组患者之间没有显著差异。Marchand 等人发表了一项比较 MAKO 辅助 TKA 与传统手工 TKA 的临床报道，经过 1 年的随访，结果显示了这种手术工具在改善短期疼痛、功能和总体满意度方面的潜力[38]。MAKO 辅助 TKA 的这些有利结果表明，与传统手工 TKA 相比，术后 1 年患者的预后继续改善。

Malkani 等人[39] 报道了一项有关 188 例 MAKO 辅助 TKA 两年临床结果的多中心研究，这些患者在多项患者报告的结果测量（patient-reported outcome measures, PROMs）中具有良好的结果，同时还发现该组病例翻修率低（1.06%），并发症少（3.7%）。然后作者对这些患者中需要进行麻醉下手法松解（MUA）的比率进行了单独分析，通过与每个手术医生同等数量的对照患者相比后发现，接受 MAKO 辅助 TKA 的患者需要 MUA 的比率显著降低了 4.5 倍（$P=0.032$）。鉴于 MUA 被视作 TKA 术后僵硬的指标，较低的 MUA 比率说明该队列 TKA 术后膝关节僵硬程度较低，与对照队列相比，术后早期活动度较大[24]。

MAKO 辅助 TKA 技术的应用更大限度地保护了软组织，减轻了术后早期疼痛，提升了患者满意度，减少了如僵硬等并发症，并且缩短了住院时间。这些方面的进步有助于巩固手术疗效，也可以为患者和医院方降低相应的护理费用与资源消耗。Cool 等人回顾了 2016 年 1 月至 2017 年 3 月期间美国全膝关节置换手术医疗保险数据库资料[40]。他们将 519 例 MAKO 辅助 TKA 和 2 595 例传统手工 TKA 病例匹配后进行分析，结果发现 MAKO 辅助 TKA 患者 90 天护理总费用减少了 2 391 美元（$P<0.0001$），设施成本指数和住院时长分别减少了 640 美元（$P=0.0001$）和 0.7 天（$P<0.001$）。此外，与手工 TKA 患者相比，MAKO 辅助 TKA 患者出院后只需要自我护理的比例更高（56.65% vs. 46.67%，$P<0.0001$），需要到护理机构进行康复的比例更低（12.52% vs. 21.70%，$P<0.001$），而

且 90 天内再入院率减少了 33%（*P*=0.04）。这些指标的改善有利于节约医疗成本。

在此，以一例施行 MAKO 辅助下解剖对线（anatomical alignment, AA）TKA 的患者为例，验证计算机规划结合机械臂辅助截骨对准确执行手术计划的积极作用（图 8-2-11）。国外学者在 20 世纪 80 年代基于冠状位关节线理论提出 AA 技术，不过该对线技术在胫骨侧 3° 内翻手工截骨的可重复性与可靠性一直以来备受诟病。该病例截骨前通过 MAKO 软件规划制订了冠状面股骨假体相对于机械轴 3° 外翻、胫骨假体相对于机械轴 3° 内翻的截骨策略，术后片经测量与术前规划高度一致。

除了传统 TKA 的一些常规并发症[41]，MAKO 辅助 TKA 还有一些相关的问题需要注意。手术时间方面，毫无疑问，MAKO 机器人系统的应用会增加手术时间。这主要是由于骨骼注册过程和术中需要保持参考架朝向摄像头方向所耗费的时间，尤其是在学习阶段。然而，随着手术医生团队越来越习惯 MAKO 的工作流程，MAKO 辅助 TKA 和传统手术的手术时间越来越接近[42]。最新的研究显示，由于使用 MAKO 系统导致手术时间小幅延长并无显著的临床相关性，对整体手术效率影响甚微[43]。关于参考架钉道引起的下肢骨折病例也有个别报道[44]，这是由钉道周围局部应力过大导致的。最新研究显示，可以通过将置钉位置移向股骨远端来预防此类并发症[45]。此外，由于这是一个依赖术前 CT 影像进行手术规划的系统，辐射暴露风险一直备受关注。然而，该系统术前检查的平均有效剂量约为 4.8 mSv，仅为完整髋或膝关节 X 射线检查辐射剂量的 2.5 ～ 3 倍[46]，对癌症风险的影响微乎其微。因此，准确的术前计划和机器人技术带来的收益可能超过这一风险[47]。

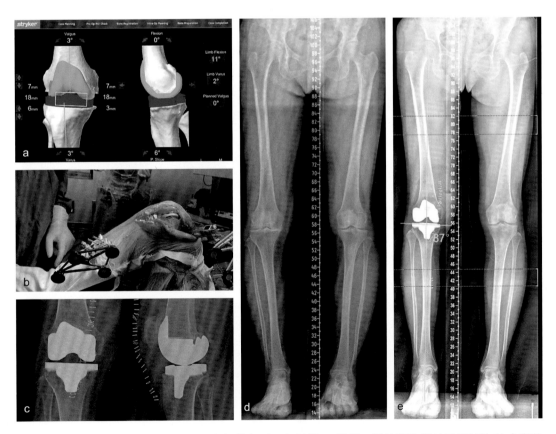

图 8-2-11　a. 术中规划制订冠状面股骨假体相对于机械轴 3° 外翻、胫骨假体相对于机械轴 3° 内翻的截骨计划。b. 截骨完成后安装假体试模，膝关节伸屈活动全程髌骨轨迹良好。c. 术后膝关节正侧位片。d. 术前下肢全长片。e. 术后下肢全长片

（三）MAKO 手术机器人的优势及仍需解决的问题

手术机器人已经成为越来越受骨科医生欢迎的工具。这些机器人平台已被证明可以在关节置换术中提高假体放置的准确性和精度，准确的对线可以提高假体生存率，降低翻修风险[48]。MAKO 机器人手术系统基于 CT 影像进行术前规划，为假体植入提供准确参考，最终在机械臂辅助下重建患者的下肢力线、关节线、平台后倾和旋转对线。与手工操作相比，尸体标本操作与临床病例均显示 MAKO 全膝置换提高了假体放置的准确性和精度[49]。同时，基于 CT 的影像学研究也得出了类似的结论[50]。这主要归功于基于术前 CT 的 3D 解剖规划和 AccuStop™ 触觉反馈技术，它们使手术医生能够准确执行手术计划，而且计划可以在术中进行调整，以解决假体对线、软组织平衡和屈曲挛缩等问题。同时，系统还向术者提供视觉和听觉反馈。有学者通过量化评分比较[23]，认为机器人辅助 TKA 在骨与软组织保护方面要优于传统手工 TKA，患者术后疼痛更轻、功能恢复更快。而且，手术机器人大大降低了手术医生在手工操作甚至无图像计算机导航中输入患者解剖参考点时的错误率。有研究表明，无图像计算机辅助导航系统在冠状面和矢状面上改善了下肢力线和假体的定位，但假体旋转对线并未得到改善[51]，参考通髁线的最大误差可达 9.1°[52]。

术后即刻来讲，接受机器人辅助 TKA 的患者术后疼痛减轻，镇痛药物使用总量减少，住院时间缩短；在术后 1 年的短期随访中，机器人辅助 TKA 患者是否具有更优的功能评分或疼痛评分尚无定论[37, 38]。

尽管现有的数据还不足以充分显示这种基于术前影像的机器人手术系统的优越性。但现有证据表明，它有能力准确执行术前计划。基于这一功能，手术医生可以根据自己的选择精确地执行不同的下肢对线方案。由于该系统可靠、准确性高，生物型假体的应用可能在未来有所增长。MAKO 辅助生物型 TKA 现已获得美国 FDA 批准，它在保留骨量、减少手术时间和避免骨水泥相关并发症方面均具有潜在优势。鉴于该系统的多功能性，未来可能会涌现出新的甚至个性化的配套假体来满足不同患者的需求。

三、"鸿鹄"手术机器人辅助全膝关节置换术操作流程及临床随访

（一）"鸿鹄"手术机器人辅助全膝关节置换术操作流程及详解

"鸿鹄"手术机器人辅助全膝关节置换的操作流程包括术前计划、术前准备及术中操作，具体如下。

1. 术前计划

（1）术侧下肢 CT 扫描及数据导入：患者呈平卧位，扫描范围从髂前上棘至足尖，扫描层厚不超过 1 mm，非关节区域可适当增加扫描层厚。确保扫描前清除肢体周围金属物品，以免伪影影响数据重建。

创建患者案例，将 CT 数据以 DICOM 格式保存后传入机器人软件系统，在"CT 预览"界面，可以显示案例 CT 影像的冠状面、矢状面、横断面三个视图。

（2）特征点、特征线及截骨量标记点选择：CT 数据导入后，可自动分割，工程师辅助完成三维模型重建，在基于 CT 重建的三维模型上确认特征点、特征线及截骨量标记点，以便进行术前规划。

1）股骨特征点及特征线（图 8-2-12）。

（a）股骨机械轴：股骨头中心与膝关节中心的连线。

（b）通髁线（TEA）：股骨外侧髁最高点和内侧髁髁间凹最低点的连线。

（c）Whiteside 线：股骨髁间窝最高点和滑车

最低点的连线。

（d）股骨冠状面参照点：大转子后缘切点与股骨内外侧后髁切点形成的面。

（e）股骨远端轴线：股骨内髁远端切点和外

髁远端切点的连线。

（f）后髁轴线：股骨后髁内侧切点和外侧切点的连线。

2）胫骨特征点及特征线（图 8-2-13）。

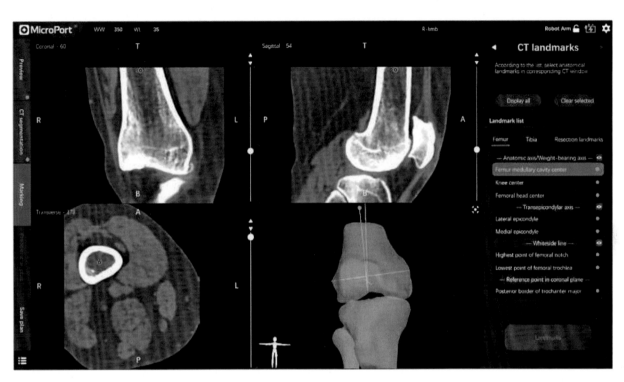

图 8-2-12　股骨特征点选择

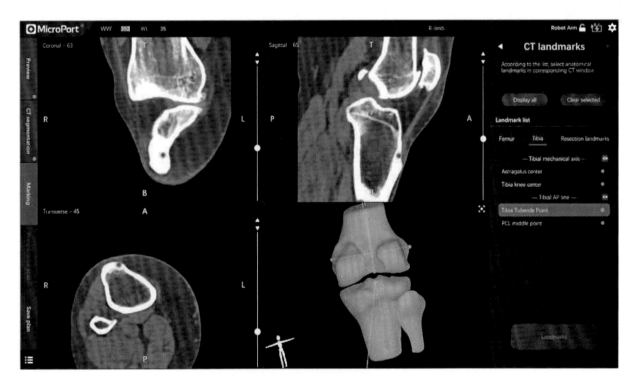

图 8-2-13　胫骨特征点选择

（a）胫骨机械轴：距骨中点和胫骨平台中点（通常是内外侧髁尖嵴中点）的连线。

（b）胫骨 AP 线：胫骨结节中内 1/3 处与后交叉韧带抵止部中点（后交叉韧带中心）的连线。

（c）胫骨近端轴线：胫骨近端-内侧切点、胫骨近端-外侧切点。

3）截骨量标记点（图 8-2-14）。

（a）股骨截骨量标记点：① 内髁远端切点为股骨内侧髁最远端点，用于计算股骨远端内侧的截骨量；② 外髁远端切点为股骨外侧髁最远端点，用于计算股骨远端外侧的截骨量；③ 后髁内侧切点为股骨内侧髁最后方点，用于计算股骨后髁内侧的截骨量；④ 后髁外侧切点为股骨外侧髁最后方点，用于计算股骨后髁外侧的截骨量。

（b）胫骨截骨量标记点：① 胫骨内侧切点为胫骨内侧平台最低点，用于计算胫骨平台内侧的截骨量；② 胫骨外侧切点为胫骨外侧平台最高点，用于计算胫骨平台外侧的截骨量。

（3）术前假体摆位：完成标记后，进入假体摆位规划阶段，系统默认首先进入"假体摆位"任务界面。在这一界面，可利用分割重建后的骨骼模型，对假体类型和尺寸进行选择；利用截骨量标记点可以计算膝关节伸直和屈曲两种状态下的内外侧截骨量，为调整假体的位置和姿态以获得恰当的内外旋、前后倾、内外翻角度提供依据。该功能分为两种模式："CT模式"和"3D 模式"。CT 模式可以提供水平面、冠状面及矢状面的二维图像（图 8-2-15）；3D 模式可以提供依据 CT 重建的三维模型图像（图 8-2-16）。

术者可以不断地微调与修正，通过计算机反馈的数据，选择最优的假体安装位置、假体尺寸及衬垫厚度。因为 CT 图像无法显示软骨，因此软骨厚度无法精确显示，一般以 2 ～ 3 mm 厚度纳入计算。术前计划完成后参数将在电脑中保存，由软件计算出截骨的区域、范围，并设定安全边界。

假体摆位时涉及的参数具体含义如下（图 8-2-17 和图 8-2-18）。

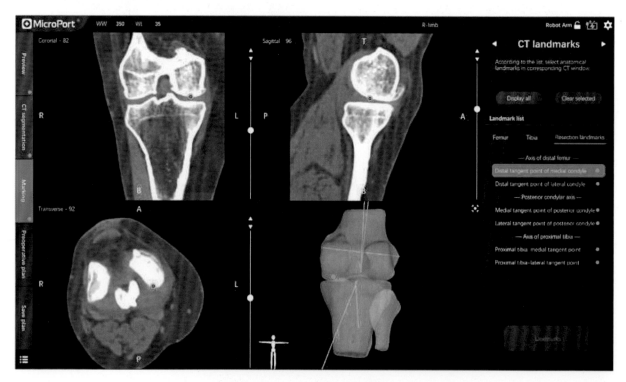

图 8-2-14　切骨标记点选择

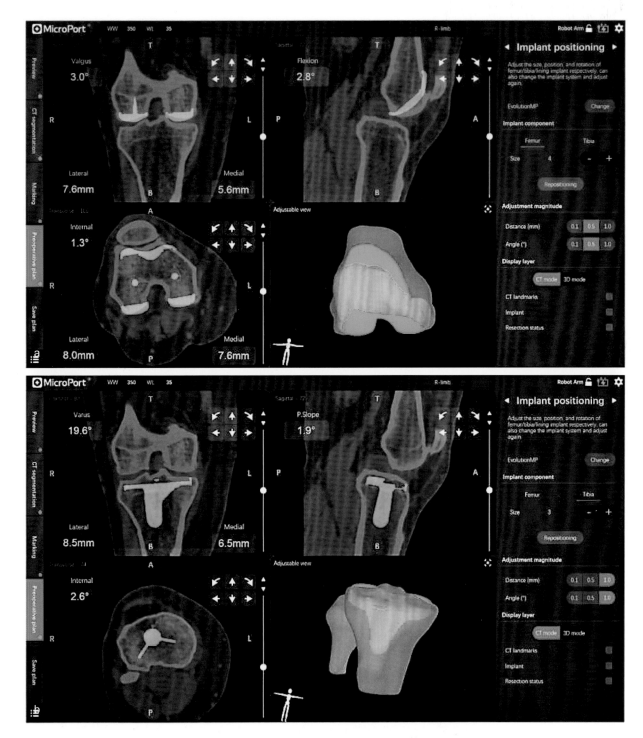

图 8-2-15 a、b. CT 模式：股骨及胫骨侧假体植入规划

1）股骨内外翻角度：股骨力线与股骨假体远端切面的垂线在冠状面的夹角。

2）股骨内外旋角度：通髁线与股骨假体水平轴线在横断面的夹角。

3）股骨前后倾角度：股骨力线的垂直面与股骨假体远端切面的夹角。

4）股骨远端内外侧截骨量：根据手术规划股骨远端内外侧预期的截骨量。

5）胫骨内外翻角度：胫骨力线与胫骨平台近端切面的垂线在冠状面的夹角。

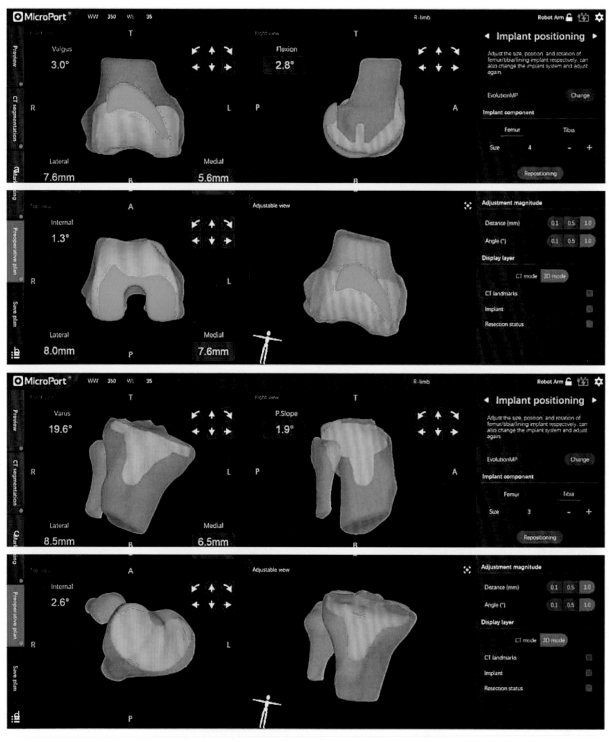

图 8-2-16　a～d. 3D 模式：股骨及胫骨侧假体植入规划

6）胫骨内外旋角度：胫骨解剖 AP 线与胫骨平台 AP 轴线在横断面的夹角。

7）胫骨前后倾角度：胫骨力线的垂直面与胫骨平台平面的夹角。

（4）骨注册点预览：导航软件会在股骨与胫骨三维骨模型表面各形成 30 个注册点，用户需要查看这些点的位置是否合理，若不合理可以对注册点的位置和分布进行调整（图 8-2-19 和图 8-2-20）。

（5）方案保存：完成"骨注册点预览"后，

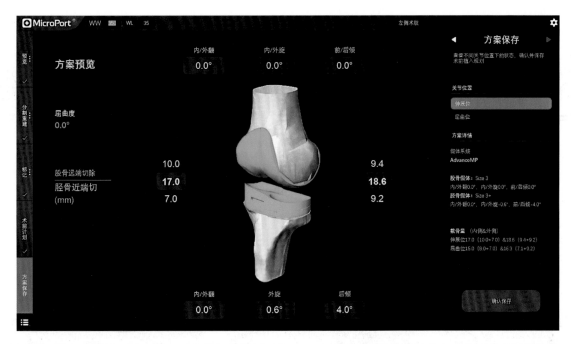

图 8-2-17　"鸿鹄"手术机器人伸直位术前规划评估，可显示膝关节模拟屈曲角度，股骨和胫骨假体摆放位置（图中示例股骨假体内 / 外翻 0°，内 / 外旋 0°，前 / 后倾 0°；胫骨假体内 / 外翻 0°，外旋 0.6°，后倾 4.0°），股骨内外侧髁切骨厚度，胫骨平台内外侧切骨厚度，以及内外侧间隙距离

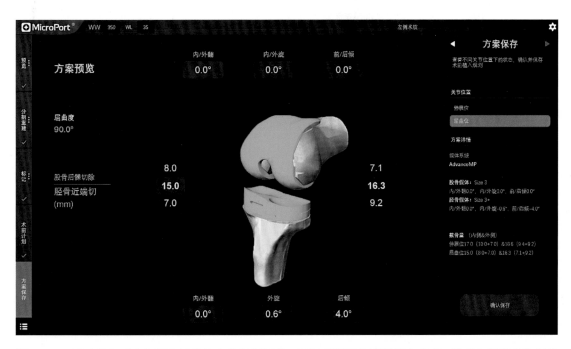

图 8-2-18　"鸿鹄"手术机器人屈曲位术前规划评估，可显示膝关节模拟屈曲角度，股骨和胫骨假体摆放位置（图中示例股骨假体内 / 外翻 0°，内 / 外旋 0°，前 / 后倾 0°；胫骨假体内 / 外翻 0°，外旋 0.6°，后倾 4.0°），股骨内外侧髁切骨厚度，胫骨平台内外侧切骨厚度，以及内外侧间隙距离

点击右上角的▶进入"方案保存"界面。此界面会根据之前的标志点标记、假体摆位，以及假体模型等数据进行计算，生成完整的手术方案和数据（图 8-2-21 和图 8-2-22）。点击"确认保存"按钮保存术前方案。如果仍需修改，可以返回之前的界面进行修改。

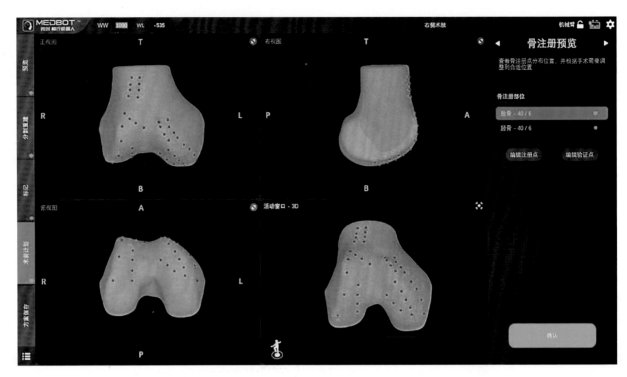

图 8-2-19　股骨注册点

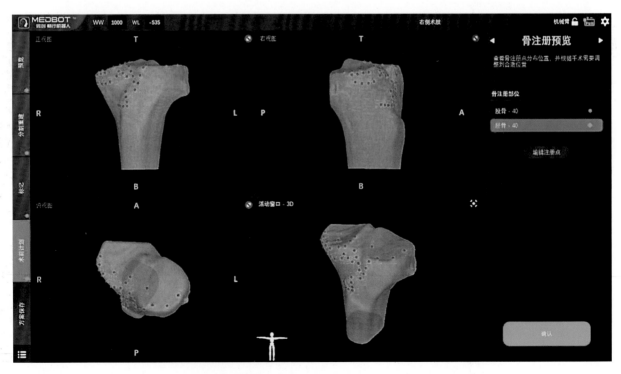

图 8-2-20　胫骨注册点

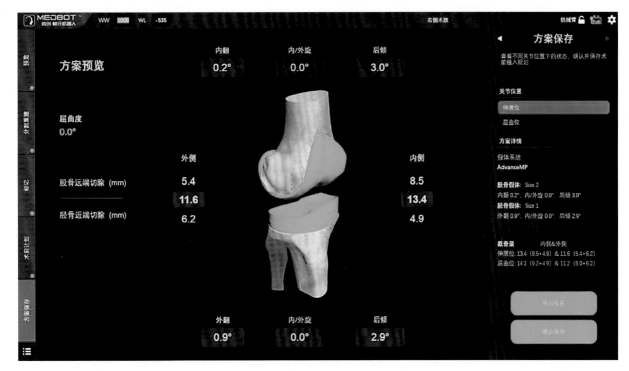

图 8-2-21　伸直位方案预览

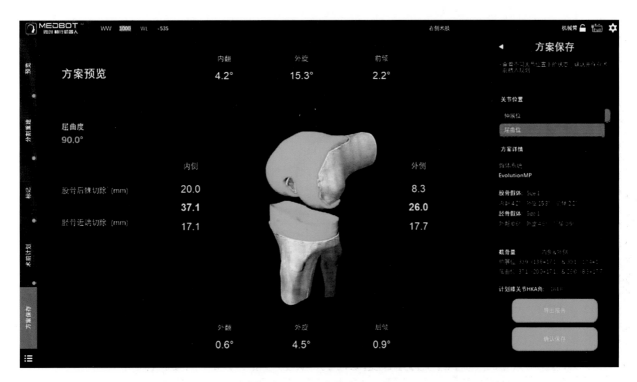

图 8-2-22　屈曲位方案预览

2. 术前准备

（1）导航软件进入手术：将保存的手术案例计划导入术中导航软件，在界面选中正确的手术案例（标蓝显示），点击"进入手术"按钮，软件界面会跳出患者信息确认对话框（图8-2-23）。核对患者信息正确后，点击"确定"按钮，导航软件跳转进入下一界面机械臂配准中的"机器摆位"。

（2）患者及设备摆位：在进行手术消毒之前，以手术床和患者手术部位为中心进行膝关节置换手术导航定位系统的粗摆放。摆放推荐位置如下：手术台车中线偏向患者头侧与手术床成70°左右的夹角并对准患者膝关节；台车前端沿中线方向距手术床约50 cm；光学追踪设备高约2 m，位置大约在手术台车中心以患肢为轴线的对称位置（图8-2-24）。校验靶标安放于患者头侧校验靶标支撑架上。注意台车周遭1 m内尽

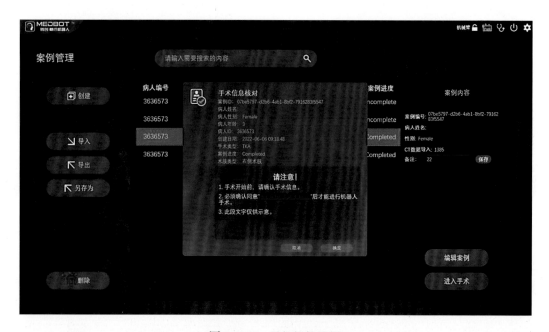

图 8-2-23 导航软件界面

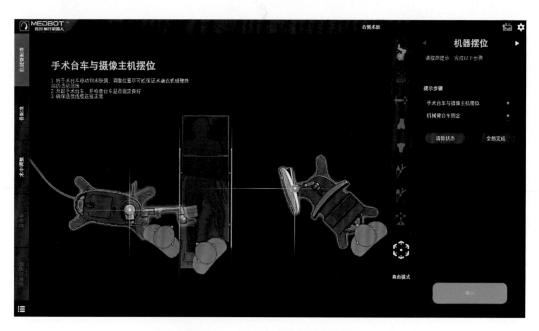

图 8-2-24 手术台车与摄像机摆位

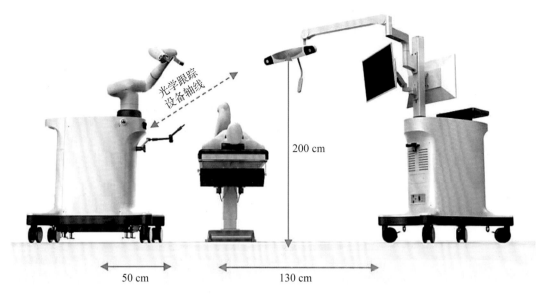

图 8-2-25　膝关节置换手术导航定位系统摆位示意图

量避免有其他干涉物。推动台车时注意避免碰伤患者、设备倾覆。建议动台车时地面倾角不超过5°，障碍物不超过 2 cm 高（图 8-2-25）。

（3）无菌准备：手术台车使用无菌巾保护罩覆盖，具体部位为基座靶标支撑架、机械臂和机械臂末端、台车前端。手术台患者同步进行消毒铺巾。需要注意的是，患者脚托托盘需要在患者消毒铺巾前固定于手术床手术部位。

（4）靶标安装：完成消毒铺巾后，股骨和胫骨各打入两根固定针，安装股骨和胫骨靶标，并调整朝向。基座靶标安装至基座靶标支架上。校验靶标安装于校验靶标支架上。胫骨靶标第一根固定针应在胫骨结节以下至少 10 cm，胫骨嵴偏内 1 ～ 1.5 cm，与胫骨矢状面呈 30° ～ 35° 夹角，第二根固定针根据固定器定位。股骨靶标安装时，屈曲膝关节至大于 90°，以伸长股四头肌，第一根固定针应在髌骨上缘以上 10 cm，与股骨矢状面呈 30° ～ 35° 夹角，第二根固定针根据固定器确定位置。胫骨股骨靶标安装在固定组件远离膝关节一侧，以减少可能对截骨形成的干扰。务必拧紧所有螺钉以避免靶标在截骨时松动。要注意区分股骨和胫骨靶标，股骨靶标上标有字母"F"，胫骨靶标上标有字母"T"（图 8-2-26）。

（5）截骨板安装：将截骨板底部的圆形孔

对应法兰上较粗的圆柱，对准后插入。将 4 颗截骨板螺钉旋入、适当锁紧即可（避免过度拧紧）（图 8-2-27）。无菌准备时，机械臂末端提供两

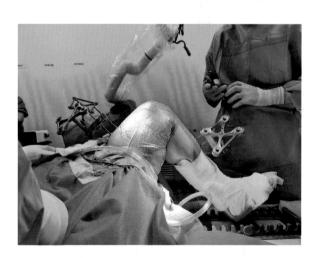

图 8-2-26　靶标安装示意图

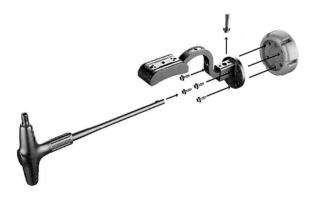

图 8-2-27　截骨板安装示意图

层无菌罩，安装接骨板的螺钉刺破第一层无菌罩旋入机械臂末端，锁紧后绕接骨板底部系紧第二层无菌罩已封闭钉孔。此步骤螺丝刀使用完毕后视为污染，不应放回手术台。

（6）检查点验证：用于校验机械臂末端截骨导板位置（图8-2-28）。

（7）机械臂注册配准：该功能用于获取基座靶标坐标系与机械臂控制坐标系之间的转换矩阵

（图8-2-29）。

（8）探针检查：此功能用于检验探针末端偏移量是否满足精度要求（图8-2-30）。

（9）患者标记：以股骨头为中心旋转股骨，以确定患者股骨头中心点（图8-2-31）。用探针点击"踝内侧"及"踝外侧"以确定踝关节中心点（图8-2-32和图8-2-33）。确定它们相对股骨靶标和胫骨靶标坐标系中的坐标值。

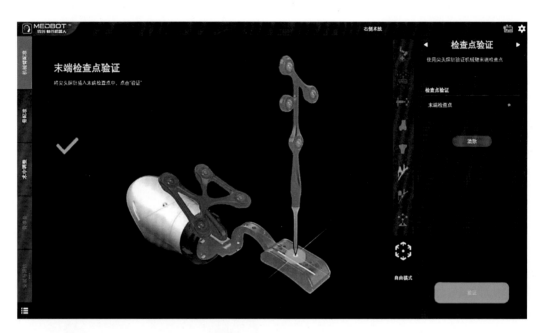

图 8-2-28　检查点验证

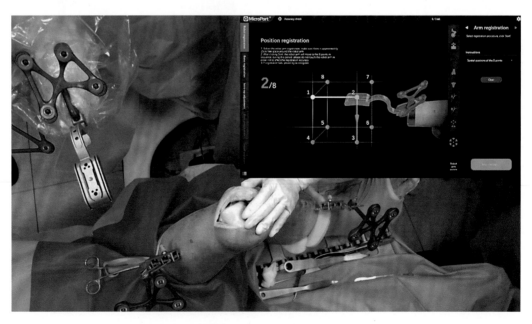

图 8-2-29　机械臂注册

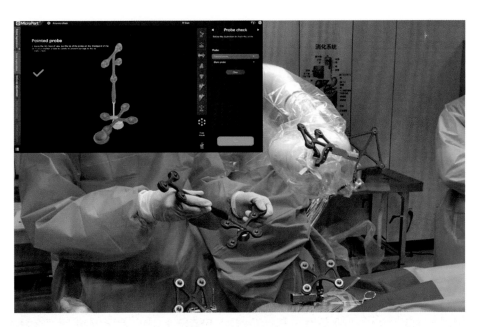

图 8-2-30　探针检查

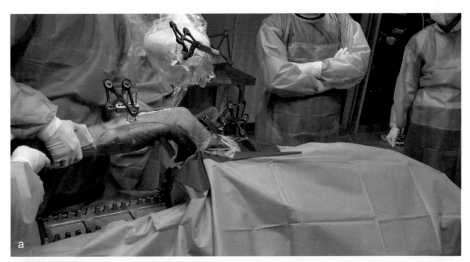

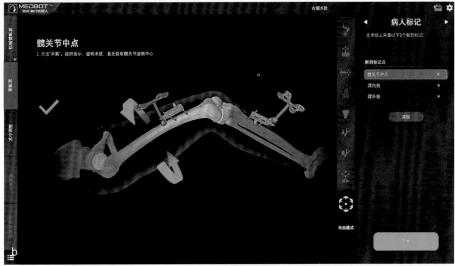

图 8-2-31　a、b.以股骨头为中心旋转股骨，以确定患者股骨头中心点

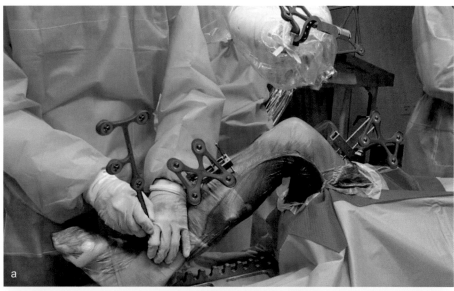

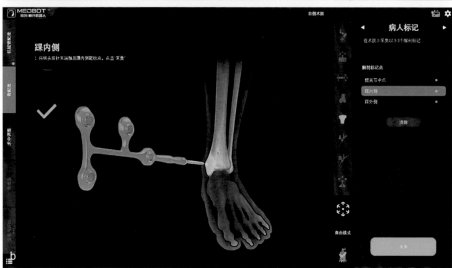

图 8-2-32　a、b. 用探针点击"踝内侧"

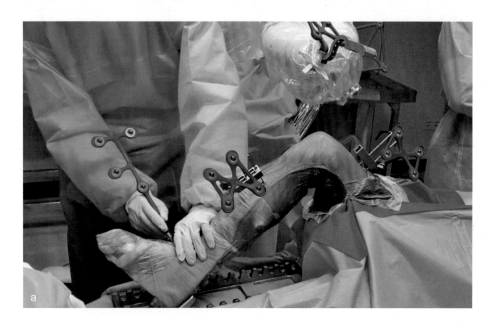

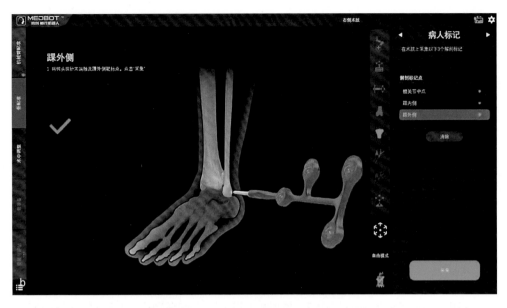

图 8-2-33　a、b. 用探针点击"踝外侧"

3. 术中操作

（1）体位准备与切口：麻醉后，患者取仰卧位，切口选择与传统手术相同，常规采用膝前正中切口，髌旁内侧入路，向上显露髌上囊的脂肪组织，向下至胫骨结节内侧。

（2）骨注册：在股骨中下段和胫骨中上段进行可视化靶标安装，随后植入骨标记钉，方便术中随时检查股骨及胫骨靶标是否发生偏移（图 8-2-34 和图 8-2-35）。

在患者股骨和胫骨上采集相应注册点，完成术前规划到术中实际骨质的空间配准。注册靶标的尖头要穿过软骨直达软骨下骨，以期减少软骨对注册准确性的影响。注册范围及注册信息通过

机器人电脑屏幕显示，由主刀医生手持靶标完成注册（图 8-2-36 ～图 8-2-39）。

（3）术中规划确认：手术医生根据切开显露后的术中实际情况再次对术前规划进行确认，如有问题，可以对规划进行修改。在术中规划界面，术者可分别调整股骨植入物、胫骨植入物以及内衬植入物的尺寸，并以最小 0.1 mm 及 0.1°的调节幅度来调整截骨厚度和角度（图 8-2-40 和图 8-2-41）。

（4）精度检查：使用尖头探针进行相应的操作，来校验股骨靶标、胫骨靶标、基座靶标是否发生偏移，以及截骨平面靶标是否发生形变（图 8-2-42 ～图 8-2-44）。

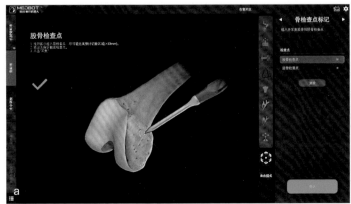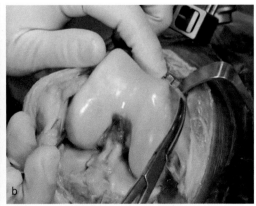

图 8-2-34　a、b. 股骨检查点标记

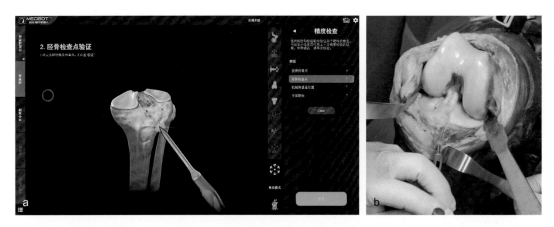

图 8-2-35　a、b.胫骨侧骨检查点标记

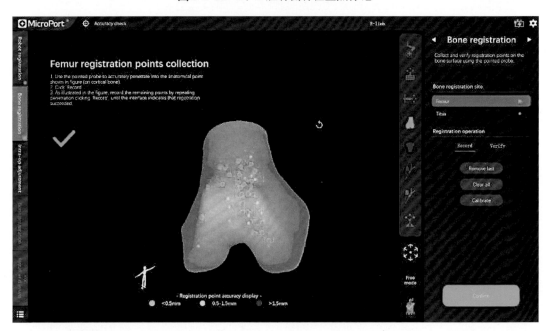

图 8-2-36　股骨注册点采集

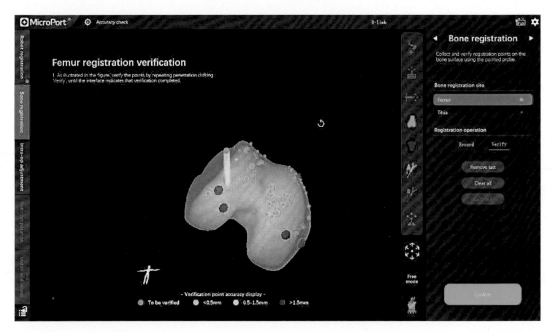

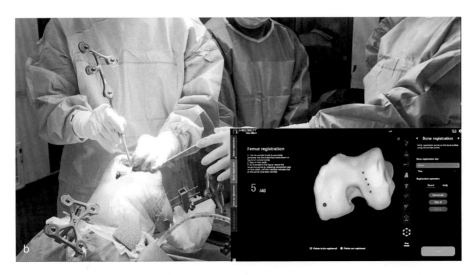

图 8-2-37　a、b. 股骨注册点验证

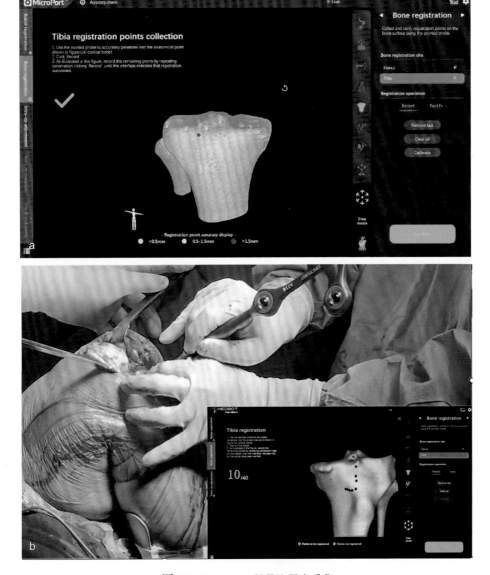

图 8-2-38　a、b. 胫骨注册点采集

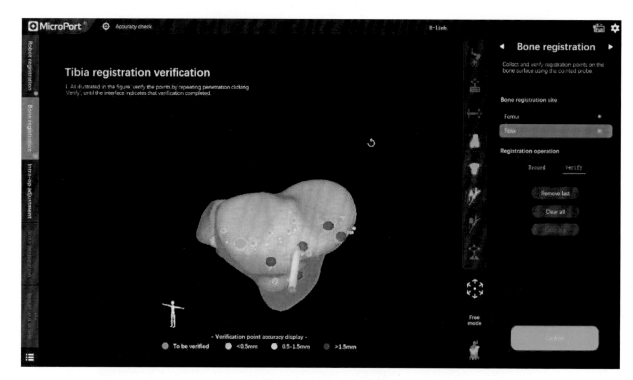

图 8-2-39 胫骨注册点验证

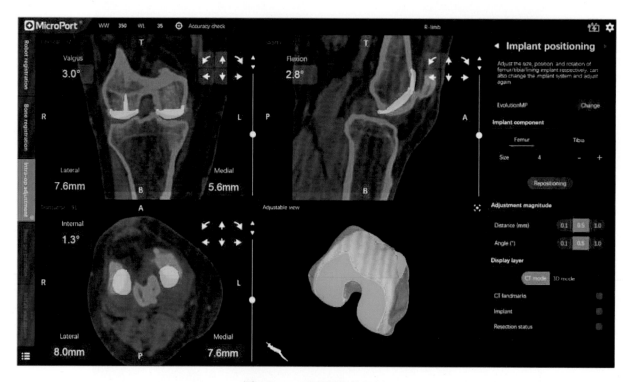

图 8-2-40 股骨侧假体规划

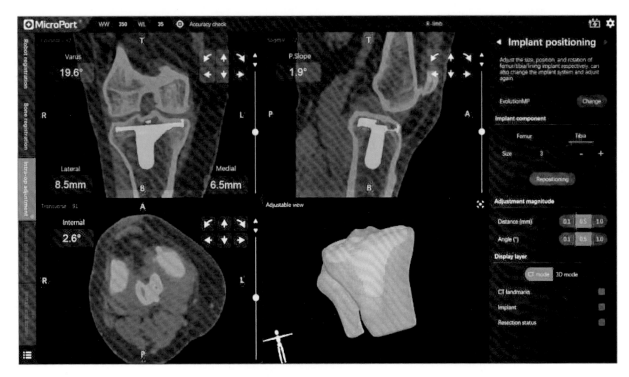

图 8-2-41　胫骨侧假体规划

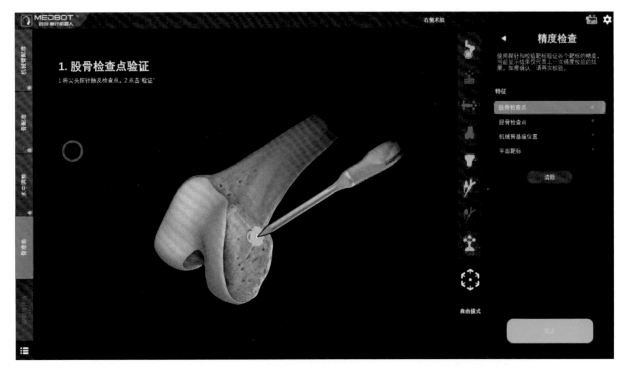

图 8-2-42　股骨检查点验证

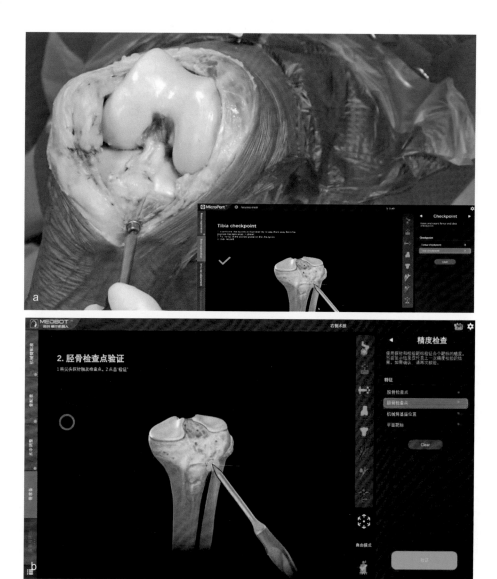

图 8-2-43　a、b. 胫骨检查点验证

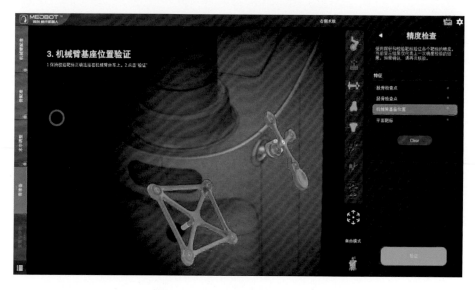

图 8-2-44　机械臂基座位置验证

（5）截骨与假体安装："鸿鹄"机器人采用机械臂定位截骨导板、医生手持动力的方式完成截骨（图8-2-45）。确认手术计划无误后，主刀医生踩住踏板，机械臂自动运行至指定位置，并将末端截骨导块调整到截骨状态。机械臂运动过程中，如主刀医生认为运动位置错误或其他需要停止的情况，松开踏板，机械臂即停止运动，紧急情况下可按下紧急制动按钮。机械臂运动到位后，主刀医生可以使用镰刀片对截骨平面进行确认，确认完毕后由医生手持摆锯进行截骨（图8-2-46）。截骨顺序可以根据主刀医生习惯进行选择。截骨完成后，可使用截骨平面校验靶标对截骨平面进行精度校验。

具体操作步骤如下。

1）保持基座靶标、股骨靶标、工具靶标均处于光学追踪设备追踪视野内，选择截骨部位选择任务栏中"股骨"选项，进入股骨截骨界面。

2）选择"股骨远端切除"选项，将机械臂末端的截骨板移动至股骨远端附近。

3）点击"定位"或踩住脚踏开关，当截骨板移动到目标位置且锁定后方可放开。此时机械臂处于锁定状态，则该截骨部位定位完成（图8-2-47和图8-2-48）；观察界面左下方提示的截骨槽，该截骨槽形成的平面在骨模型上显示为绿

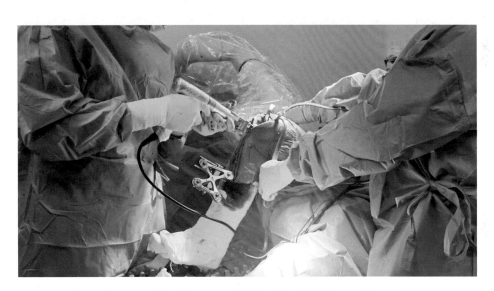

图8-2-45 "鸿鹄"手术机器人术中截骨过程，机械臂运行至截骨位置，由主刀医生使用摆锯进行截骨

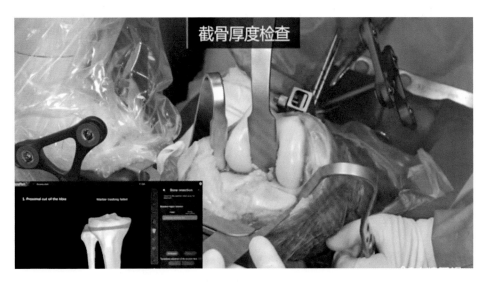

图8-2-46 可以使用插片大体判断截骨厚度和角度是否合适

色平面，使用电动摆锯，将锯片插入界面指示的截骨槽中，启动电动摆锯截除股骨远端骨质。

4）完成股骨远端截骨后，保持截骨平面靶标和股骨靶标在光学追踪设备追踪视野内，将截骨平面靶标放置于截骨后的股骨远端，观察界面中蓝色平面与红色平面重合，点击"验证"按钮即完成股骨远端切除的验证。

5）重复上述步骤 1）～ 4），依次完成"股骨远端后斜切""股骨远端后切""股骨远端前切""股骨远端前斜切"截骨及验证。

6）保持基座靶标、胫骨靶标、工具靶标均处于光学追踪设备追踪视野内，选择截骨部位，选择任务栏中"胫骨"选项，进入胫骨截骨界面。

7）选择"胫骨近端切除"，将机械臂末端的

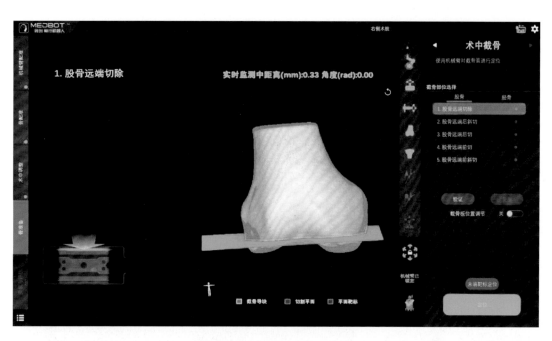

图 8-2-47　股骨远端截骨定位

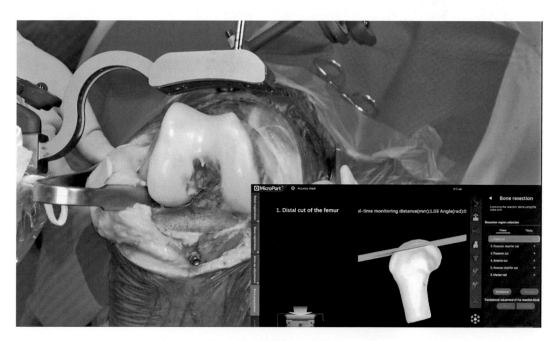

图 8-2-48　机械臂末端截骨板定位完成界面

截骨板移动至胫骨近端附近。

8）点击"定位"或踩住脚踏开关，当截骨板移动到目标位置且锁定后方可放开，此时机械臂处于锁定状态，则该截骨部位定位完成（图8-2-49）。

9）按照界面左下方提示的截骨板槽，此槽形成的平面在骨模型上显示为绿色平面，使用电动摆锯，将锯片插入该截骨板槽中，启动电动摆锯截除胫骨近端骨质。

10）完成胫骨近端截骨后，保持平面靶标和

胫骨靶标在光学追踪设备追踪视野内，将平面靶标放置于截骨后的胫骨近端截骨面，观察界面中蓝色平面与红色平面重合，点击"验证"按钮，即完成胫骨近端切除的验证（图8-2-50）。

11）截骨完成后间隙清理、试模测试、假体安装等步骤与传统手术类似。

（6）"鸿鹄"手术机器人的其他功能如下。

1）截骨板平移调节功能：截骨前，可以调整截骨板与患者术肢骨表面之间的距离，并进行预览。点击"截骨板平移调节"按钮可以调整截

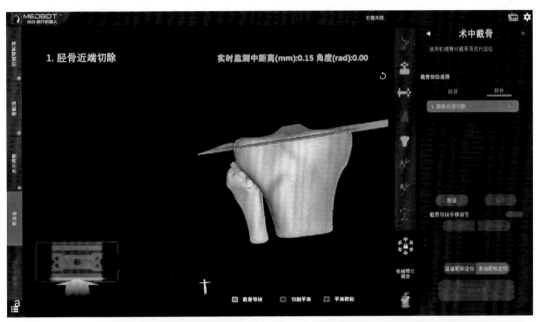

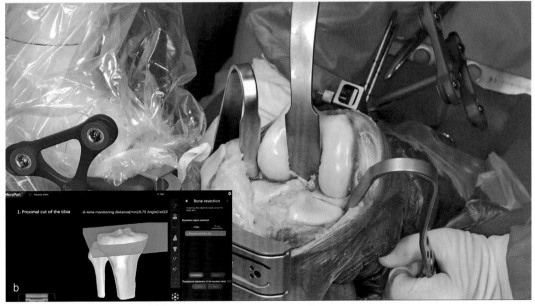

图8-2-49 a、b.胫骨近端截骨定位

骨导块与患者骨表面的距离和角度（图8-2-51）。

2）随动功能：点击"随动"按钮可以开启随动功能。开启随动功能后，机械臂可根据患者术肢的位移实时调整截骨板的空间位置，以保证截骨板与患者术肢骨之间的相对距离保持不变，克服患者术中肢体移动对截骨精度带来的影响（图8-2-52）。

（7）截骨完成后：所有平面截骨完成后，采用常规方法进行假体试模，取出试模后脉冲枪清洗创面，待骨面干燥后使用骨水泥固定股骨、胫骨假体。测试髌股关节活动轨迹，如果存在髌股关节轨迹异常，则需要对外侧支持带进行松解。通过调整聚乙烯衬垫厚度，实现下肢力线和软组织平衡度的调整，直至理想的假体位置与厚度，

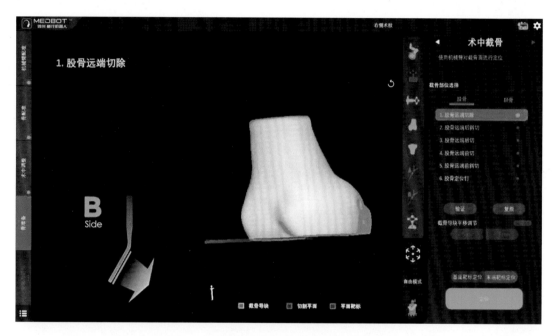

图 8-2-50　截骨验证

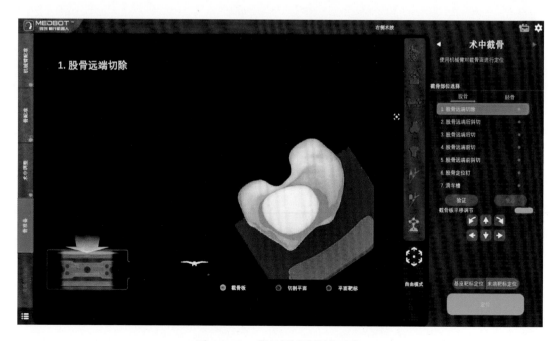

图 8-2-51　截骨板平移调节功能

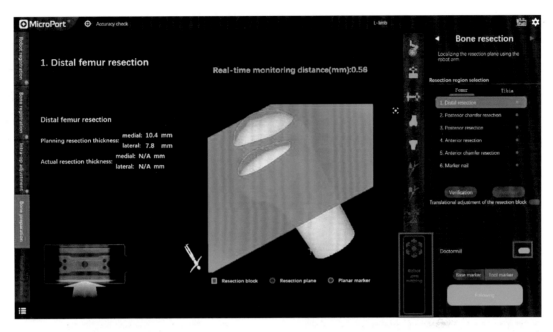

图 8-2-52　随动功能

最后取出股骨、胫骨靶标及标记钉，冲洗并关闭切口。

（二）"鸿鹄"机器人辅助全膝关节置换术术后康复与临床结果

1. 术后康复流程

机器人辅助 TKA 能精确地实现预计的假体摆位和微创要求，更少的骨及软组织损伤能够减轻术后疼痛，从而能让患者在术后早期进行康复训练。术后早期康复要点：① 术后 1 天即可在康复医生帮助下完全负重；② 循序渐进地进行屈伸功能锻炼，肌肉力量训练，本体感觉与平衡训练，3 次 / 周，直至术后 6 ~ 8 周。

2. "鸿鹄"机器人辅助膝关节置换手术随访结果

在"鸿鹄"机器人研发阶段，针对这一机器人系统截骨的精准性进行了模型骨截骨实验研究，研究结果显示"鸿鹄"机器人辅助膝关节置换手术，每次切割夹具的最大移动幅度均小于 0.25 mm，计划截骨平面和实际截骨平面之间，角度偏差的均值和标准差值在截骨平面分别不大于 1.03° 和 0.55°。截骨厚度绝对误差的平均值与标准差值位置分别小于 0.78 mm 和 0.71 mm。证

实该系统具有良好的截骨精度，可成功协助主刀医生进行精准手术[53]。

自 2020 年 9 月至 2021 年 1 月，上海交通大学医学院附属第九人民医院、陆军军医大学第一附属医院、重庆医科大学附属第一医院、青岛大学附属医院、烟台毓璜顶医院 5 家临床中心采用"鸿鹄"手术机器人共计完成了 106 例注册临床研究，并完成了为期 3 个月的临床随访。研究结果显示：106 例患者手术时间为 105 ± 23.22 分（55 ~ 175 分）；术中出血量 141.7 ± 58.33 mL（20 ~ 300 mL）；平均住院日为 5 ± 2.8 天（3 ~ 25 天）。术前髋-膝-踝（HKA）角均值为 172.9° ± 9.3°，手术预期规划 HKA 角均值为 179.2° ± 1.4°，术后 1 例患者 HKA 角偏离预期规划值 ±3° 范围之外，其余 105 例患者 HKA 角均处于预计规划值 ±3° 范围之内，临床研究成功率为 99.06%，（$95\%CI$：94.86% ~ 99.98%）。术后股骨远端外侧角 90.58° ± 2.08°（86.3° ~ 96.9°），胫骨近端内侧角 89.93° ± 1.49°（86.35° ~ 94.1°）。

术前 WOMAC 评分为 34.75 ± 13.02 分（9 ~ 71 分），美国膝关节学会评分（KSS）临床评分为 59.5 ± 16.11 分（7 ~ 89 分）；KSS 功能评分为 42.55 ± 19.88 分（0 ~ 85 分）。出院前 KSS 功

能评分总分为 22.59±23.48 分（0～65 分），相对于术前评分变化为−19.95°±29°，功能评分分值变化率为 42%；KSS 临床评分总分为 74.52±9.58分，相较于术前改善的分值为 15.02±16.36分，临床评分分值变化率为 44%。术后 3 个月WOMAC 评分为 18.66±13.49 分，相较于术前改善的分值为−16.09±18.61 分，WOMAC 评分分值平均改善率为 37%。

在手术中，针对"鸿鹄"手术机器人骨骼模型建立的准确性和手术规划的落实率，对机器人系统开机、下肢固定效能、机械臂注册与骨靶标安装、骨注册精度、截骨精度进行了跟踪评价，其成功率均为 100%。注册临床研究期间未发生急性感染和深静脉血栓与肺部栓塞等严重不良事件。

李慧武等报道了"鸿鹄"手术机器人辅助TKA 首例至第五例的早期精准度研究结果，对比分析术前计划截骨量和术中实际截骨量的差异，并测量术前及术后下肢力线。研究证实该机器人截骨精准度高，73.3% 的截骨厚度误差在 1 mm 以内，16.7% 的截骨厚度误差在1～2 mm；6.7% 的误差在 2～3 mm。未出现神经血管损伤与感染、深静脉血栓等手术并发症[34]。在其后续开展的 31 例临床研究结果显示截骨厚度的实际误差为：股骨远端内、外侧髁0.87±0.63 mm、1.02±0.67 mm；股骨后髁内侧和外侧 0.74±0.46 mm、0.98±0.81 mm；胫骨平台内侧和外侧 0.92±0.66 mm 和 1.04±0.84 mm。所有患者的 HKA 角误差值均在 3° 以内，下肢力线误差为 1.46°±0.95°、股骨冠状位角误差为1.13°±1.01°、胫骨冠状位角误差为 1.05°±0.73°，证实该系统具有良好的截骨精度，能很好地实现术前规划的下肢角度[54]。

何锐等报道了采用"鸿鹄"手术机器人辅助TKA 的学习曲线，由于"鸿鹄"机器人系统辅助 TKA 的手术理念与原则与传统手术无显著差异，其学习曲线主要体现在对机器人系统操作步骤的学习和机器人操作技巧的熟练与优化上，包

括机器人摆位、光学靶标安装、下肢力线定位、关节面注册与配准、截骨操作 5 个主要操作步骤的耗时长短。研究发现经过 15 例手术的学习后，上述各个操作环节时间消耗出现显著降低。在手术疗效与假体位置的精准性方面，与同期同一术者的 25 例传统全膝关节置换进行对比，对术后 3 个月的 WOMAC 评分与下肢力线测量结果进行评估，机器人组失血量、下肢力线精准度优于传统手术组，"鸿鹄"手术机器人学习曲线为初始 15 例[55]。采用"鸿鹄"机器人辅助 TKA 手术后，其股骨假体的旋转对线准确度优于传统手术，股骨旋转轴和髌骨横轴夹角更小，更趋近于平行对线，髌股关节运动轨迹更优[56, 57]。

杨鹏飞等对比使用"鸿鹄"手术机器人辅助与同期采用传统 TKA 的患者的临床疗效，发现机器人组手术时间和止血带时间更长，术后血红蛋白水平下降幅度较小；采用机器人辅助后，胫骨后倾角更准确；在机器人组各放射学指标的绝对偏差异常值均显著小于常规手术组（$P \leqslant 0.001$）；机器人组放射学指标明显小于常规组[58]。雷凯等对比了使用"鸿鹄"手术机器人辅助与同期采用 3D 智能术前规划的 TKA 的患者的临床疗效，发现机器人辅助下的手术患者力线精准度显著提高，出现力线偏差的比例显著低于 3D 智能规划，术后血红蛋白下降更少，但其手术时间也出现了明显的延长[59]。何锐等对比了该项技术与 3D 打印个体化截骨导板（PSI）辅助 TKA 技术的早期临床随访结果，研究发现：两种技术均能较好地实现缓解病变膝关节疼痛，矫正膝关节内翻畸形，恢复中立冠状面对线的手术目标，相对于 PSI 技术，机器人辅助技术能够更精准地进行胫骨截骨，胫骨平台后倾角的准确度更好（在目标值为 3° 的前提下，机器人组术后后倾角为 3.52°±2.81°，PSI 组术后后倾角为4.24°±1.87°）[60]。在后续为期 1 年的随访中，证实患者术后 WOMAC、KSS 等主观评分相对于术前显著改善，同时观察到在术后 6 个月后，患者膝关节的各项评分数值不再有显著性差异。

使用三维步态分析显示，结果提示摆动相最大外旋角度、摆动相最大屈伸力矩和站立相最大屈伸力矩三项指标都有不同程度的改善。步态研究发现术前及术后的术侧膝关节单侧支撑时间越长，站立相最大伸膝角度越大，手术疗效越优异[61]。

李川等通过多中心研究的方式报道了"鸿鹄"机手术机器人辅助 TKA 能够帮助临床医生在术中达到精确截骨及恢复良好的下肢力线，是一种安全有效的膝关节置换手术方式。与传统 TKA 相比，机器人组手术时间延长，出血量、膝关节 KSS 评分、膝关节活动度及下肢力线恢复情况均优于传统 TKA。术中股骨与胫骨截骨量与术前规划相比，胫骨平台内侧截骨量误差为 1.0 ± 0.8 mm，胫骨平台外侧截骨量误差为 1.2 ± 0.7 mm，股骨远端外侧截骨量误差为 0.9 ± 0.7 mm，股骨远端内侧截骨量误差为 0.8 ± 0.6 mm，股骨后髁内侧截骨量误差为 1.0 ± 0.8 mm，股骨后髁外侧截骨量误差为 1.1 ± 0.8 mm。术后 X 线片测量冠状面角度与术前规划相比，股骨远端外侧角误差为 $1.0° \pm 0.5°$，胫骨近端内侧角误差为 $1.1° \pm 0.4°$，髋-膝-踝角误差为 $1.7° \pm 0.6°$，术中实际截骨量与术前规划截骨量误差在 2 mm 以内的占 95% 以上，术后患者冠状面 X 线测量髋膝踝角与术前规划误差平均为 $1.68° \pm 0.58°$，整体的下肢力线误差在 3° 以内的为 100%[62]。另外还报道了"鸿鹄"机器人系统在外翻膝 TKA 中的结果，共 40 例外翻膝，分为观察组（rTKA）15 例，对照组（传统 TKA）25 例，两组患者术前一般资料的比较差异无统计学意义（$P>0.05$），具有可比性。观察组患者的手术时间为 148.0 ± 21.2 min，显著长于对照组患者（115.2 ± 7.1 min）；血红蛋白下降量为 11.8 ± 1.1 g/L，显著少于对照组患者（18.1 ± 1.8 g/L），差异均有统计学意义（$P<0.05$）。术后 12 个月随访观察组患者 KSS 膝评分为 86.1 ± 4.6 分，KSS 功能评分为 86.9 ± 3.1 分，膝关节活动度为 $115.7° \pm 5.0°$，显著高于对照组患者 $108.2° \pm 5.0°$，差异均有统计学意义（$P<0.05$）。rTKA 组 HKA 由术前 $160.5° \pm 3.2°$

提高至术后 $178.5° \pm 1.2°$（$P<0.05$），下肢力线偏移在 3° 以内，股骨远端外侧角（LDFA）由术前 $78.1° \pm 4.8°$ 提高至术后 $89.1° \pm 0.7°$（$P<0.05$），胫骨近端内侧角（MPTA）由术前 $82.4° \pm 2.4°$ 提高至术后 $89.4° \pm 1.4°$（$P<0.05$）。使用"鸿鹄"机器人辅助 TKA 治疗外翻膝相较于传统 TKA，截骨更加精确，避免了经验和视觉带来的误差，下肢力线偏移可有效控制在 $0° \pm 3°$ 以内，实现功能对线，通过截骨调整可减小软组织松解范围，同时不需要打开股骨侧髓腔，可有效减少患者术后疼痛和出血量，有助于早期康复锻炼[63]。

（三）"鸿鹄"手术机器人的优势与亟待改进的不足

目前，手术机器人的快速发展让人工关节置换手术的现状发生着深刻的变化。"鸿鹄"手术机器人的优势如下。

首先，"鸿鹄"机器人采用的是机械臂定位截骨导板、医生手持动力截骨的操作方式。① 此种方式可以最大限度适应医生传统手术方式时的操作习惯，减少部分传统手术经验丰富的手术医生改为机器人辅助手术时的适应周期，缩短学习曲线。例如，可以允许医生在截骨前利用镰刀片对截骨平面位置和角度进行再次确认，如出现截骨面与医生设想不一致的情况，可以允许医生在术中对规划方案进行实时调整。国内学者研究显示，"鸿鹄"机器人辅助全膝关节置换术的学习曲线在 7 ~ 15 台。② 此种手术方式可以减少动力震动对机械臂的损耗，降低对机械臂的力学特性要求以及保养维护需求，进而可以降低使用成本。③ 使用截骨导板定位的手术方式，还有利于使用间隙平衡技术的手术操作方式。在此种操作模式下，医生完成伸直间隙截骨后，在膝关节屈曲位，设置机械臂定位截骨导板与胫骨截骨面平行，利用撑开器等辅助工具对屈曲位膝关节间隙内外侧等张撑开，即可实现间隙平衡技术截骨。

此外，"鸿鹄"机器人机械臂设置有随动功

能，在患者手术部位出现位置移动时，机械臂可以相应进行位置调整，以保证截骨导板与患者骨骼之间的相对位置不变。因此，在使用"鸿鹄"机器人辅助膝关节置换术时，不要求将截骨导板通过固定钉与患者骨骼进行固定，可以减少手术操作步骤，增加效率，减少患者创伤。

"鸿鹄"机器人允许医生在术中随时对手术规划方案进行调整，赋予医生术中通过实时调整截骨面实现间隙平衡，而达到不做或至少少做软组织松解的目的。有利于减少软组织创伤，减轻术后软组织肿胀和患者疼痛，进而有利于患者快速康复。

与其他机器人存在的问题一样，"鸿鹄"手术机器人在以下几方面有待进一步提高。① 目前的术前规划仍需要依赖下肢全长的 CT 影像，造成患者受 X 线辐射剂量相对增大。② 目前智能手术规划中三维重建模型仅包含硬骨组织信息，无法对软骨、血管、神经等进行规划，未来应开发多模态图像融合技术，三维重建复合硬骨及软组织的双下肢模型，使得医生在术前可以进行个性化运动学分析及功能重建。③ 在术中配准方面，采用点匹配的方式进行，耗时长，且注册点越多，错误率越高，未来应考虑应用面匹配、智能化修正等技术进一步提升配准效率及精度。④ 需要进一步改进软组织张力的感应设计，提高术中软组织平衡状态的精准判断。上述的不足，不仅存在于"鸿鹄"手术机器人，是目前大部分手术机器人中所共有的缺陷，相信在未来这些缺陷将随着技术迭代而被逐步克服，让关节手术机器人这一智能化工具的优势得以充分体现，更进一步提高机器人辅助 TKA 的手术疗效[63]。

四、CORI 手术机器人辅助全膝关节置换术操作流程及临床随访

1. CORI 手术机器人辅助全膝关节置换术操作流程及详解

CORI 手术机器人（图 8-2-53）辅助 TKA

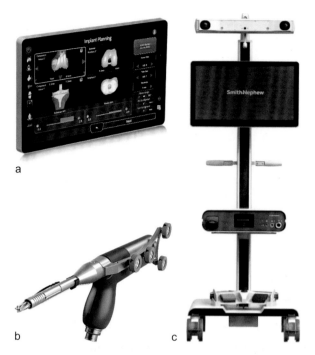

图 8-2-53　a ~ c. CORI 手术机器人系统示意图

的整体流程可分为备台、注册、计划和执行截骨四个模块。

（1）备台：患者完成常规消毒铺巾后，将 CORI 台车置于患者患侧下肢对侧 1.5 m 左右区域，将手持式磨钻机械臂以及套上透明无菌袋的触摸控制屏置于术者旁的 Mayo 台上，脚踏置于术者脚旁，主机各接口分别对应插入手持式磨钻机械臂、触摸控制屏以及脚踏连接线（图 8-2-54）。启动主机电源开关，按"开始"启动系统。CORI 提供多术者账号创建和患者信息管理，术者还可以在各自账号下设置个性化参数，便于后续手术快速导入。新建患者信息，选择术侧下肢、手术类型和选用假体后即可进入下一步。

接下来根据屏幕图示提示完成摄像头、脚踏和手持式磨钻机械臂的连接确认（图 8-2-55）。将平面反射标记分别连接至股骨、胫骨靶标、机械臂以及探针相应位点。组装手持式磨钻机械臂相关配件，连接冲洗管路并根据显示屏上的指示完成钻芯装载和校准验证。

根据术者习惯切开显露膝关节，使用导向器分别在股骨和胫骨置入固定针（图 8-2-56）。

其中，股骨固定针置于股骨干前段髌骨上方一手宽处，向中外侧居中，或者将固定针放置在股骨远端干骺端，远端固定针靠近内侧髁，以不阻挡股骨髁假体安放为原则，术者可以有一定自由度选择适宜位置。胫骨侧则固定置于胫骨结节下方一手宽处，位于胫骨嵴内侧，该位置通常位于手术切口外。打入固定针时注意避开周围血管神经，股骨和胫骨均采用双皮质固定，应避免单皮质或经骨边缘皮质固定，以免增加固定针断裂或者骨折风险。经固定针安装夹具并分别固定股骨和胫骨靶标，将靶标上的平面反射标记面向摄像头。

接着在股骨和胫骨不会受到干扰的位置上分别插入骨骼标记钉（check point），使用 CORI 应用软件中的探针将这些点收集作为数据点。在整个手术过程中，将引用这两个标记钉位置来确定任一靶标是否已移动。股骨侧标记钉通常位于股骨内侧髁近端和前方各 1 cm 处，胫骨标记钉通常位于胫骨结节近端内侧。两个标记钉应完全插入骨中，以最大限度减少后续移动的可能性。屈伸活动膝关节，检查股骨和胫骨靶标是否能被摄像头全程追踪识别，根据需要推近或拉远 CORI 台车，调整摄像头角度（图 8-2-57）。确认位置良好后，利用固定针导向器工具后侧的凹槽拧紧股骨和胫骨夹具。至此，准备阶段完毕。

（2）注册：CORI 全膝关节置换程序提供四个首选项，用于定制工作流程以及植入和计划选项。它们分别是关节松弛信息、股骨旋转轴、胫骨初始截骨深度和股骨假体植入前 / 后参考。这些选项配置是当前病例的手术程序，也可作为首选项保留，供未来全膝关节置换程序使用。通过使用探针和先前插入的标记钉，使用靶标和摄像头记录检查点的位置。使用"检查点定义"界面确定股骨和胫骨标记钉的位置。继续根据屏幕提示使用探针记录内外踝点，收集膝关节

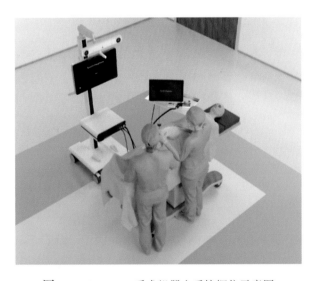

图 8-2-54　CORI 手术机器人系统摆位示意图

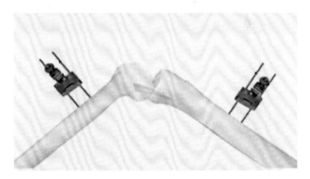

图 8-2-56　使用导向器分别在股骨和胫骨置入固定针

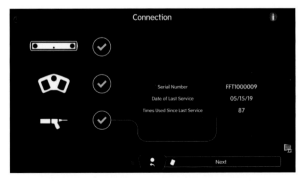

图 8-2-55　CORI 手术机器人系统操作界面

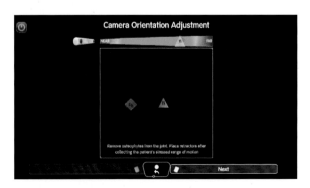

图 8-2-57　摄像头角度调整界面

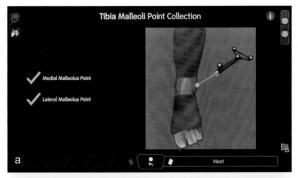

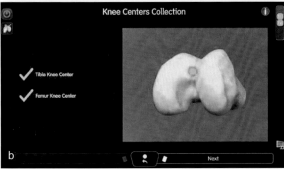

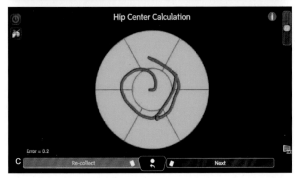

图 8-2-58 a～c. 使用探针记录内外踝点，收集膝关节胫骨和股骨中心，活动髋关节收集髋关节中心

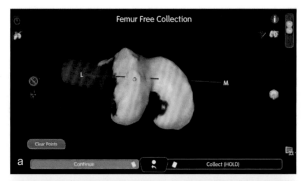

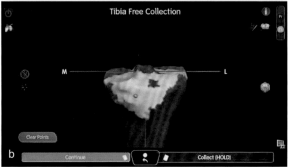

图 8-2-59 a、b. 股骨和胫骨自由收集

胫骨和股骨中心，活动髋关节收集髋关节中心（图 8-2-58）。至此，髋、膝、踝三关节中心收集完毕，确立患肢机械轴。

下一步是收集膝关节中立位及屈伸活动度信息，注意在这一阶段勿施加任何内翻或外翻应力，CORI 要求至少收集到屈伸 60° 的活动度。而后是采集临时股骨 Whiteside 线。完成上述位点，轴线及活动度收集后，术者在股骨和胫骨自由收集屏幕上执行体表映射并确认对应旋转轴（图 8-2-59）。CORI 的自由收集阶段可以让术者了解患者的骨性解剖结构。对于所有手术过程，务必收集尽可能多的关节表面。对于一些关节位点，例如股骨近端、远端和后髁表面以及胫骨近

端的截骨水平区域等，以蓝色显示，提示术者该区域信息必须采集。如果有特殊区域需要关注的，术者还可以通过选择"收集特殊点"功能后加以描记。这些特殊点将在后续计划阶段可以看到。收集特殊点的目的为构建关键解剖结构，从而协助组件放置，并在计划过程中为术者提供额外的视觉指导。

（3）计划：进入假体植入计划界面时，软件会根据先前注册阶段得到的信息，选定初始假体型号，并提供放置的位置信息。术者此时可以根据系统提供的患者骨性结构信息，个性化调整股骨和胫骨假体尺寸和位置。软件将实时提供内外侧间隙大小、术后关节活动度和力线等信息。在完成初步计划后，术者对膝关节施加内或外翻应力，在应力下评估关节屈伸过程中的间隙大小，并参考获得信息再次修正手术计划（图 8-2-60）。

（4）执行截骨：在执行截骨操作之前，术者需再次确认股骨和胫骨标记钉位点。CORI 系统提供两种截骨方案：全磨锉模式和混合模式。

全磨锉模式（图 8-2-61），顾名思义，指使

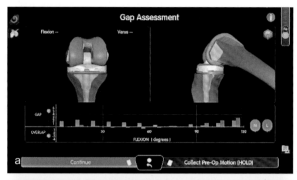

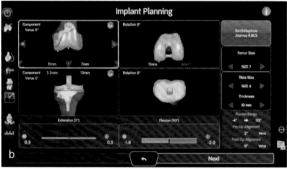

图 8-2-60 假体植入计划界面

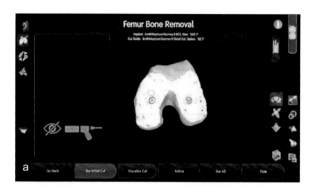

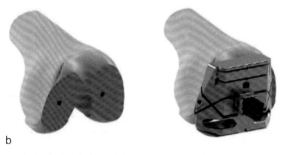

图 8-2-62 a、b. 混合模式：采用"先磨—再截骨—最后研磨精修"的混合方式实现股骨和胫骨准备

用系统自带的手持式磨钻机械臂完成所有的股骨和胫骨截骨操作。手持磨钻的设计结合控制软件提供的截骨范围和深度引导，使得医生能够充分自由地从"任意工作点"开始磨骨操作，从而摆脱摆锯线性截骨的限制。

混合模式（图 8-2-62）则是适应医生使用摆锯的传统，配以专用工具以及假体原先使用的部分截骨导板采用"先磨—再截骨—最后研磨精修"的混合方式实现股骨和胫骨准备。值得一提的是，在 CORI 执行截骨全程中，术者可以随时返回计划界面，调整截骨方向和深度并再次执

行。系统能够提供小于 0.5 mm 深度和小于 0.5°角度的精度。

在安装假体试模后，术者再次活动患者膝关节收集截骨后基线，并在截骨评估界面下评估术后间隙，以便在整个屈伸过程中与术前规划的间隙作比较（图 8-2-63）。如果术者满意，则可进入假体植入阶段；如果需要调整，则可返回术前规划界面作调整。在假体安装完毕后，CORI 将再次提供机会来确认与手术过程中放置的植入物组件相关的信息。

最后，取出两枚标记钉，拆除股骨和胫骨靶

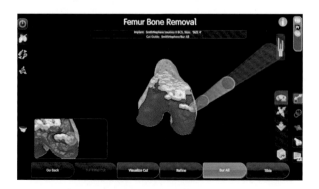

图 8-2-61 全磨锉模式：使用系统自带的手持式磨钻机械臂完成所有的股骨和胫骨截骨操作

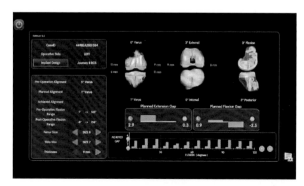

图 8-2-63 截骨评估界面

标及四根固定针。常规冲洗缝合关闭切口，手术结束。

（5）操作流程要点：以下为 CORI 执行机械轴对线法全膝关节置换操作流程要点。假体使用施乐辉公司 Journey Ⅱ 系统。

1）常规 CORI 设备准备及股骨胫骨靶标放置。

2）手术习惯设定（图 8-2-64 和表 8-2-1）。

3）股骨注册-智能描记（表 8-2-2）。

4）胫骨注册-智能描记（表 8-2-3）。

5）基于机械对线法执行流程要点见表 8-2-4。

表 8-2-1　手术习惯设定

项　目	设　置
关节松弛度采集	采集
股骨旋转轴	手动定义
胫骨初始截骨深度	假体默认
股骨假体参考	前参考

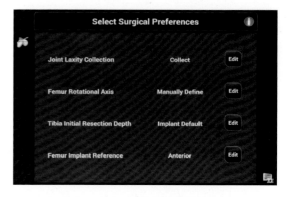

图 8-2-64　手术习惯设定界面

表 8-2-2　股骨注册-智能描记

显　露	• 去除股骨四周骨赘，包括髁间窝 • 切除可触及的半月板 • 切除前交叉韧带 • 如果使用 PS 系统，切除后交叉韧带
股骨描记	• 切除前方滑膜，这将有助于准确描记 • 完整描记股骨前方皮质，这将有助于骨轮廓的可视化 • 高屈曲膝关节以更好地显露关节 • 描记股骨外周区域，最后将信息导入骨模型 　○ 软件会用蓝色高亮描记关键区域 　○ 描记时不要在两侧髁之间来回跳跃
特殊位点	• 可以标记的特殊位点（图 8-2-65） 　○ 内/外上髁 　○ Whiteside 线 　○ 股骨前皮质——撞击点 　○ 其他术者关注的特殊点
定义股骨轴	• 手动定义股骨轴线平行于后髁轴（PCA）*（图 8-2-66）

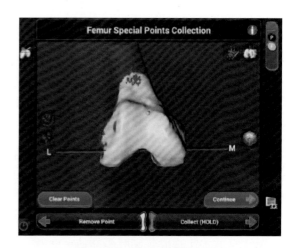

图 8-2-65　股骨特殊位点标记

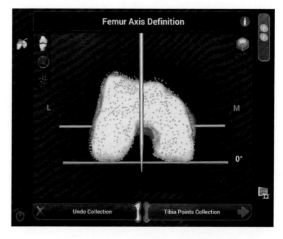

图 8-2-66　手动定义股骨轴线

注：* 假体初始位置将外旋以平行于 PCA，并显示为 0°。

表 8-2-3 胫骨注册-智能描记

显 露	• 去除胫骨关节周围骨赘 • 切除可触及的半月板和脂肪垫以利于显露 • 切除残余前交叉韧带 • 如果使用 PS 系统，切除后交叉韧带 • 半脱位胫骨，过屈关节以利于显露
胫骨描记	• 描记胫骨平台外周区域，最后将信息导入骨模型 • 描记胫骨平台后侧以显示后斜角度 • 在可触及范围内描记胫骨截骨水平的前、内及外侧区域
特殊位点	• 如果需要，标记旋转参考线 • Akagi 线 • 其他术者关注的位点

表 8-2-4 基于机械对线法执行流程要点

股 骨	• 假体旋转调整 ◦ 基于解剖标志，通常相较于后髁轴外旋 2°～5° 或者平行于通髁轴 / 垂直于 Whiteside 线。注意外旋角度通常限制在 0°～6° 范围内 ◦ 可以通过后方截骨信息作为交叉参考：内侧 9 mm，外侧 7.5 mm（1～6 号假体）；内侧 11 mm，外侧 9.5 mm（7～8 号假体） • 假体型号及位置调整 ◦ 前方截骨齐平骨皮质。如果需要前屈假体，最大不超过 5° ◦ 软件算法对撞击提示较为敏感，一帧内出现撞击提示通常是安全的 ◦ 重建后侧偏距，合理调整截骨量 ◦ 检查假体内外侧覆盖无悬垂 • 远端截骨 ◦ 平行髋-膝-踝角（HKA），也可以略微欠矫正，后者将影响术后 HKA ◦ 从未受累及的一侧股骨髁开始截骨，截骨时注意后方骨赘干扰
胫 骨	• 截骨 ◦ 从未受累及的一侧开始截骨，如果外侧未受累及，截骨量为 10 mm。对于严重的内翻或者外翻膝，考虑受累侧进行 2 mm 截骨 ◦ 有时会存在截骨不足的倾向 ◦ 通过冠状面视图评估关节线位置 • 假体尺寸 ◦ 多数情况下胫骨托尺寸等同于股骨髁尺寸或者小一号 ◦ 检查截骨面水平假体放置内外侧无悬挂 • 假体后倾 ◦ 视察患者胫骨后倾并调整假体放置 ◦ Journey Ⅱ BCS 设计有 3°～4° 后倾，减少后斜倾角度可以减小屈曲间隙 • 假体旋转 ◦ 初始设计假体与股骨伸直时 AP 轴平行。如果术者在注册时标记了特殊点，此时也可以将假体位置与其对齐。最终假体的旋转设定还是由术者在术中控制

6）关节间隙评估及平衡调整（表 8-2-5）。

7）术后评估：确保股骨和胫骨假体始终接触的前提下收集不施加应力的关节屈伸活动基线信息。施加外翻 / 内翻应力下屈伸关节，检查 HKA 相较机械轴是否小于等于 3° 并评估间隙平衡。通过软组织松解纠正残余畸形或内外侧不平衡。

表 8-2-5 关节间隙评估及平衡调整要点

- 建议使用配套的 Z 字拉钩插入关节间室，在施加恒定的内 / 外翻应力下进行膝关节屈伸活动评估关节间隙，屈伸关节时避免旋转髋关节和胫骨
- 优先考虑未受累关节间室的间隙，对于内翻为外侧间室，对于外翻则是内侧间室。通过假体向远端或者近端移动来精细调整间隙平衡（表 8-2-6）
  ◦ 胫骨影响屈曲和伸直间隙值
  ◦ 股骨远端影响伸直间隙值
  ◦ 股骨假体尺寸和前后位置影响屈曲间隙值
  ◦ 股骨假体旋转影响屈曲间隙值
- 如果股骨假体在前后位进行了调整，注意有无前方皮质切迹形成
- 如果试模测试时间隙过紧，可以适度进行软组织松解
- HKA 控制在 0° ～ 3° 内翻范围内

表 8-2-6 通过假体向远端或者向近端移动来精细调整间隙平衡

	伸直间隙	屈曲间隙
胫骨假体远端 / 近端移动	增大 / 减小	增大 / 减小
股骨假体近端 / 远端移动	增大 / 减小	—
股骨假体型号 / 向前或后移动	—	增大 / 减小
股骨假体旋转	—	屈曲间隙改变

2. CORI 手术机器人辅助全膝关节置换术随访结果

从十余年前的 NAVIO 到新一代 CORI，不少学者对施乐辉这一以手持式磨钻机械臂和无需术前影像、术中即时注册为主要特点的机器人系统进行了各个方面的研究和报道。

Vaidya 等[64] 通过前瞻随机对照试验比对了采用施乐辉手持磨钻机器人行全膝关节置换和传统手术在术后关节力线的比较，结果显示：采用机器人手术可以显著降低膝关节机械轴偏差（P=0.019）；在传统组中术后关节线显著上移，而机器人组得以恢复（P<0.001）。

Khan 等[65] 研究了机器人手术对于术中出血和术后输血的影响。他们分别考察了两组各 50 名接受施乐辉机器人技术实施全膝关节置换术和单髁置换术患者，对照组则均采用传统技术。结果表明在全膝关节置换组比对中，机器人组平均失血量要少 23.7%（P<0.01），术后接受输血相对风险降低 83%（2% vs. 12%，P=0.02）。对于单髁置换手术，两组患者在术中失血和术后输血上无统计学差异。因而作者得出结论：采用施乐辉机器人进行全膝关节置换手术可以显著降低失血量并降低输血风险。

Savov 等[66] 则考察了采用施乐辉手术机器人是否存在较长的学习曲线，手术时间是否会延长，从而降低手术效率。他们通过其所在中心 70 例机器人全膝关节置换术分析表明，在完成 11 例手术后即可度过初始学习曲线；之后采用机器人技术和传统手工技术行全膝关节置换手术，两者在时间上无显著差异；在植入物定位准确性上，使用施乐辉机器人甚至无学习曲线。

3. CORI 手术机器人的优势及仍需解决的问题

CORI 的优势主要有以下几点。① 真实智能技术赋能术者更流畅的术中体验，CORI 很好地整合了应用软件、智能工具、数据采集等功能，为术者提供了更好的即时计划、实施和修正方案。② 不依赖于术前影像，术中实时规划。患者无需因机器人手术而额外进行多部位的 CT 扫描，能减少 X 射线暴露和医疗花费；术者能在术中即时采集包括软骨信息在内的骨性参数，给出最具时效性的定制化手术方案，而且整个计划随时可以更改修订并快速再执行，术中自由度高。③ 系统提供膝关节 0° ～ 120° 屈伸范围内全程间隙平衡信息，术者可以以此调整截骨方案和假体摆放位置。④ CORI 系统高度整合，整套设备集成在一个台车上，紧凑小巧，符合机器人小型化趋势，便于手术室内移动和手术室之间流转。⑤ CORI 系统在设计之初就已考虑到平台化拓展需要，软硬件均留有拓展空间，后续可以进一步拓宽适应证至其他关节置换手术，甚至超出关节置

换领域。

因为使用磨钻锉磨截骨，许多刚开始使用的术者会担心手术效率降低。术者通过临床经验积累，或者使用混合模式，在完成学习曲线后可大大提高手术效率。

五、"锟铻"手术机器人辅助全膝关节置换术操作流程及临床随访

（一）"锟铻"手术机器人辅助全膝关节置换术操作流程及详解

下述全流程技术仅针对机械对线理论（mechanical alignment, MA）和基于测量截骨（measured resection）的主流技术进行讲解，而对于解剖对线（anatomical alignment, AA）、动力学对线（kinematical alignment, KA）、功能对线（functional alignment, FA）等新兴对线理论的实施不作讨论。

1. 术前准备与手术规划

（1）术前影像学资料如下。

1）双膝关节正侧位 X 线片。

2）膝关节屈曲 30° 和 60° 髌骨轴位片。

3）双下肢站立位全长正位片。

4）双下肢 CT（髋、膝、踝分段扫描）。

（2）图像重建分割：工程师将患者术前的下肢 CT 的 DICOM 数据（120 kV，200～250 mA，层距≤1 mm，层厚≤1 mm）导入手术规划软件中，软件智能识别骨窗图像（250～350 HU），并分成股骨、胫骨图层，工程师对手术区域进行检查，确认无误后重建出膝关节骨性模型（图8-2-67）。

（3）外科医生与机器人工程师共同术前计划：工程师需深度了解术者手术思路和流程操作，特别是对于膝关节周围骨性标志的判断非常关键，如股骨内髁、外髁、远端内髁、远端外髁、后内髁、后外髁、股骨前髁-皮质斜坡点、股骨髁 AP 轴、胫骨平台中心点、胫骨平台内侧凹点、胫骨平台外侧凸点、胫骨平台 AP 轴、胫骨结节中内 1/3 点。一致程度越高，术中注册获得一次性成功的可能性就越大（图8-2-68）。

术者在术前应当结合床旁查体和术前 X 线片，充分了解患者膝关节所处的疾病状态，如力线偏倚、合并畸形、骨和软骨丢失程度及软组织张力状态，以及 TKA 假体的设计特征和植入技

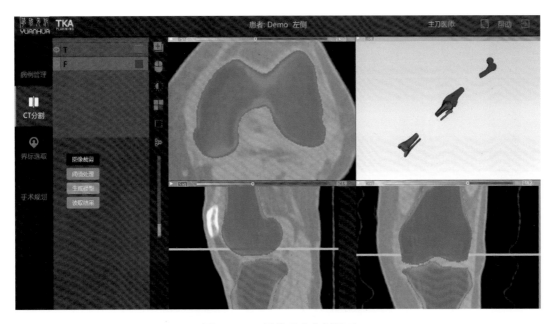

图 8-2-67　图像重建分割界面

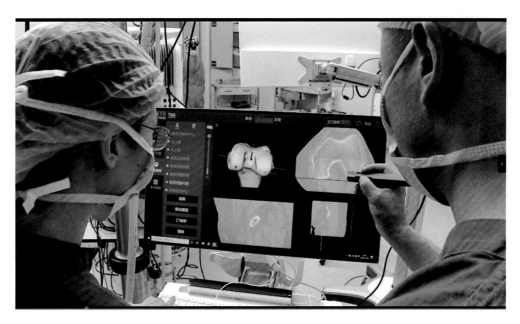

图 8-2-68   对膝关节周围骨性标志进行标记

术，以便在术前准确预测截骨量和规划假体植入参数。现有主流人工关节均是基于机械对线和测量截骨理论设计而来的多半径假体，因此股骨和胫骨截骨量的设计具有共性。

以内翻膝为例，股骨远端外侧髁的截骨量为 7 mm（含软骨），系统显示为 5(2) 或 7(0)，前者为软骨模式，后者为非软骨模式。股骨后内髁的截骨量和胫骨外侧平台的截骨量均为 9 mm（含软骨）。截骨后外侧伸直间隙的宽度为 18 ~ 20 mm，外侧屈曲间隙的宽度为 19 ~ 21 mm。如合并有屈曲挛缩或过伸的情况，需酌情对截骨量进行微调。

股骨假体在髁部横断面的外旋以外科通髁线（surgical trans-epicondylar axis）为参考酌情设置为 3° ~ 5°。股骨假体屈曲角，即与股骨远端解剖轴的夹角设定为 0° ~ 3°，取决于股骨假体前缘与股骨前方皮质的切割程度（notching），一般以过切 1 ~ 2 mm 为宜（图 8-2-69）。

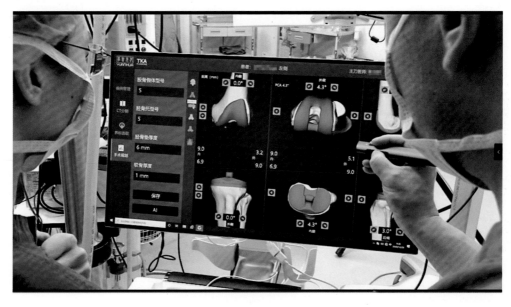

图 8-2-69   术者在进行手术规划

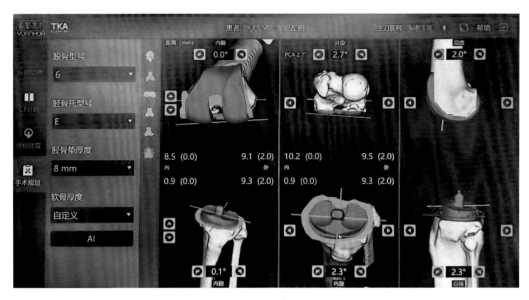

图 8-2-70　手术规划操作界面

胫骨假体的旋转设置以覆盖胫骨平台截骨面最大化为原则，轴线参考后交叉韧带附着点-胫骨结节中内 1/3 连线。如使用 PS 型胫骨假体，胫骨截骨后倾角（slope）通常设置为 0°～3°，而 CR 型假体的胫骨截骨后倾角推荐 5°～7°（图 8-2-70）。

股骨假体滑车部与原始股骨前髁的对应关系容易成为 TKA 中的一个疏漏，如处理不当，更易导致髌前痛、伸膝无力等不良结果。通过术前设计观察假体滑车对原始股骨前髁的覆盖度、高度差异，即可推断 TKA 后髌股关节偏心距的恢复（图 8-2-71）。例如，假体滑车厚度

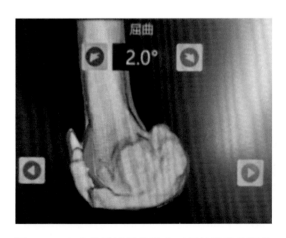

图 8-2-71　术前设计假体滑车对原始股骨前髁的覆盖度、高度差异

低于原始股骨前髁厚度，此时 TKA 后髌股关节偏心距减小，髌骨高度降低，易出现伸膝装置低能结果，需要通过薄截骨、厚髌骨假体的方法进行弥补。

2. 手术实施与术中处理

机器人辅助 TKA 的麻醉、体位准备与消毒铺单（图 8-2-72），与传统 TKA 无显著区别。但需注意，机器人系统会占用一部分空间，术中导航仪位于术者对侧，机械臂位于术者同侧，因此在物理空间布局和手术助手的配置上需进行优化。

腿架和托盘的安装是保证术中患肢稳定、实现流畅切骨、提高手术效率的重要前提（图 8-2-73），需根据术者的操作习惯和手术床上相应固定部位等实际情况决定。患者小腿与腿架的加压固定依赖一次性使用的无菌绷带完成，在缠绕时需注意不要遮挡内外踝，否则将影响术中注册（图 8-2-74）。

固定针的安装通常建议远离膝前切口区域，由此可避免术中助手或工具的遮挡影响靶标反射球与导航仪的通信（图 8-2-75）。大腿定位于前外侧，小腿定位于前内侧，在引导器指示下分别使用 2 根 4.5 mm 螺纹钉穿透双层皮质骨完成固定。另需注意，靶标方向调整完成后需妥善固定，避免术中出现松动或扭转，否则将直接导致

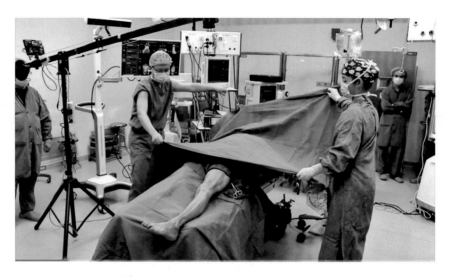

图 8-2-72　机器人辅助 KTA 的消毒铺巾

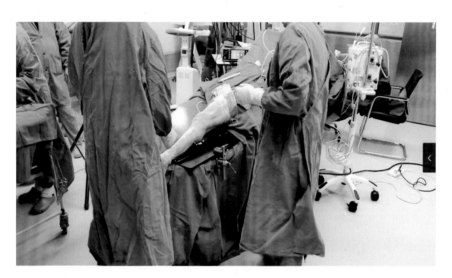

图 8-2-73　安装腿架和托盘

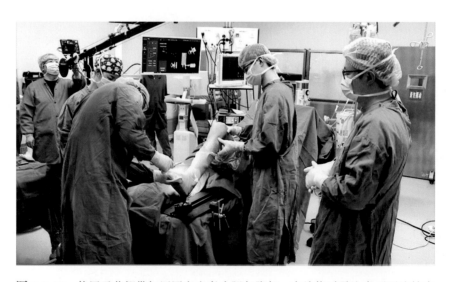

图 8-2-74　使用无菌绷带加压固定患者小腿与脚架，在缠绕时需注意不要遮挡内外踝，否则将影响术中注册

术中无法通过注册，或注册精度无法达标。

机械臂的准备由另一名助手在远离手术台的区域完成，套装一次性无菌隔离罩，并转接直流电动力系统（图 8-2-76）。

手术台上相关导航工具的准备和探针的注册由器械护士完成。

对于切口、入路和显露，由术者选择个人最擅长的方式。笔者通常使用膝前纵向正中切口、深面采用股内侧肌入路、劈开股内侧肌纤维完成，由此避免对伸膝装置的过度干扰（图 8-2-77）。显露完成后适度切除病变滑膜（主要为

髌上囊近股骨前髁-皮质交界部），切除前（后）交叉韧带。注意，此时不要急于清理骨赘和切除半月板。

注册是机器人辅助 TKA 最重要，也是相对耗时的一个步骤，其流畅程度和成功率取决于多个因素。"锟铻"手术机器人首先通过髋关节环转动作完成对髋关节旋转中心的确定（通常耗时 3～5 s），其次要求对股骨髁部和胫骨近端各 30 个注册点进行标定（图 8-2-78），股骨包括股骨前髁、股骨前斜面、股骨远端内侧、股骨远端外侧各 6 个，股骨后内、后外髁各 3 个。胫骨侧

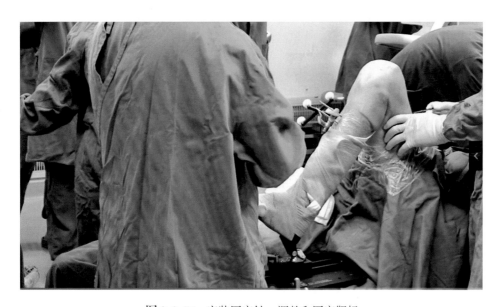

图 8-2-75　安装固定针，调整和固定靶标

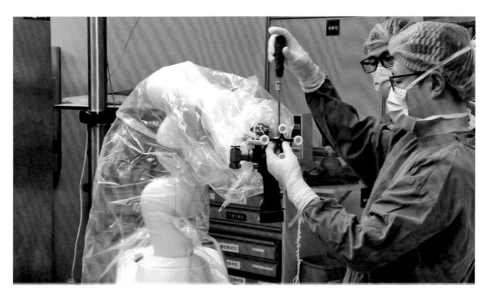

图 8-2-76　完成机械臂的准备

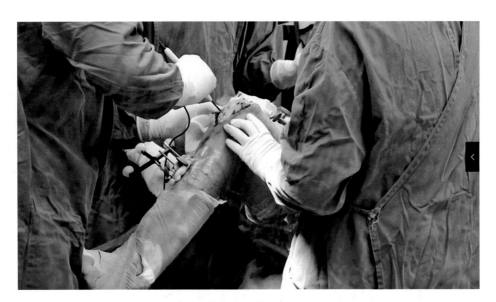

图 8-2-77   采用膝前纵向正中切口、股内侧肌入路，完成显露

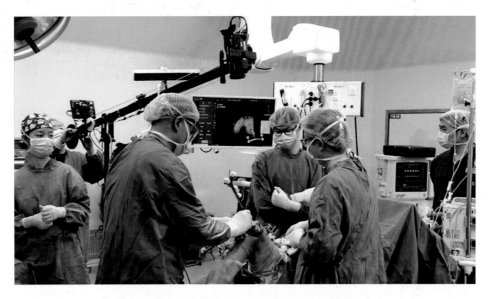

图 8-2-78   对股骨髁和胫骨近端的注册点进行标定

包括内、外侧平台各 9 个，前斜面内、外侧各 6 个，胫骨平台中心点 1 个，胫骨结节 1 个。在软骨面上进行标定时，需使用尖头的探针扎透软骨层方可成功。踝关节注册点为内、外踝各 1 个。除了注册点，术者还需在股骨髁部和胫骨近端不毗邻截骨的区域牢靠固定标记钉各 1 个，标记钉的松动将直接导致注册精度和截骨偏差过大，甚至手术失败，此时需转为传统手术。

注册顺利通过后，开始获取膝关节各软骨面的真实软骨厚度，其方法是采用钝头的探针在各软骨关节部位进行滑动，由此获得股骨滑车、股骨远端、股骨后髁和胫骨平台的软骨厚度，如软骨厚度与术前规划偏差过大（大于 1 mm），需对术前规划的截骨方案进行修正。

之后可清理骨赘，在伸直位通过导航系统读取 TKA 前的下肢力线角度和内外侧间隙的宽度，亦可在屈曲 90° 位读取内外侧间隙宽度和前后向松弛度（图 8-2-79）。

通过内外翻应力试验来判断畸形的纠正程度。此时推荐采用"锟锯"机器人系统专用的"勺子"（厚度为 1～5 mm 不等），来补充因骨关节炎丢失的骨、软骨厚度，由此初步预测

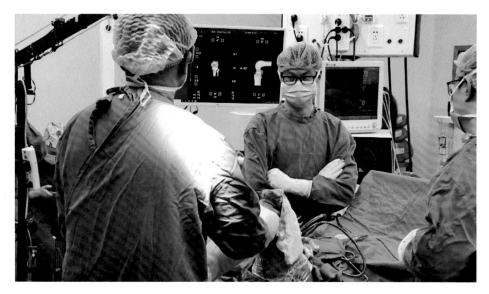

图 8-2-79　在屈曲 90° 位读取内外侧间隙宽度和前后向松弛度

TKA 可获得的目标力线和需要进行软组织松解的范围与幅度（图 8-2-80）。

切除内外侧半月板后实施截骨（图 8-2-81）。截骨是机器人辅助 TKA 中较难掌握的一项技术。尽管截骨方案确定，能否驾驭机械臂完成流畅、精准、无卡点的切骨，是术者在克服学习曲线上的一个瓶颈。机械臂本身的刚度和柔度、稳定性和自由度是较难平衡的两对矛盾，通常会由机械和软件工程师将其调整至一个能接受的范围。最基本的要求是术者熟悉多自由度机械臂的旋转轴和最佳切骨姿势，防止术中过牵过拉导致系统卡

死。其中有效的解决办法是多参加假骨切割培训，"锟铻" 系统另在机械臂表面做了特殊的标记，术中需术者保持标记始终位于视野前方，可有效避免术中卡死现象的发生。

术中实际的截骨顺序取决于术者的操作习惯。笔者习惯于胫骨、股骨远端、股骨后髁、股骨前髁、股骨双斜面的切骨顺序。此种方法的优势对于机器人手术的初学者较有利，其原因在于每完成一次截骨后，均可以对伸直间隙和屈曲间隙进行核对，以避免截骨误差对间隙平衡带来不可逆的影响。如发现内外侧间隙不平衡（特别是

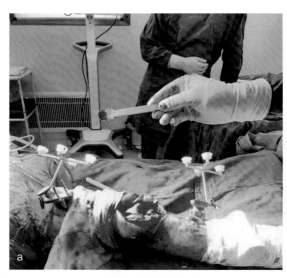
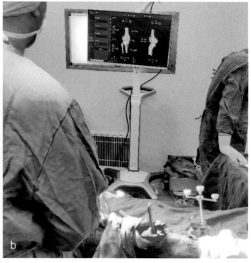

图 8-2-80　a、b. 采用 "锟铻" 手术机器人系统专用的 "勺子" 进行关节间隙评估

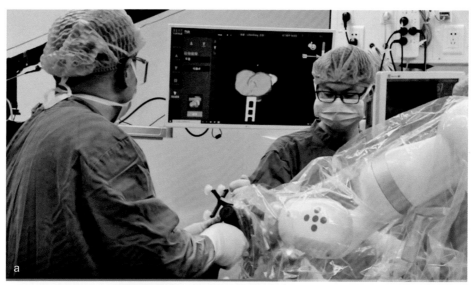

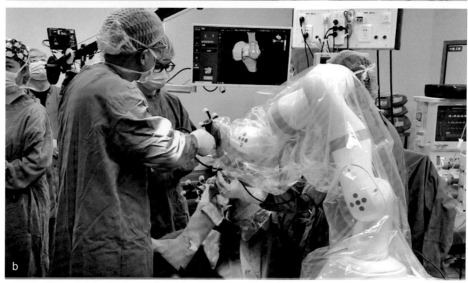

图 8-2-81　a、b. 机械臂辅助下进行截骨操作

屈曲间隙），需在术中及时调整截骨厚度、假体旋转等，以获得内外等宽的矩形间隙。

在操作技术上，术者眼观导航仪显示器、双手驾驭机械臂（左手引导，右手推进），在截骨界面的"绿-白-红"信号实时指示下完成截骨。其中，绿色表示切骨不足，白色表示切割适中，红色表示切割过度（阈值为 1 mm）。术者亦可在截骨界面上观察到曲线勾勒形成的"安全区"（通常设置为距离骨 1 mm），当锯片接触安全区时，摆锯将自动停止工作，由此保障切骨过程不会伤及周围韧带、神经、血管等关键结构。

当所有截骨完成后，可对各截骨块的厚度和

软骨厚度进行测量（图 8-2-82），以进一步核对实际截骨量和规划截骨量的符合度。特别是软骨

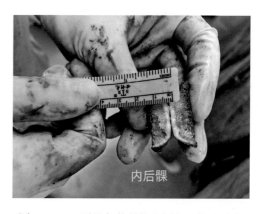

图 8-2-82　测量各截骨块的厚度和软骨厚度

厚度相差大于毫米级，将直接导致实际获得间隙的宽度与规划值不一致。

由于"锟铻"手术机器人尚未开放 PS 型假体股骨髁间盒和胫骨龙骨的操作功能，术者需要根据假体的设计要求，徒手完成上述操作，之后植入全膝关节假体试模，进行三项关键测试（图8-2-83）。① 整体力线：髋膝踝角偏离 180° 力线 ±1° 为理想力线，3° 内为可接受力线，偏离大于 3° 为不可接受（通常来源于操作误差）。② 间隙宽度：在可导航界面上直接读取伸直 0°、屈曲 30°、屈曲 90° 位的间隙宽度。内外侧间隙宽度 ±2 mm 为间隙平衡，大于 3 mm 为间隙不平衡，需酌情进行紧张一侧的松解。③ 髌股轨迹：无拇指试验测试髌骨与股骨滑车在屈曲全程中的对合关系，外移试验判断髌股关节张力是否适中。如有明显异常，可行髌骨支持带的松解、髌骨置换等操作改善髌股轨迹。

当所有测试（包括下肢力线、间隙平衡、假体大小、髌股轨迹、关节张力等）确认无误后，即可按照传统 TKA 技术完成后续操作，包括止血带充气、调制骨水泥、植入假体（图 8-2-84）、电凝止血、留置引流、逐层关闭切口（图 8-2-85）、

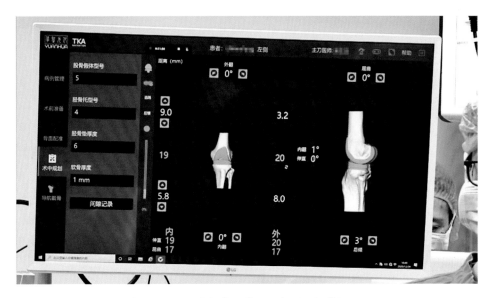

图 8-2-83　安装假体试模后进行测试评估的界面

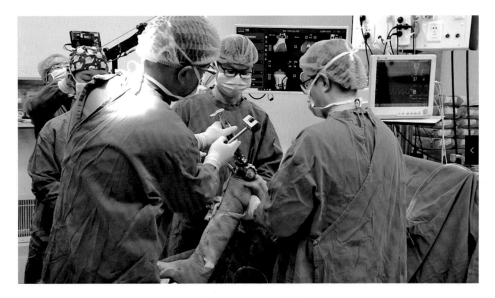

图 8-2-84　安装假体

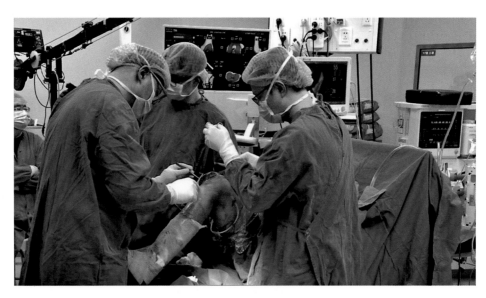

图 8-2-85　逐层关闭切口

加压包扎等。

3. 术后处理

患者 TKA 术后管理，包括抗感染、止血、镇痛、抗凝等环节，以及患者的康复训练，与传统 TKA 无显著差异，可参考《中国髋、膝关节置换术加速康复——围术期管理策略专家共识》，结合术者所在单位临床实际个性化实施。

（二）"锟铻"手术机器人辅助全膝关节置换术早期临床结果

在一项多中心队列研究中，张瑗等人发现使用"锟铻"手术机器人辅助 TKA 在精确截骨、提高植入物准确性、缩短截骨和间隙平衡时间以及减轻术后炎症反应等指标上要显著优于传统手术[67]。机器人辅助 TKA 一次性截骨成功率为 94.1%（仅有 1 例进行了二次截骨，$P=0.039$），而传统 TKA 一次性截骨成功率仅为 62.5%（4 例进行二次截骨，2 例进行三次截骨）。术后 3 个月随访的下肢力线 HKA 角，机器人辅助 TKA 组更接近 180° 中立位对线（$P=0.010$）。此外，传统 TKA 组中，超出公认力线偏倚截断值（±3°）的例数有 4 例，而机器人辅助 TKA 组为 0 例。在手术时间方面，尽管机器人辅助 TKA 组在总手术时间上较传统 TKA 增加 36.8

分钟（$P=0.001$），但机器人辅助 TKA 截骨时间与间隙平衡时间比传统 TKA 平均缩短 5.3 分钟（$P<0.05$）和 2.2 分钟（$P<0.05$）。此外，两组在假体安装时间、切口缝合时间方面均无显著差异，且从第 8 例手术起，机器人辅助 TKA 的手术总时间为 109.2 分钟，与传统 TKA 手术时间（99.8 分钟）之间无统计学差异（$P=0.104$）。在术后炎症指标方面，术后 72 小时机器人辅助 TKA 组 CRP、ESR 和 D- 二聚体分别较术前基础值增长 175.6%、48.5% 和 935.1%，远低于传统 TKA 中对应的 356.3%（$P=0.036$）、70.5%（$P=0.018$）和 1 985.1%（$P<0.001$），且机器人辅助 TKA 术后 1 个月 100% 病例的 CRP、ESR 已恢复生理范围，而传统 TKA 术后 1 个月 CRP 和 ESR 分别有 37.5% 和 43.8% 仍未恢复正常。

（三）"锟铻"手术机器人的优势及局限性

1. 优势

（1）骨科全术式覆盖：单套系统辅助完成骨科三大类手术，即关节置换、脊柱与创伤，实现骨科术式全覆盖。

（2）个性化手术规划：三维 CT 重建，智能化图像分割，高效规划，假体安放位置可预测，术中可实时调整手术方案。

（3）高效率：30点注册配准，简单操作，一次性通过率高。术中截骨，一次标定，可完成膝关节的六次截骨；连续截骨，无需更换刀具。对于膝关节置换手术，医生熟练掌握之后，7分钟可以完成截骨。机械臂末端工具快捷接口，切换方便。

（4）智能化控制与精准截骨：配准精度实时提示，实现亚毫米级精度（≤ 0.5 mm），可测量软骨厚度，截骨更加精确。七自由度机械臂，重力补偿算法，操作轻盈，亚毫米级控制算法。导航仪具有335 Hz高刷新频率，是同行刷新频率5倍以上，实时追踪与精准量化截骨量、力线、张力等数据变化，从而实现手术操作标准化，疗效均质化。相比于传统手术，机器人辅助关节置换手术的精度提高30%以上。

（5）缩短学习曲线：十几台手术即可掌握全膝关节置换，手术精度不受学习曲线影响，助力青年医生决策与成长，实现高效率的人才培养。

（6）手术安全性可控：不需要开髓腔和安装髓内杆定位等操作，机器人系统可实现亚毫米级精准定位。多模态融合的安全保障机制，将机械臂末端工具运动范围限制在预定安全范围之内，手术全程实时监测，实现对手术区周围软组织的精准保护，提高手术安全性。

"锟铻"全骨科手术机器人兼容多个植入物厂家的品牌假体，为开放性平台，为临床提供多种选择。七自由度机械臂，兼具关节手术需要的刚性与灵活度，亚毫米级的控制算法；335 Hz导航刷新频率，280 cm视野范围，提供更开阔的手术场景追踪定位，以及捕捉更细微手术操作变化。智能化控制系统，实现亚毫米级的截骨，以及多模态术中保护策略，主动停锯/钻保护，精准保护软组织，保障手术安全可控。手术流程方面，可连续操作完成膝关节6个面截骨，为医生提供更顺畅的手术体验。

2. 局限性

"锟铻"全骨科手术机器人千万元的售价依然是国内大部分医院难以负担的。在当前人工关节耗材全面集采、国家医保系统尚未给机器人关节手术打通技术收费通道的前提下，机器人手术下沉到基层、造福于百姓仍有很长的路要走。

"锟铻"全骨科手术机器人需要术前下肢全长CT、系统分割、工程师和外科医生的联合规划等复杂过程才能实施手术，因此这一术前规划过程需要进一步简化，力争实现机械学习术者临床思维、机器人工智能自动分割和规划。

其他需要改进的环节，例如在复杂关节手术中的注册效率与精度、机械臂的稳定性与灵活性的兼容、电锯切割效率与骨组织的热损伤问题等，有待进一步的解决。

六、ROSA手术机器人辅助全膝关节置换术操作流程及临床随访

（一）ROSA手术机器人辅助全膝关节置换术操作流程及详解

1. 术前计划

ROSA Knee关节置换手术机器人是目前唯一可同时支持影像模式和无影像模式的骨科手术机器人。医生可以根据临床需求和意愿，选择术前X线片进行术前建模和规划方案，并据此实施手术。也可以不需要X线片辅助，进行有效且精准地建模、计划和实施手术。

（1）选择无影像模式：患者无需额外的术前拍片扫描，没有入院时间和准备时间的限制。仅需要通过术中的骨性标记点注册，即可完成注册和手术规划。

（2）选择影像模式：在此模式下，需拍摄标准的X线片，使用传统射线设备即可完成拍摄，摄片范围包括髋关节到踝关节的站立位全长片和膝关节侧位片，然后将二维影像数据上传，从而创建患者骨结构和关节表面的三维虚拟模型。当然，通过捷迈邦美独有的X-AtlasTM技术采集2D X射线影像转换为3D骨模型，能够减少患者辐射暴露，减少术前准备时长和准备步骤（图

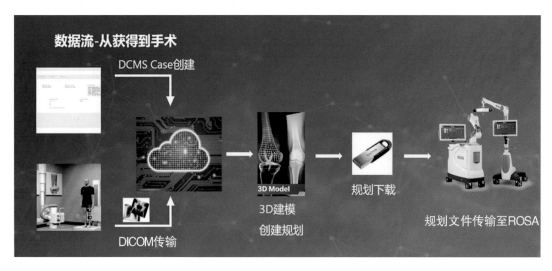

图 8-2-86　ROSA 图像模式术前计划流程图

8-2-86）。

2. 手术操作过程

（1）术前准备：ROSA Knee 系统允许外科医生能够按照他们的操作习惯站在患者的任意一侧（图 8-2-87）。患者仰卧在手术床上，机器人放置在患者髋关节水平高度，与手术床呈 45°角。机械臂套无菌罩。使用下肢固定支架固定手术肢体有助于保持其术中稳定。

在屏幕指引下，术者及其团队对机器人进行校准。这个操作可以在手术开始前完成，也可以在显露后完成。

（2）术中标记：靶标可在关节切开前或显

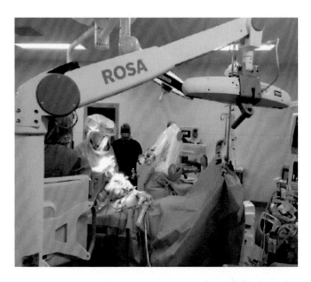

图 8-2-87　手术室的机器人设置视图

露后安装。股骨靶标大约放置于距皮肤切口近端 4 横指处，垂直于股骨长轴。固定钉可以经皮或通过一个小切口置入，应避免屈膝时对股四头肌活动造成约束。使用动力设备将两根自钻自攻的固定钉（3.2 mm × 150 mm）置入股骨中心，实现双皮质固定。股骨靶标安放在固定钉上，使其尽可能靠近骨骼而不接触皮肤，距离皮肤大约 1 ～ 2 cm。

胫骨靶标放置在切口远端大约 4 cm 处。胫骨固定钉放置应避免干扰胫骨侧的截骨操作，同时也要尽量靠近干骺端，以降低置钉处骨折的风险。两根自钻自攻的固定钉（3.2 mm × 150 mm）垂直于胫骨长轴置入，同样实现双皮质固定。胫骨靶标放置在尽可能靠近骨骼的位置，但不能接触皮肤。

固定钉和靶标应确保稳定，因为在操作过程中它们的移动会导致截骨错误或定位失败。此外，这些靶标还应确保在关节所有活动角度内都能被双目视觉系统捕捉到，且不会和机械臂相互干扰（图 8-2-88）。

（3）标志点注册：放置靶标后，应根据系统提示完成股骨和胫骨侧的标记点采集，评估患者膝关节初始状态。这些信息也可以由主刀医生根据术前 X 线片进行调整。

活动髋关节，捕获活动过程中 14 个位置以

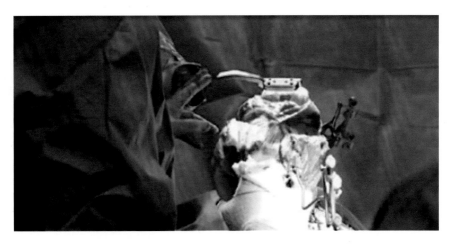

图 8-2-88　各靶标的位置，避免与机械臂相互干扰

确定髋关节旋转中心。之后获取股骨远端开髓点的位置，这样就得到了股骨的机械轴。股骨远端还需要注册的标志点包括：内外侧后髁、前滑车沟、后滑车沟、内外侧髁最远端、内外上髁和前皮质。后髁用来确定后髁连线，前、后滑车沟用来确定前后轴线。前皮质用来确定股骨大小和前后平移距离，以明确截骨时是否会发生切迹（notching）。

胫骨的标记包括内外踝、胫骨结节的内 1/3、胫骨开髓点、后交叉韧带的止点，以及内外侧平台切除参考点，系统从而确立了胫骨的机械轴和旋转轴。

进行关节表面注册时，ROSA Knee 机器人的定位针不应穿透软骨。

（4）规划及软组织评估：术中可以根据患者情况随时调整手术规划、假体选择和假体安放位置。

完成标志点注册后，可以在初始状态、术中状态和最终状态下对膝关节进行评估。

膝关节的初始状态（显示器中为"Initial"）是指在进行软组织松解和骨赘去除之前的状态，这时可以量化屈曲挛缩和冠状面力线。术中状态（显示器中为"Intra-Op"）是在膝关节进行了包括软组织平衡和骨赘清理后进行的评估，这个步骤可能需要多次进行，以评估软组织松解对膝关节间隙平衡的影响。最终状态（显示器中为

"Final"）是在完成截骨、试模或假体植入后进行的，根据此时的稳定性和位置参数可继续进行后续的软组织松解或截骨的调整，以改善屈伸功能、间隙平衡等。

ROSA Knee 机器人可以量化和记录膝关节的相关特征——活动范围、对线、内外侧间隙（图 8-2-89）和韧带松弛度，以此来规划假体位置、型号及软组织平衡。

松弛度检查可通过以下两种方式进行：一种是施加内翻和外翻应力的同时，在一定范围内缓慢移动膝关节；另一种是施加内翻和外翻应力的同时，把膝关节屈伸至一系列不同的角度。系统默认记录膝关节屈曲 0° 和 90° 时的数值，也可以根据主刀医生的偏好记录膝关节屈曲 30°、45°、60° 和 120° 时的关节松弛数值。

（5）手术计划界面：手术计划界面可在术中显示所设置的假体型号、位置以及截骨情况（图 8-2-90）。所有的截骨参数和假体的大小、位置都可以在屏幕上进行任意更改。术中操作时，ROSA Knee 系统会实时反馈力线和间隙平衡信息（图 8-2-91），从而协助主刀医生按照术前计划精确地进行手术。

（6）截骨：在截骨界面下，主刀医生在 ROSA Knee 机械臂的引导下进行股骨远端、胫骨近端截骨以及四合一截骨板钻孔定位操作，机械臂在整个定位过程中都能保持极高的稳定性和精准性，

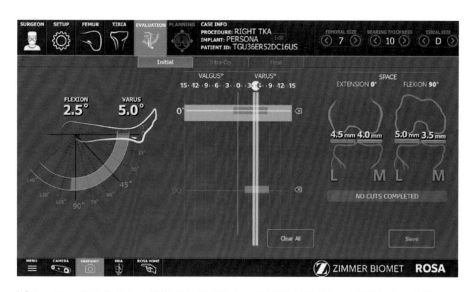

图 8-2-89　膝关节在内、外侧副韧带不受应力的情况下屈伸至一系列角度，然后在内翻和外翻应力的情况下屈伸膝，以确定关节活动范围以及内外侧松弛度

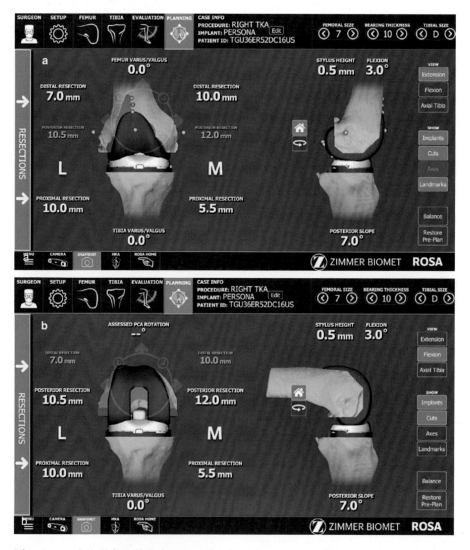

图 8-2-90　在注册完膝关节表面和下肢的标志点后，进行假体尺寸、位置、截骨操作和间隙平衡的规划。a. 伸膝位。b. 屈膝位

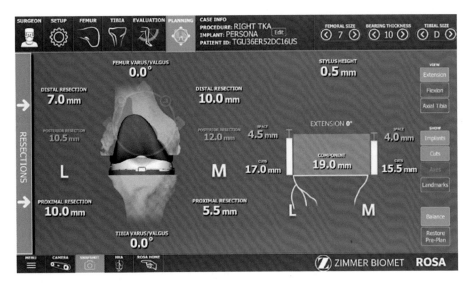

图 8-2-91　间隙平衡的模拟评估可以指导截骨的操作、假体型号和位置选择，以及软组织的松解

辅助完成精确截骨。截骨的顺序可以根据医生的偏好，选择胫骨优先或股骨优先。如果医生选择间隙技术确定股骨旋转角度，则需要先进行股骨远端和胫骨近端截骨，再通过张力感受算法，确定四合一截骨板钻孔位置，然后安装四合一截骨导板进行股骨前髁、后髁以及前后斜面截骨。如果医生选择使用标准的测量截骨法，股骨旋转可以通过后髁连线或前后轴线（即Whiteside 线）来确定。

1）胫骨近端截骨。选择胫骨近端截骨功能选项：踩下脚踏板，在自动模式下将机械臂移至胫骨截骨平面附近。之后使 ROSA Knee 机械臂进入协作模式，这时外科医生需要对截骨导板施加一个温和的力，使其接触胫骨前皮质。在协作模式下，截骨导板的朝向、深度、倾斜都是机器人限定的，但是可以自由地内外侧移动。踩下脚踏板，使用一根固定钉把截骨导板固定在骨骼上。在屏幕上，截骨数据将实时显示。如果数值可以接受，则置入第二根固定钉。在机器人的截骨导板限制下使用摆锯进行标准的徒手截骨，需注意的是摆锯本身不受限制。移除固定钉，踩下脚踏板，移除机械臂。将验证工具放置于胫骨截骨面处，读取屏幕显示的截骨角度，确认截骨数据是否与术前计划相符。

2）股骨远端截骨。选择股骨远端截骨功能选项：踩下脚踏板，在自动模式下将机械臂移至股骨截骨平面附近。之后进入协作模式，这时外科医生同样需对截骨导板施加一个温和的力，使其接触股骨前皮质。在协作模式下，截骨操作同样是由机器臂限定的，置钉及截骨同胫骨侧（图8-2-92 和图 8-2-93）。移除固定钉后踩下脚踏板，释放机械臂。最后同样使用验证工具验证截骨情况。

3）使用 ROSA Knee 进行股骨旋转截骨。股骨旋转截骨是 ROSA Knee 的可选功能，系统基于屈伸间隙平衡指导股骨的前后旋转截骨。如果选择该模式，在外科医生的配合下，ROSA Knee

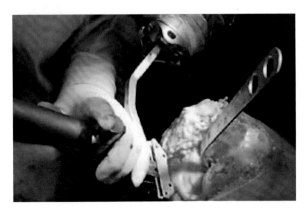

图 8-2-92　ROSA Knee 机器人固定胫骨前的截骨导板，用于胫骨近端切除

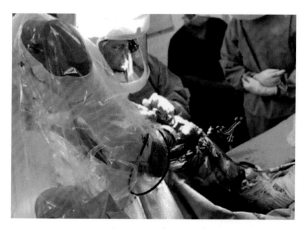

图 8-2-93　通过股骨远端截骨导板进行截骨

系统将提供关于软组织平衡的量化信息。在膝关节屈曲大约 90° 时，进行手动牵拉评估，可借助撑开器或 Zimmer FuZion® 器械进行。ROSA Knee 会记录屈曲间隙数值并评估股骨假体旋转，从而获得四合一股骨截骨定位。

4）股骨四合一测量截骨法。选择四合一截骨功能选项：踩下脚踏板将机械臂移至股骨远端，机器人进入协作模式，然后将截骨导板放在骨骼上，按照预定的参数对其进行对线（参考股骨前后轴线、股骨后髁切线，或根据膝关节屈曲 90° 时的韧带张力）。通过机器人截骨导板进行股骨远端钻孔（所钻的两个孔即标准四合一截骨导板的定位孔），将机械臂从术区移走，然后安装四合一截骨导板进行徒手截骨。

（7）最终评估：系统允许每一步截骨完成后，医生都可以进行截骨验证，并在安装假体试模后，进行软组织状态评估，以观察是否获得满意的膝关节活动度和下肢力线。如果对线、活动范围或软组织平衡不满意，外科医生可以返回到手术计划步骤来重新调整截骨或假体位置。

（二）ROSA 手术机器人辅助全膝关节置换术随访结果

Meta 分析显示，ROSA Knee 机器人在截骨及力线恢复方面具有很高的精度，与既往使用传统徒手技术或计算机导航技术相比，使用 ROSA Knee 机器人辅助 TKA 术后异常值更少，不良力

线率更低[68]。Seidenstein 等[48] 对传统 TKA 和 ROSA Knee 辅助 TKA 进行对比，结果显示：传统 TKA 术后，近 25% 患者 HKA 轴角度偏差大于 3°，而 ROSA Knee 辅助 TKA 患者术后 HKA 轴偏差角度均小于 3°。一项前瞻性对照研究报道了同一术者实施 30 例 ROSA 机器人辅助 TKA 和 30 例传统 TKA，组间根据年龄、性别和体重指数进行匹配。对比了住院时间（LOS）和输血率，术前和术后 6 个月评估并发症、视觉模拟量表评分（VAS）和牛津膝关节评分（OKS），术后 6 个月评估遗忘关节评分（FJS）和患者满意度。结果显示，机器人辅助 TKA 组的 LOS 比传统 TKA 组短（$P=0.120$），机器人辅助 TKA 组的平均 6 个月 OKS（$P=0.006$）和 VAS 评分（$P=0.025$）明显优于传统 TKA 组[69]。

（三）ROSA 手术机器人的优势

ROSA Knee 是半主动式手术机器人系统，它整合 3D 模型、术中骨表面测绘、标志点注册和软组织松弛度测量结果的数据，进行连续的数据分析，以增强 TKA 中医生放置外科器械、截骨和评估软组织平衡的能力。它根据捕获的截骨模型来精确执行术前和术中个性化的手术计划。为了保留主刀医生在截骨时的真实感觉，锯片没有任何限制，但是截骨方向是机器人限制的。

该系统于 2018 年在澳大利亚首次批准使用，并在 2019 年 1 月获得了美国 FDA 的使用许可。ROSA Knee 系统的独特之处在于，它有两套用来规划 TKA 的模式。第一种模式下，依靠术前二维 X 线片和术中外科医生注册的骨与软骨标志点组成的数据，构建三维仿真模型，继而进行手术规划。与 CT 扫描相比，普通 X 线平片的使用成本更低，辐射暴露更少。第二种为非图像依赖模式，不需要采集任何术前影像资料，仅利用术中获取的骨和软骨标志点数据，进行三维建模，指导手术决策和截骨操作。

1. 精准性高

有学者利用 15 具冰鲜尸体（30 例膝关节）

对 ROSA 系统进行了截骨精准性研究，结果显示所有角度平均偏差均低于 1°，标准偏差在 1° 内，平均 HKA 力线差异为 0.03° ± 0.87°。所有截骨误差均低于 0.7 mm，标准差低于 1.1 mm[70]。

2. 学习曲线短

机械臂末端采用截骨导板设计，因此更符合临床医生传统的操作习惯。医生无须对现有的手术操作流程和操作习惯做过多调整，动力摆锯始终由外科医生掌握，因而可快速地适应 ROSA 辅助 TKA 的手术操作流程。研究表明，仅需 6 ～ 11 台 TKA 就可以熟练掌握 ROSA Knee 的操作流程；并且，相比于传统人工关节置换手术，ROSA 辅助 TKA 术后 90 天的并发症发生率更低[71]。

七、HURWA（和华）骨科手术机器人辅助全膝关节置换术操作流程及临床随访

（一）HURWA 机器人辅助全膝关节置换术操作流程及详解

HURWA 机器人用于膝关节置换时，是通过术前采集患者双下肢全长 CT 信息作为建模数据源。通过人工智能结合人工设计术前方案，并以半主动方式应用于 TKA，可适用于术者的多种操作模式，如测量截骨、平衡截骨，以及机械对线、运动对线、功能对线等。

1. 术前规划

CT 扫描与手术规划：患者术前需拍摄双下肢全长 CT 扫描，工程师将患者 CT 数据拷贝后导入机器人系统，并与术者配合设计术前方案。

（1）CT 导入（图 8-2-94）。将系统开机并登录进入医生用户界面，点击"新建手术方案"，进入新建手术方案，选中要导入的患者 CT 数据，点击"扫描"按钮，开始扫描文件中的 CT 数据。

（2）三维重建患者膝关节模型及特征点标记（图 8-2-95）。

（3）点击"假体规划"按钮进入假体规划界面（图 8-2-96）。

（4）在边界提示线规划界面，对胫骨、股骨截骨边界提示线分别进行规划（图 8-2-97）。

（5）保存手术方案。

2. 手术操作流程

本系统无需对机械臂及台车进行单独注册，导航仪可实时自动追踪机械臂和刀具的位置，手

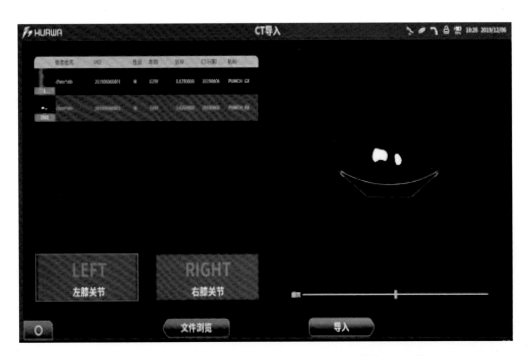

图 8-2-94　CT 导入（数据来源推荐：64 层及以上螺旋 CT 扫描）

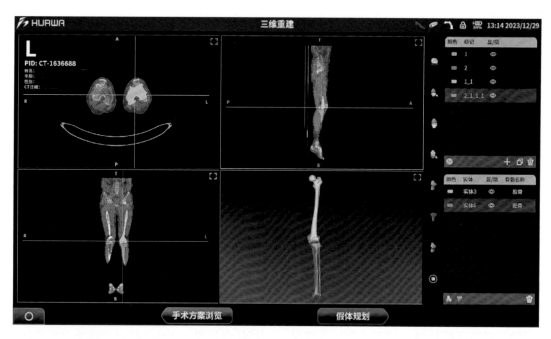

图 8-2-95　四视图显示界面用于解剖点选点（横断面，矢状面，冠状面，3D）

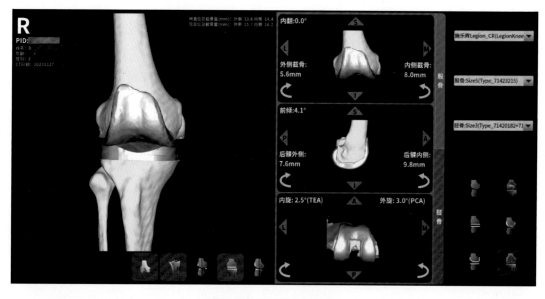

图 8-2-96　假体规划视图

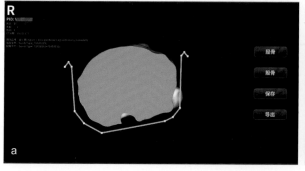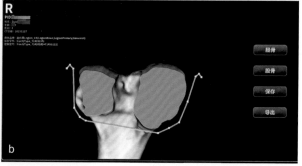

图 8-2-97　a、b. 设立边界安全线

术操作流程包括：体位摆放及设备准备、膝关节支撑架安放、验证注册、截骨、系统关机收纳和清洁。

（1）体位摆放：患者取平卧位，躯干与手术床长轴平行。撤下术侧腿部床垫（非必须），令臀部下缘与背部床垫边缘对齐，建议在膝关节尽量高屈曲位的情况下使用下肢固定架。

（2）开机登录：设备开机进行刹车检测，检测完成后登录医生账号，导入手术方案。

（3）选择手术站位：术者根据临床情况选择下列手术站位（图8-2-98）。

（4）无菌保护罩和动力装置安装：进入手术准备界面，点击"至套膜位"按钮，踩住脚踏，直至机械臂运动至套膜位置。按照无菌操作规程进行机械臂台车套膜操作：台上医生/护士手持一次性使用无菌保护罩和动力装置，先将保护罩套至机械臂上，并将动力装置安装在机械臂末端固定法兰上；台下助手将保护罩逐步展开并覆盖整个机械臂台车，拉紧保护罩底部抽拉绳，将保护罩固定于机械臂台车底座上（保护罩上的蓝色标记线可提示无菌区范围）。

（5）股骨/胫骨导航定位架安装：术区显露（方法同传统TKA）后安装股骨/胫骨导航定位架。

1）股骨导航定位架组装：① 将股骨定位架与股骨定位架支撑杆组装好，用专用扳手确保拧紧；② 将股骨定位架支撑杆基座部分放置于已显露的股骨前皮质表面的合适位置，以自攻锁定螺钉单皮质固定于股骨远端前方；③ 检查锁紧所有固定螺钉，完成定位架股骨侧固定。

2）胫骨导航定位架组装：基本操作方法参考股骨定位架安装，安装位置通常在胫骨中段前方。

（6）配准定位。

1）配准准备：进入配准准备界面。① 完成验证点注册（图8-2-99）：术者依据界面中提示，用尖头探针在远离截骨区域的所指位置依次完成股骨、胫骨验证点注册。② 解剖特征点采集（图8-2-100）：术者依据界面中显示的解剖特征点位置，用尖头探针依次采集患者股骨、胫骨对应特征点。

2）股骨/胫骨配准：进入配准界面分别行配准操作（图8-2-101～图8-2-104）。

配准效果：图8-2-104显示的是实际采集数据与CT扫描后三维重建骨骼模型的相对关系。绿色的点表示空间采集点和骨骼模型重合良好，符合系统要求的最低配准分数（建议≥90%）即可通过配准。黄色点删除后，如点数符合要求，则可能提高配准分数。

胫骨配准执行参考股骨配准执行的方法。

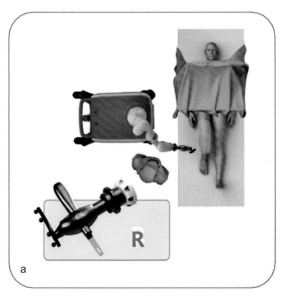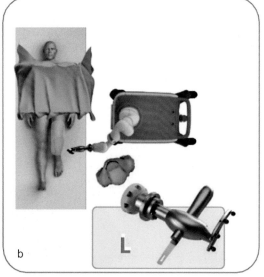

图8-2-98 a、b. 右TKA（a）和左TKA（b）的站位示意图

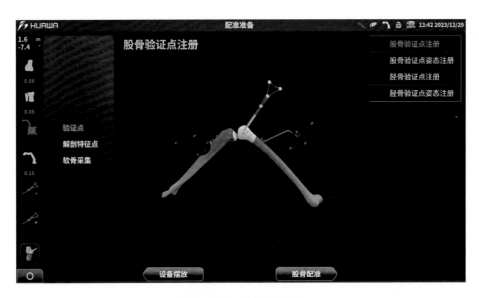

图 8-2-99　验证点注册

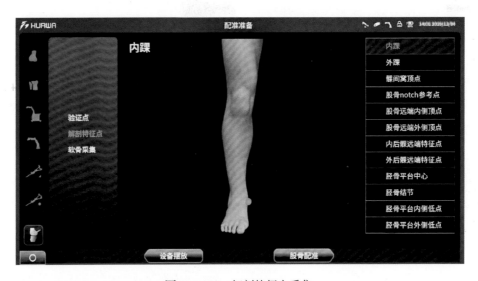

图 8-2-100　解剖特征点采集

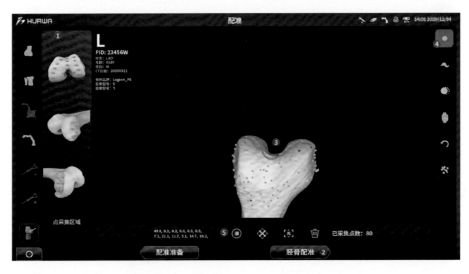

图 8-2-101　股骨表面点、面空间数据采集

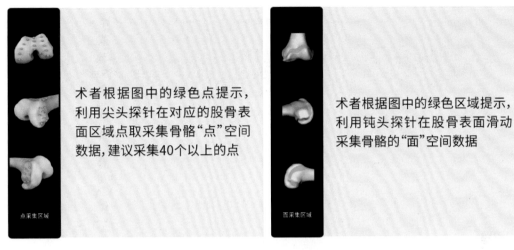

图 8-2-102　点击"胫骨配准"，进行胫骨表面点、面空间数据采集

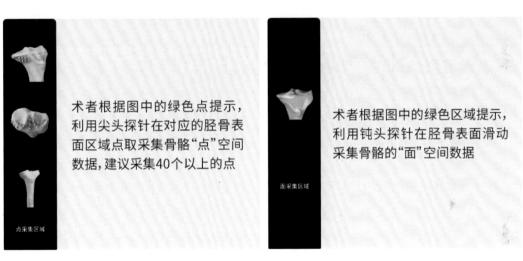

图 8-2-103　配准执行

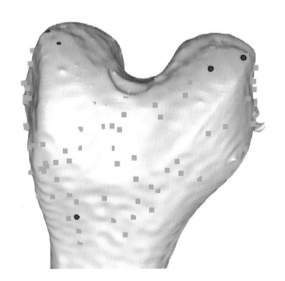

图 8-2-104　完成股骨点、面数据采集和系统配准后，显示配准点效果图

（7）截骨。

1）截骨前准备：① 进入截骨界面（图 8-2-105）；② 选择截骨顺序，术者可根据需要在手术规划界面中制定截骨顺序（胫骨优先或股骨优先）。

2）截骨操作：① 将验证导航复位架安装在锯片上，机械臂会移动至被设定的截骨位置，过程中目标位置会有相应的白色虚线框闪烁提示，到位后会有提示音，取下验证架。② 进入截骨模式；此模式下机械臂被锁定在截骨目标平面，踩住脚踏主开关，刀具将持续摆动，术者握持机械臂末端推动机械臂在该平面前后、左右、扇形自由移动，即可完成该目标平面的截骨。③ 在截骨过程中术者可观察屏幕上的截骨偏差显示"彩虹条"、数值和截骨边界安全

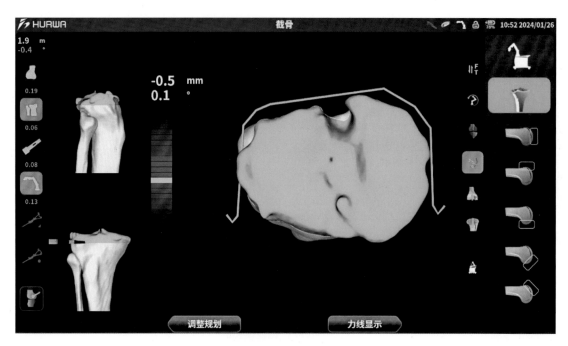

图 8-2-105　胫骨截骨界面

线, 实时微调位置, 尽可能使截骨偏差显示值保持在 "0 mm" 和 "0°", 以确保最佳截骨精度 (图 8-2-106)。

3) 截骨注意事项: 截骨过程中, 应注意接近或到达截骨边界安全线的报警提示, 实时微调锯片位置; 在截骨偏差值大于 1 mm 或大于 1.5° 时, 系统将自动停止刀具摆动以避免截骨精度受到影响。

4) 截骨结束: 待工程师点击 "机械臂回收

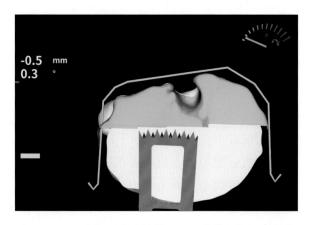

图 8-2-106　主视图为当前截骨平面的俯视图, 绿色部分为待截除的部分, 蓝色线条为截骨边界安全线。左侧为截骨偏差显示值及 "彩虹条", 提示当前锯片与截骨目标平面的距离及角度偏差情况

纳位" 按钮后踩住脚踏主开关, 机械臂移动至收纳位, 再将机械臂台车移出手术工作区。

5) 截骨调整 (非必需): 术者以不同方式行相关力线、间隙等参数的观测, 结合不同的截骨理念及患者个体差异, 适当调整截骨方案, 再次操作机械臂截骨。

(二) HURWA 机器人辅助全膝关节置换术术后康复与临床结果

在一项由北京协和医院林进教授牵头、天津市天津医院和首都医科大学附属朝阳医院参与的前瞻性、多中心临床研究中, 共有 150 名患者被随机分为两组——73 名和 77 名患者分别接受了机器人辅助 TKA 和传统 TKA[72]。通过比较这两组之间的术前和术后 WOMAC 评分、特种外科医院 (HSS) 评分、健康量表 (SF-36) 评分、美国膝关节学会评分 (KSS) 和活动范围 (ROM), 以及比较两组的术前术后髋-膝-踝 (HKA) 角及比较 HKA 角 ≤ 3° 的比率, 发现机器人辅助 TKA 组术后平均 HKA 角为内翻 1.801° ± 1.608°, 传统 TKA 组内翻 3.017° ± 2.735°, 有显著性差异。机器人辅助 TKA 组 HKA 角 ≤ 3° 的比率和传统 TKA 组 HKA 角 ≤ 3° 的比率分别为 81.2% 和 63.5%。接受机器人辅助 TKA 和传统 TKA 的患者有在 WOMAC 评分、HSS 评分、SF-36 评分和 KSS 上反映出相近的关节灵活度改善和功能恢复程度。

这项研究说明 HURWA 机器人辅助 TKA 是一种安全有效的方法，相比于传统 TKA 可以更好地进行机械轴对位。在膝关节屈曲功能恢复和改善上，HURWA 机器人辅助 TKA 与传统 TKA 术后相似。但是，需要更长的随访时间才能确定改进的机械轴对线是否会产生更好的长期临床结果。

（三）HURWA 机器人的临床应用价值

1. 缩短医生学习曲线

HURWA 机器人的临床试验数据表明：术者在完成 9 台手术后，手术配准、截骨时间达到稳定期，且学习曲线与截骨精度无明显相关性。

2. 缩短手术时间，提高医院规模化开展手术的能力

HURWA 机器人搭载图像自动分割、术中自动配准等自动化技术，极大地简化了手术流程，减少了医生的干预和操作步骤。

3. 提高截骨精度，保证手术质量的稳定性

临床试验结果显示，通过对比手术机器人组（试验组）和传统手工组（对照组）术后双下肢全长负重像，发现对照组和机器人组在下肢力线误差方面有显著统计学差异。机器人组的截骨精度更高，角度更准，下肢力线纠正合格率更高；并且，机器人能克服疲劳、急躁等生理局限，保证手术质量的稳定性。

4. 降低手术创伤，提高手术预后

HURWA 机器人辅助下 TKA 没有传统手术的开髓步骤，降低了开髓带来的出血、脂肪栓塞、静脉血栓、骨折等风险，对患者造成的创伤更小，更符合快速康复的理念。

第三节　机器人辅助全膝关节置换术存在的问题及展望

一、目前存在的问题

自 20 世纪 80 年代开始研发以来，已有包括前文提到的诸多类型的机器人手术系统相继问世，应用于膝关节置换手术领域。尽管在下肢力线恢复、假体型号选择及安装，以及截骨精确性方面相对于传统膝关节置换手术有明显的提高，但由于技术及硬件的限制，早期的机器人系统在使用效率方面较为低下，致使手术时间延长及术中出血量增加，且过多的侵入性操作也导致早期并发症发生率较高。这些问题在长时间内并未获得很好的解决，因此在相当长的一段时间内机器人辅助全膝关节置换术一直处在局限性使用的阶段。近年来，随着世界范围内科技水平的不断进步，膝关节置换手术机器人的设计及软、硬件方面都有了极大的提升，各类不同的机器人系统开始陆续投入使用。由于不同系统的手术量目前存在较大的差距，使用不同手术机器人系统所得出的结论不尽相同。目前，MAKO 系统在全球范围内的使用率最高，当前手术量已超过 100 万例，因此近年来大多数关于全膝关节置换术后患者满意度的研究是使用此系统得出的。其他手术机器人系统由于使用较少，目前还缺乏足够的病例支持相关的结论。除此之外，目前现有的机器人系统其设计和研发均使用不同的理念及思路，手术流程及相关骨骼数据的处理算法各不相同。

目前尚缺乏不同手术机器人系统的横向比较研究，因此使用不同的手术机器人系统是否会出现不同的术后客观影像学测量结果，及患者术后满意度的区别，是今后需要关注的重要问题之一。不同手术医生对于膝关节置换手术的设定标准及手术相关的参数，以及术后的功能康复锻炼存在很大的差异，以上干扰因素也会给研究得出的相关结论带来很大的偏倚。

此外，手术机器人系统还带来了一些其他问题。第一，机器人系统的硬件大体分为主机（机械臂）系统、操作台系统，以及术中光学追踪设备，其硬件设备大多较为庞大，占据手术室空间较多，且由于目前软件操作系统使用较为复杂，操作台系统需专业的系统操作员进行操作，以便在术中及时根据手术医生的需求对手术计划在系统中进行实时的调整，并对术中可能出现的软、硬件故障进行及时的排除。手术硬件占用空间较大会导致手术间过度拥挤，进而导致手术器械潜在污染的可能性增加，且由于占据术区空间较大，医生的操作范围受到了一定局限，降低了手术操作的效率，导致手术时间相应增加。第二，由于手术器械较传统手术具有明显的差异，且组件安装较传统器械更为复杂，机器人辅助全膝关节置换术手术相关人员的数量增加，同时对手术人员的配合度提出了更高的要求，相应耗材的使用也增加了机器人辅助手术的成本。第三，由于其机器人系统属于精密设备，对于其存放的要求相对于其他传统器械更高，且在使用一段时间后需定期进行维护校准，以维持其正常运转，在一定程度上增加了其维护成本。第四，图像依赖型的手术机器人系统在术前需采集患者下肢的 CT 数据，此操作将增加患者的放射线暴露，虽然目前无证据表明在机器人辅助膝关节手术中增加的放射线剂量对患者会造成多余的不良影响，但依然是今后需要关注的问题之一。

机器人辅助膝关节手术作为较传统手术更加先进的技术，在精准性及可重复性提高的同时，由于操作理念及相关工具较传统手术差距较大，

且流程相对于传统手术略显复杂，在早期使用时往往需要一定的学习曲线，故此可造成早期手术时间较长，有报道称处于学习曲线内行机器人辅助膝关节置换术的平均手术时间较传统手术长约 20 分钟[73]。目前，文献报道机器人辅助膝关节手术的学习曲线一般为 12 台左右，但在学习曲线内相应的手术风险并未增加[74]。除此之外，为准确执行系统制订的术前计划，骨骼注册是目前所有膝关节机器人系统均需进行的环节。为保证骨骼注册的精准性，需在股骨及胫骨经皮打入螺钉并安装光学靶标，以确保在术中可对下肢活动轨迹进行追踪，此操作在一定程度上增加了医源性骨折、术后钉道感染及血管神经损伤的可能性。机器人辅助膝关节手术的术前计划及术中计划调整依然是由手术医生在术前及术中进行决定的，现有的膝关节手术机器人软件系统并不能实现人工智能自主学习及进行手术计划的自行制订及调整，因此在现阶段依然是作为数字化手术辅助工具进行使用，手术医生依然需要在整个手术过程中对手术的进程进行把控。

综上所述，目前现有的机器人辅助膝关节手术，可通过术前或术中对患者膝关节骨骼信息的采集，以及通过光学追踪技术对患者在术中的活动度及力线参数进行实时的监测及反馈，在以上数字化科技的帮助下，在手术精确度及可重复性较传统手术具有明显的优势；但由于目前未获得长期的临床应用，远期的患者满意度及假体的生存率仍需进一步随访观察。此外，在今后的研究中，应增加不同机器人系统的横向比较，以及通过应用及研发的不断深入，逐步形成机器人辅助全膝关节置换手术的统一标准，以减少由上述原因造成的相关结论偏倚。

随着全球人类预期寿命的增长及老龄化的不断加剧，膝关节退行性疾病的发病率不断增加，目前全膝关节置换术依然是治疗终末期膝关节退行性疾病的最有效手段。尽管如此，依然有 15% 的患者由各种原因导致术后满意度较低。将机器人技术应用于全膝关节置换领域旨在提高手术的

精确性，从而降低术后并发症的发生率，提高患者术后的满意度及假体生存率。然而，对于患者及手术医生对机器人辅助膝关节手术的接受度及今后是否能够在此领域实现常规使用，经济投入及效果产出是其中重要的考量因素之一。由于机器人系统本身的高科技属性及对手术精准性与系统稳定性的高要求，手术机器人的前期研发需要大量的投入，因此在投入临床使用时，需要增加后期收入来平衡前期的研发投入。有一项分析研究表明，尽管早期机器人辅助全膝关节的花费要高于传统手术，但由于早期机器人辅助全膝关节置换术的并发症出现率更低，实际总体减少了因后续并发症再次入院或行相关治疗的费用。在两组患者手术量超过 94 例时，机器人辅助全膝关节置换术的总体投入及效益值更高，因此，随着手术例数的不断增加，机器人辅助膝关节手术的优势会获得更好的体现[75]。另外，机器人辅助膝关节手术额外增加的手术费用可因其早期更快的术后恢复，通过住院时间的减少及其他治疗的方式进行平衡。此外，机器人辅助全膝关节置换术由于其精准性及可重复性高，在理论上可提高长期的假体生存率，与传统手术相比在理论上可避免患者术后因早期假体松动及其他并发症导致再次行假体翻修术而产生的额外治疗花费。尽管如此，关于机器人辅助全膝关节置换术的经济效果产出效率还需要进一步研究证实。

二、展　望

膝关节置换手术一直以来都是骨科领域的重要治疗方式，随着机器人技术的不断发展，机器人辅助膝关节置换手术已形成引人注目的趋势，并将在未来获得更进一步的发展。以下将探讨机器人辅助膝关节置换术未来发展的主要方面。

1. 机器人辅助膝关节置换手术的发展方向

（1）精确度和可控性的提升：未来的机器人系统将更加精准地执行手术任务，实现高度个性化的关节重建。

（2）个性化外科医学：机器人技术将允许根据患者的解剖结构、骨质状况和活动需求，进行个性化的手术规划和重建，以获得最佳的关节功能和使用年限。

（3）最小化组织创伤：未来趋势将是进一步减小手术切口，降低手术操作中对软组织的损伤，以减少创伤和加速康复。

（4）增强现实和虚拟现实支持：机器人系统结合增强现实和虚拟现实技术，提供更精准的导航和可视化，帮助外科医生更好地定位和在手术区域进行操作。

2. 机器人辅助膝关节置换手术的发展趋势

（1）自主性增加：未来的机器人系统将变得更加自主，减少医生的直接干预，但仍需医生监督和一定程度的干预，确保手术安全。

（2）数据驱动的持续改进：机器人系统将不断积累和分析手术数据，以改进手术技术和假体设计，促进手术疗效的不断提高。

（3）更广泛的应用：除了髋、膝关节置换，机器人辅助技术可能扩展到其他关节的置换手术，如踝关节和肩关节，以满足更广泛的患者需求。

3. 膝关节手术机器人对关节外科学科发展的影响

（1）提高治疗质量：机器人辅助手术有望提高手术的精确性和一致性，减少术后并发症，从而提高患者的治疗质量。

（2）推动研究和创新：机器人技术将激励医学界更深入地研究关节疾病的生理学和治疗方法，推动关节学科的进步和创新。

（3）跨领域合作：机器人技术需要外科医生与工程师、计算机科学家等各领域专家密切合作，促进知识交流和跨领域合作，从而在关节外科疾病的治疗上取得更大的成功。

4. 医生培养和手术重建目标

（1）专业培训和认证：未来的骨科医生需要接受更多与机器人技术相关的培训，以掌握最新的技术和操作机器人系统的技能，并获得相应的认证。

（2）患者护理技能：尽管机器人系统可以提高手术的准确性，但医务人员仍然需要加强术后患者的护理和康复，确保患者能够在术后迅速恢复生活自理和劳动能力。

综上所述，机器人辅助膝关节置换手术将在未来为患者提供更安全、精确和个性化的治疗选择。骨科医生需要不断学习和适应这些新技术，以确保为患者提供最佳的手术和护理效果，同时促进关节外科学科的发展和进步。机器人技术将成为关节置换手术的有力助手，为患者带来更好的生活质量。

参 考 文 献

[1] CHIN B Z, TAN S S H, CHUA K C X, et al. Robot-assisted versus conventional total and unicompartmental knee arthroplasty: a meta-analysis of radiological and functional outcomes[J]. J Knee Surg, 2021, 34(10): 1064−1075.

[2] SIDDIQI A, SMITH T, MCPHILEMY J J, et al. Soft-tissue balancing technology for total knee arthroplasty[J]. JBJS Rev, 2020, 8(1): e0050−e0050.

[3] GRACE T R, TSAY E L, ROBERTS H J, et al. Staged bilateral total knee arthroplasty: increased risk of recurring complications[J]. The Journal of Bone and Joint Surgery, 2020, 102(4): 292−297.

[4] SARPONG NO, HELD MB, GROSSO MJ, et al. No benefit to sensor-guided balancing compared with freehand balancing in tka: a randomized controlled trial[J]. Clin Orthop Relat Res, 2022, 480(8): 1535−1544.

[5] BARGAR WL, BAUER A, BÖRNER M. Primary and revision total hip replacement using the RoboDoc® system[J]. Clinical Orthopaedics and Related Research, 1998, 354: 82.

[6] CREDENCE RESEARCH. Medical robotics market size, growth, share & forecast 2032[R]. 2024.

[7] SIDDIQI A, HARDAKER W M, EACHEMPATI K K, et al. Advances in computer-aided technology for total knee arthroplasty[J]. Orthopedics, 2017, 40(6): 338−352.

[8] KAYANI B, KONAN S, AYUOB A, et al. Robotic technology in total knee arthroplasty: a systematic review[J]. EFORT Open Reviews, 2019, 4(10): 611−617.

[9] JACOFSKY D J, ALLEN M. Robotics in arthroplasty: a comprehensive review[J]. The Journal of Arthroplasty, 2016, 31(10): 2353−2363.

[10] PARK S E, LEE C T. Comparison of robotic-assisted and conventional manual implantation of a primary total knee arthroplasty[J]. The Journal of Arthroplasty, 2007, 22(7): 1054−1059.

[11] SIEBERT W, MAI S, KOBER R, et al. Technique and first clinical results of robot-assisted total knee replacement[J]. The Knee, 2002, 9(3): 173−180.

[12] MCMARTIN K I. Computer-assisted hip and knee arthroplasty. Navigation and active robotic systems[J]. Ont Health Technol Assess Ser, 2004, 4(2): 1−39.

[13] LONNER J H. Indications for unicompartmental knee arthroplasty and rationale for robotic arm-assisted technology[J]. Am J Orthop (Belle Mead NJ), 2009, 38(2 Suppl): 3−6.

[14] SIRES J D, CRAIK J D, WILSON C J. Accuracy of bone resection in MAKO total knee robotic-assisted surgery[J]. J Knee Surg, 2021, 34(07): 745−748.

[15] BATAILLER C, HANNOUCHE D, BENAZZO F, et al. Concepts and techniques of a new robotically assisted technique for total knee arthroplasty: the ROSA knee system[J]. Arch Orthop Trauma Surg, 2021, 141(12): 2049−2058.

[16] CLATWORTHY M. Patient-specific TKA with the VELYS™ robotic-assisted solution[J]. Surg Technol Int, 2022.

[17] KOULALIS D, O'LOUGHLIN P F, PLASKOS C, et al. Sequential versus automated cutting guides in computer-assisted total knee arthroplasty[J]. The Knee, 2011, 18(6): 436−442.

[18] SUERO E M, PLASKOS C, DIXON P L, et al. Adjustable cutting blocks improve alignment and surgical time in computer-assisted total knee replacement[J]. Knee Surg Sports Traumatol Arthrosc, 2012, 20(9): 1736−1741.

[19] CLARK T C, SCHMIDT F H. Robot-assisted navigation versus computer-assisted navigation in primary total knee arthroplasty: efficiency and accuracy[J]. ISRN Orthopedics, 2013, 2013: 1−6.

[20] WANG J C, PIPLE A S, HILL W J, et al. Computer-navigated and robotic-assisted total knee arthroplasty: increasing in popularity without increasing complications[J]. The Journal of Arthroplasty, 2022, 37(12): 2358−2364.

[21] LAN Y, CHEN Y, NIU R, et al. The trend and future projection of technology-assisted total knee arthroplasty in the United States[J]. Robotics Computer Surgery, 2023, 19(1): e2478.

[22] HAMPP E L, SODHI N, SCHOLL L, et al. Less iatrogenic soft-tissue damage utilizing robotic-assisted total knee arthroplasty when compared with a manual approach: a blinded assessment[J]. Bone & Joint Research, 2019, 8(10): 495-501.

[23] KAYANI B, KONAN S, PIETRZAK J R T, et al. Iatrogenic bone and soft tissue trauma in robotic-arm assisted total knee arthroplasty compared with conventional jig-based total knee arthroplasty: a prospective cohort study and validation of a new classification system[J]. The Journal of Arthroplasty, 2018, 33(8): 2496-2501.

[24] MALKANI A L, ROCHE M W, KOLISEK F R, et al. Manipulation under anesthesia rates in technology-assisted versus conventional-instrumentation total knee arthroplasty[J]. Surg Technol Int, 2020, 36: 336-340.

[25] REN Y, CAO S, WU J, et al. Efficacy and reliability of active robotic-assisted total knee arthroplasty compared with conventional total knee arthroplasty: a systematic review and meta-analysis[J]. Postgraduate Medical Journal, 2019, 95(1121): 125-133.

[26] KAYANI B, KONAN S, TAHMASSEBI J, et al. An assessment of early functional rehabilitation and hospital discharge in conventional versus robotic-arm assisted unicompartmental knee arthroplasty: a prospective cohort study[J]. The Bone & Joint Journal, 2019, 101-B(1): 24-33.

[27] KHLOPAS A, SODHI N, HOZACK W J, et al. Patient-reported functional and satisfaction outcomes after robotic-arm-assisted total knee arthroplasty: early results of a prospective multicenter investigation[J]. J Knee Surg, 2020, 33(07): 685-690.

[28] BLYTH M J G, ANTHONY I, ROWE P, et al. Robotic arm-assisted versus conventional unicompartmental knee arthroplasty: exploratory secondary analysis of a randomised controlled trial[J]. Bone & Joint Research, 2017, 6(11): 631-639.

[29] KLEEBLAD L J, BORUS T A, COON T M, et al. Midterm survivorship and patient satisfaction of robotic-arm-assisted medial unicompartmental knee arthroplasty: a multicenter study[J]. The Journal of Arthroplasty, 2018, 33(6): 1719-1726.

[30] KIM Y H, YOON S H, PARK J W. Does robotic-assisted TKA result in better outcome scores or long-term survivorship than conventional TKA? A randomized, controlled trial[J]. Clin Orthop Relat Res, 2020, 478(2): 266-275.

[31] ONGGO J R, ONGGO J D, DE STEIGER R, et al. Robotic-assisted total knee arthroplasty is comparable to conventional total knee arthroplasty: a meta-analysis and systematic review[J]. Arch Orthop Trauma Surg, 2020, 140(10): 1533-1549.

[32] MISTRY J B, ELMALLAH R K, CHUGHTAI M, et al. Long-term survivorship and clinical outcomes of a single radius total knee arthroplasty[J]. Surg Technol Int, 2016, 28: 247-251.

[33] SCOTT C E H, CLEMENT N D, MACDONALD D J, et al. Five-year survivorship and patient-reported outcome of the Triathlon single-radius total knee arthroplasty[J]. Knee Surg Sports Traumatol Arthrosc, 2015, 23(6): 1676-1683.

[34] BOURNE R B, CHESWORTH B M, DAVIS A M, et al. Patient satisfaction after total knee arthroplasty: who is satisfied and who is not?[J]. Clinical Orthopaedics & Related Research, 2010, 468(1): 57-63.

[35] KAYANI B, KONAN S, TAHMASSEBI J, et al. Robotic-arm assisted total knee arthroplasty is associated with improved early functional recovery and reduced time to hospital discharge compared with conventional jig-based total knee arthroplasty: a prospective cohort study[J]. The Bone & Joint Journal, 2018, 100-B(7): 930-937.

[36] BHIMANI S J, BHIMANI R, SMITH A, et al. Robotic-assisted total knee arthroplasty demonstrates decreased postoperative pain and opioid usage compared to conventional total knee arthroplasty[J]. Bone & Joint Open, 2020, 1(2): 8-12.

[37] MITCHELL J, WANG J, BUKOWSKI B, et al. Relative clinical outcomes comparing manual and robotic-assisted total knee arthroplasty at minimum 1-year follow-up[J]. HSS Journal, 2021, 17(3): 267-273.

[38] MARCHAND R C, SODHI N, ANIS H K, et al. One-year patient outcomes for robotic-arm-assisted versus manual total knee arthroplasty[J]. J Knee Surg, 2019, 32(11): 1063-1068.

[39] MALKANI A L, ROCHE M W, KOLISEK F R, et al. New technology for total knee arthroplasty provides excellent patient-reported outcomes: a minimum two-year analysis[J]. Surg Technol Int, 2020, 36: 276-280.

[40] COOL C L, JACOFSKY D J, SEEGER K A, et al. A 90-day episode-of-care cost analysis of robotic-arm assisted total knee arthroplasty[J]. J Comp Eff Res, 2019, 8(5): 327-336.

[41] HEALY W L, DELLA VALLE C J, IORIO R, et al. Complications of total knee arthroplasty: standardized list and definitions of the knee society[J]. Clinical Orthopaedics & Related Research, 2013, 471(1): 215-220.

[42] SODHI N, KHLOPAS A, PIUZZI N, et al. The learning curve associated with robotic total knee arthroplasty[J]. J Knee Surg, 2018, 31(01): 017−021.

[43] MEGHPARA M M, GOH G S, MAGNUSON J A, et al. The ability of robot-assisted total knee arthroplasty in matching the efficiency of its conventional counterpart at an orthopaedic specialty hospital[J]. The Journal of Arthroplasty, 2023, 38(1): 72−77, e3.

[44] SMITH T J, SIDDIQI A, FORTE S A, et al. Periprosthetic fractures through tracking pin sites following computer navigated and robotic total and unicompartmental knee arthroplasty: a systematic review[J]. JBJS Reviews, 2021, 9(1): e20.00091.

[45] BAEK J H, LEE S C, KIM J H, et al. Distal femoral pin tracker placement prevents pin tract-induced fracture in robotic-assisted total knee arthroplasty[J]. J Knee Surg, 2023, 36(04): 435−438.

[46] TARWALA R, DORR L D. Robotic assisted total hip arthroplasty using the MAKO platform[J]. Curr Rev Musculoskelet Med, 2011, 4(3): 151−156.

[47] MILLER L E. Letter to the editor on "Preoperative mapping in unicompartmental knee arthroplasty using computed tomography scans is associated with radiation exposure and carries high cost" [J]. The Journal of Arthroplasty, 2016, 31(5): 1130.

[48] SEIDENSTEIN A, BIRMINGHAM M, FORAN J, et al. Better accuracy and reproducibility of a new robotically-assisted system for total knee arthroplasty compared to conventional instrumentation: a cadaveric study[J]. Knee Surg Sports Traumatol Arthrosc, 2021, 29(3): 859−866.

[49] KHLOPAS A, SODHI N, SULTAN AA, et al. Robotic arm-assisted total knee arthroplasty[J]. The Journal of Arthroplasty, 2018, 33(7): 2002−2006.

[50] SIRES JD, WILSON CJ. CT validation of intraoperative implant position and knee alignment as determined by the MAKO total knee arthroplasty system[J]. J Knee Surg, 2021, 34(10): 1133−1137.

[51] CHENG T, ZHANG G, ZHANG X. Imageless navigation system does not improve component rotational alignment in total knee arthroplasty[J]. Journal of Surgical Research, 2011, 171(2): 590−600.

[52] YAU W P, LEUNG A, LIU K G, et al. Inter-observer and intra-observer errors in obtaining visually selected anatomical landmarks during registration process in non-image-based navigation-assisted total knee arthroplasty[J]. The Journal of Arthroplasty, 2007, 22(8): 1150−1161.

[53] XIA R, TONG Z, HU Y, et al. "SkyWalker" surgical robot for total knee arthroplasty: an experimental sawbone study[J]. The International Journal of Medical Robotics and Computer Assisted Surgery, 2021, 17(5): e2292.

[54] XIA R, ZHAI Z, ZHANG J, et al. Verification and clinical translation of a newly designed "SkyWalker" robot for total knee arthroplasty: a prospective clinical study[J]. Journal of Orthopaedic Translation, 2021, 29: 143−151.

[55] 何锐，孙茂淋，熊然，等. 机器人辅助膝关节置换的近期疗效与学习曲线 [J]. 陆军军医大学学报，2022，44（5）：476−483.

[56] 孙茂淋，杨柳，郭林，等. 手术机器人辅助人工全膝关节置换术改善股骨旋转对线及早期疗效研究 [J]. 中国修复重建外科杂志，2021，35（7）：807−812.

[57] HE R, SUN M L, XIONG R, et al. A newly designed "SkyWalker" robot applied in total knee arthroplasty: a retrospective cohort study for femoral rotational alignment restoration[J]. Orthopaedic Surgery, 2022, 14(8): 1681−1694.

[58] YANG P, HE R, LEI K, et al. Clinical evaluation of the first semi-active total knee arthroplasty assisting robot made in China: a retrospective propensity score-matched cohort study[J]. International Journal of Surgery, 2023, 109(6): 1552.

[59] LEI K, LIU L, YANG P, et al. Robotics versus personalized 3D preoperative planning in total knee arthroplasty: a propensity score-matched analysis[J]. J Orthop Surg Res, 2022, 17(1): 227.

[60] HE R, SUN M, XIONG R, et al. Semiactive robotic-arm system versus patient-specific instrumentation in primary total knee arthroplasty: efficacy and accuracy[J]. Asian Journal of Surgery, 2023, 46(2): 742−750.

[61] HE R, XIONG R, SUN M L, et al. Study on the correlation between early three-dimensional gait analysis and clinical efficacy after robot-assisted total knee arthroplasty[J]. Chinese Journal of Traumatology, 2023, 26(2): 83−93.

[62] CHEN X, DENG S, SUN M L, et al. Robotic arm-assisted arthroplasty: the latest developments[J]. Chinese Journal of Traumatology, 2022, 25(03): 125−131.

[63] 乔桦，李慧武. 膝关节置换手术机器人应用现状与研究进展 [J]. 山东大学学报（医学版），2023，61（3）：29−36.

[64] KHAN H, DHILLON K, MAHAPATRA P, et al. Blood loss and transfusion risk in robotic-assisted knee arthroplasty: a retrospective analysis[J]. The International Journal of Medical Robotics and Computer Assisted Surgery, 2021, 17(6):

e2308.

[65] VAIDYA N V, DESHPANDE A N, PANJWANI T, et al. Robotic-assisted TKA leads to a better prosthesis alignment and a better joint line restoration as compared to conventional TKA: a prospective randomized controlled trial[J]. Knee Surgery, Sports Traumatology, Arthroscopy, 2022, 30(2): 1795.

[66] SAVOV P, TUECKING L R, WINDHAGEN H, et al. Imageless robotic handpiece-assisted total knee arthroplasty: a learning curve analysis of surgical time and alignment accuracy[J]. Arch Orthop Trauma Surg, 2021, 141(12): 2119−2128.

[67] XU Z, LI H, LIU Z, et al. Robot-assisted surgery in total knee arthroplasty: trauma maker or trauma savior? A prospective, randomized cohort study[J]. Burns Trauma, 2022, 10: tkac034.

[68] Lonner J H. A personal journey through, and review of, the landscape of surgical robotics in knee arthroplasty: my transition from MAKO® to NAVIO™ and finally to the ROSA® Knee System[J]. J Orthopaedic Experience & Innovation, 2022.

[69] KENANIDIS E, PAPAROIDAMIS G, MILONAKIS N, et al. Comparative outcomes between a new robotically assisted and a manual technique for total knee arthroplasty in patients with osteoarthritis: a prospective matched comparative cohort study[J]. Eur J Orthop Surg Traumatol, 2023, 33(4): 1231−1236.

[70] PARRATTE S, PRICE A J, JEYS L M, et al. Accuracy of a new robotically assisted technique for total knee arthroplasty: a cadaveric study[J]. J Arthroplasty, 2019, 34(11): 2799−2803.

[71] VANLOMMEL L, NEVEN E, ANDERSON M B, et al. The initial learning curve for the ROSA® Knee System can be achieved in 6−11 cases for operative time and has similar 90-day complication rates with improved implant alignment compared to manual instrumentation in total knee arthroplasty[J]. J Exp Orthop, 2021, 8(1): 119.

[72] LI Z, CHEN X, WANG X, et al. HURWA robotic-assisted total knee arthroplasty improves component positioning and alignment—a prospective randomized and multicenter study[J]. Journal of Orthopaedic Translation, 2022, 33: 31−40.

[73] WEBER P, CRISPIN A, SCHMIDUTZ F, et al. Improved accuracy in computer-assisted unicondylar knee arthroplasty: a meta-analysis[J]. Knee Surg Sports Traumatol Arthrosc, 2013, 21(11): 2453−2461.

[74] JINNAH R, HOROWITZ S, LIPPINCOTT C, et al. The learning curve of robotically assisted UKA. In: 56th Annual Meeting of the Orthopaedic Research Society[J]. 2009.

[75] MOSCHETTI W E, KONOPKA J F, RUBASH H E, et al. Can robot-assisted unicompartmental knee arthroplasty be cost-effective? A Markov decision analysis[J]. The Journal of Arthroplasty, 2016, 31(4): 759−765.

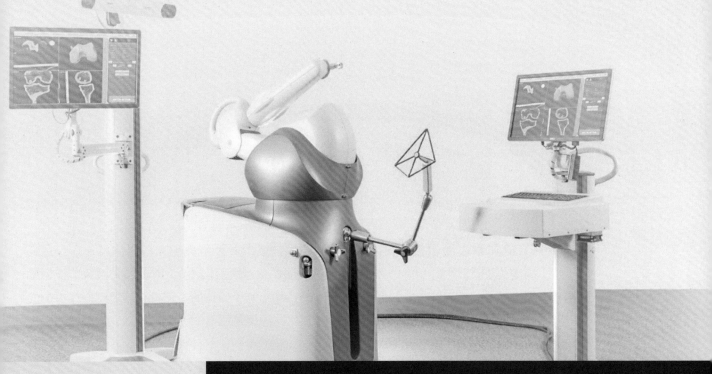

第九章

机器人辅助膝关节单间室表面置换术

第一节 概　述

一、膝关节单间室表面置换术的历史发展与现状

1977 年，英国牛津的 O'Connor 和 Goodfellow 设计了活动平台的单髁型假体（Oxford 膝关节假体），膝关节单髁置换术（unicompartmental knee arthroplasty, UKA）开始逐步发展。相对于临床应用历史更长的全膝关节置换术（total knee arthroplasty, TKA），UKA 康复更为迅速，手术并发症更少，患者满意率更高[1]。96% 的患者能够恢复术前的活动水平，90% 的患者能够维持或者提高运动的能力[2,3]。然而，文献报道的结果发现，UKA 的假体存活率低于 TKA。在澳大利亚和瑞典的登记系统中，UKA 在 2 年的翻修率为 4.8% 和 4.5%，55 岁以下患者术后 7 年累积翻修率为 19%，远高于 TKA[4]。TKA 的长期生存率为 5 年 96.3%，10 年 93.3%[5]。

然而，在体量更大的临床中心，手术量高的医生的临床随访结果却截然不同。例如，Mayo 医院的随访结果就发现，UKA 与人工 TKA 假体生存率无显著的差异。UKA 手术量大的中心报道结果显著优于登记注册系统所统计出的结果，这一现象提示 UKA 失败的原因除了患者自身的因素之外，外科医师的技术因素对此产生了重要影响[6]。Liddle 报道，手术量低于 10 台 / 年的医生其 8 年假体生存率为 87.9%；如果手术量达到 50 台 / 年以上，其 8 年假体生存率将显著提高到 92.4%[7]。

外科医生的手术技术因素可能影响到下肢力线、假体位置、假体尺寸、韧带平衡张力、关节线高度等，均会对患者术后功能和假体生存率产生影响。过度地纠正下肢力线，胫骨侧假体处于内翻位或者后倾角大于 7°，假体尺寸过大造成超过 3 mm 的假体悬垂，或者膝关节关节线的抬升，均不利于假体的长期生存。单髁假体失败的最常见原因是假体的无菌性松动，而假体位置失误和软组织平衡不良被认为是导致无菌性松动的重要因素。Epinette 对多中心共 418 例 UKA 失败病例的分析中发现，假体尺寸和安装位置的错误导致了 12% 的无菌性松动，这些松动的病例 49% 发生在术后 5 年以内[8]。挪威登记系统中的 UKA 失败病例分析得出了类似的结论：假体对线不良和软组织平衡失误所导致的膝关节慢性不稳定是常见的失败原因[8]。遗憾的是，对于以上参数的调整，术中主刀医生主要依赖于自己的感觉，这也是手术量大的医生其术后翻修率显著低于手术量小的医生的重要原因。UKA 大部分采用微创手术入路，而微创入路下有效视窗面积减少将对外科医生手术精确度产生一定的影响。研究显示，即使是经验丰富的医生，在微创视窗的限制下，同样很难在全部病例中取得良好的假体对线，出现和预期假体位置相比超过 2° 的误差的发生率在 40% ～ 60%[9,10]。

基于具备较丰富手术经验和大量手术患者的医生的 UKA 疗效显著高于普通关节外科医生这一临床现状，UKA 的优势尚不能得到标准化的推广，而机器人手术能够弥补手术经验的缺陷。只要熟练掌握手术原理与机器人手术操作细节，即使经验不足的医生也能够在机器人的帮助下实现精准的假体安放和均衡的软组织张力。对手术经验丰富的医生而言，使用机器人系统能够显著提高假体安放位置在安全范围的比例，从而降低失败率，延长假体的使用寿命。

机器人辅助 UKA 的设计初衷是：① 简化手

术操作，使得手术的可重复性和可操作性更强；② 简化手术器械，避免频繁更换截骨导板和切骨工具；③ 提高截骨、软组织平衡、假体安放位置的精确度；④ 提高临床疗效和假体的使用寿命。学者们于 2006 年首次发表了临床随访结果。Keene 报道机器人辅助下的 UKA，87% 的病例能够实现假体位置与手术计划目标的偏差在 2° 以内，而传统手术方法仅 60% 的病例能够实现[10]。Cobb 报道了一项随机双盲研究结果显示，使用机器人的 UKA 100% 实现了冠状面假体对线误差在 2° 以内，而传统手术方法仅有 40% 的病例误差在 2° 以内[11]。这两项早期的临床研究所获得的良好的临床结果为机器人进入更大规模的临床应用奠定了良好的基础。

对于孤立发病的髌股关节骨性关节炎（patellofemoral osteoarthritis, PFOA），如果髌股关节的韧带结构完好，进行髌股关节单间室置换手术治疗是一种有效且可行的治疗手段。孤立发病的 PFOA 在人群中的发病率并不低，据统计，55 岁以上的人群中，女性的发病率为 24%，男性的发病率为 11%。然而，髌股关节置换术的临床随访研究不多。究其原因在于，早期的滑车假体设计采用的是嵌入式（inlay）设计，希望通过修补患者磨损的股骨滑车软骨恢复其原有关节表面形态。临床随访结果显示，术后患者出现膝前疼痛、髌骨轨迹不良、髌骨不稳与脱位、膝关节交锁的比例较高，从而导致手术失败率较高，最高可达 36%，因此临床应用的范围不大。基于这一循证医学证据，目前的股骨滑车假体为高嵌入式（onlay）设计，其代表产品为 Journey 髌股关节假体（施乐辉，安多弗，英国）；或改良型嵌入式（inlay）设计，其代表产品为 Gender Solutions 髌股关节假体（捷迈邦美，华沙，美国）。通过对整个股骨滑车结构进行截骨，置换上全新设计的解剖型全滑车假体，旨在提高 PFOA 的单间室置换临床疗效。因为改变了原有的滑车面形态，新的假体设计对手术精准度提出了更高的要求，尤其是要避免滑车假体位置不良导致的髌骨倾斜。因

此，机器人辅助髌股关节置换手术的优势得以体现。采用机器人辅助技术，术前规划的股骨滑车旋转角度和术后实测值之间的误差小于 1°，极大地提高了操作的精准性。研究结果显示，采用机器人辅助下的髌股关节置换手术，无论是采用 inlay 假体还是 onlay 假体，术后髌骨倾斜的发生率均显著低于传统手术技术。

A Wolf 在 2005 年报道了在模型骨上采用全主动式微创机器人（mini bone-attached robotic system for joint arthroplasty, MBARS）进行髌股关节置换手术模拟的结果，其铣削骨面的精度可以控制在 1 mm 的误差范围之内。这是早期应用于髌股关节的机器人手术尝试。目前，髌股关节置换的手术机器人分为两种技术类型，一种为图像依赖型手术机器人，其代表为 MAKO 公司的 RIO 机器人；另一种为非图像依赖型手术机器人，其代表为施乐辉公司推出的 NAVIO 机器人。两者的区别在于：RIO 机器人需要在术前对患者的膝关节进行 CT 扫描，建立三维模型，并据此进行髌股关节置换的手术规划；而 NAVIO 机器人则无需术前 CT，在手术中切开关节囊后，使用带有光学靶标的定位笔对髌股关节进行实时测绘，在智能系统中进行三维模型的建立与手术规划的实施。因此，非图像依赖型机器人主要应用在新一代高嵌入式（onlay）设计的髌股关节置换手术上，而图像依赖型机器人主要应用在改良型嵌入式（inlay）设计的髌股关节置换手术上。

二、膝关节单间室表面置换术手术机器人系统的种类

截至 2018 年，共有 2 家公司的手术机器人在美国获得 FDA 批准并应用于临床。在欧洲，Acrobot 机器人作为医学影像依赖型半主动机器人系统，获得广泛的应用。目前，市场上没有通用型手术机器人，均为封闭型系统，只能够使用单一公司来源的植入物。这也就意味着，无法通过对不同机器人系统进行同一内植物准确度的对

比研究。

Stryker/MAKO 机器人系统在 2005 年上市，目前在美国单髁置换市场上占有 20% 的份额，是目前最具代表性的膝关节手术机器人。根据术前 CT 等影像信息，手术者通过机器人手臂完成切骨研磨和假体置入，无需传统手术中的截骨模块和试模工具。同时，MAKO 系统中使用 72 000 rpm 转速的高速磨钻，能够在任一曲面上磨锉出适合假体安装的表面，这一点是目前所有传统工具所无法实现的。基于这一技术，可以保留患者骨表面的骨量，在不需要安装假体的区域完整地保留患者骨表面，实现真正的表面置换。这一优势在翻修中显得尤为重要。在 CT 图像基础上的精准导航下，微创的膝关节暴露范围不再成为影响假体位置不良的因素。手术全程在术前计划的范围内进行操作，由机械臂进行边界和深度的限制，并给予主刀医生以触觉回馈。系统能够提供给医生关于下肢力线和软组织平衡的信息，便于医生进行假体位置的调整和对聚乙烯衬垫厚度进行适宜的选择。2008 年，该款机器人已被美国 FDA 批准用于单髁、全髋、全膝置换等领域。

来自施乐辉公司的 NAVIO 手术机器人系统，采用非图像依赖型智能系统，并采用人工手持磨钻替代了机械臂。同 MAKO 系统相似的是，这个手术机器人同样需要将光学靶标固定在胫骨和股骨上，并对股骨和胫骨表面进行测绘，建立 3D 骨骼模型，在这个骨骼模型上进行术前计划。手持磨钻在骨骼上操作时，通过可视化技术避免磨钻超出术前计划范围并进行安全保护，当最后的假体植入后，系统可以提供最后的聚乙烯衬垫厚度选择。

从 2006 年到目前，机器人系统在单髁置换中应用的比例越来越大。由于单髁置换手术对患者选择的严格性，部分医学中心的医生很难达到 50 例 / 年。因此，为了弥补自身手术技术不足、提高患者疗效，越来越多的医生开始选择机器人系统进行单髁置换手术。仅纽约的数据就显示，近十年使用机器人单髁置换的医院比例从 15.3% 提高到了 27.4%；使用机器人单髁置换的医生比例从 6.8% 提高到了 17.7%[12]。不仅如此，与机器人单髁置换相关的专利申请量和发表文章量也出现了快速的上升。预计在几年之内，机器人单髁置换的比例将达到 35%。

第二节 机器人辅助膝关节单髁置换术操作流程

一、机器人辅助膝关节单髁置换术的患者选择和禁忌证

机器人辅助 UKA 的患者选择应基于外科医生对患者具体情况的判断。此外，外科医生在准备机器人辅助 UKA 之前应考虑以下方面。

1. 患者选择

（1）具有传统膝关节单髁置换术的手术适应证。

（2）患者充分知情理解并接受机器人手术的潜在风险。

（3）髋关节的关节连接是完成骨骼配准所必需的。

（4）手术或非手术腿部的金属会导致 CT 扫描中产生精度降低的伪影，从而对手术计划产生不利影响。

（5）必须考虑是否存在急性或慢性、局部或全身感染（包括感染史）。

（6）骨质量不佳可能会影响植入物的稳定性。

（7）患者体型可能会使手术复杂化。应考虑体重指数。

（8）韧带结构的缺失可能会阻碍实施理想的手术规划。

（9）必须考虑畸形的严重性（过伸、屈曲挛缩或内翻／外翻）。

（10）患有炎性关节炎或其他间室磨损的患者不适合进行该手术。

2. 禁忌证

（1）膝关节过伸超过 10°，内翻或外翻畸形超过 10°。

（2）活动性感染。

（3）患有无法控制膝关节运动的精神或神经肌肉疾病。

（4）其体重、年龄或活动水平可能导致极端负载和假体早期失效。

（5）没有足够的骨量以插入和固定假体。

（6）软组织完整性不足，难以提供足够的稳定性。

二、MAKO RIO 手术机器人辅助膝关节单髁置换术操作流程

（一）术前计划

对术侧膝关节行 CT 扫描，扫描范围从髋关

节到膝关节，患者呈平卧位，扫描层厚为 5 mm，在膝关节部分增加扫描密度，扫描层厚为 1 mm。数据以 DICOM 格式保存后传入机器人软件系统 TGS（MAKO 公司）中进行三维成像，然后将假体数据和 3D 模型结合，进行术前计划和术中图像注册。术前计划在机器人系统配置的电脑中完成。术前计划的细节包括：① 冠状面和矢状面对线；② 整个下肢力线；③ 在膝关节伸直位显示假体位置和对线；④ 胫骨侧假体和后方皮质之间的关系；⑤ 依据胫骨假体的内翻程度调整股骨假体内外翻位置；⑥ 术者可以不断地微调与修正，通过计算机反馈的数据，达到最优的假体安装位置，并预估关节面的厚度，做出假体尺寸与衬垫厚度的正确选择。术前计划完成后，参数将在电脑中保存，计算出截骨的区域、范围并设定安全边界（图 9-2-1 和图 9-2-2）。

（二）体位准备与切口

患者采取平卧位，术侧足踝部使用固定靴固定于手术台，固定靴下设滑动槽，允许患侧膝关节的屈伸活动，但在屈伸过程中对膝关节的旋转和内收外展进行限制，以提高术中导航的准确度。

切口采用髌旁入路，根据手术间室处于内

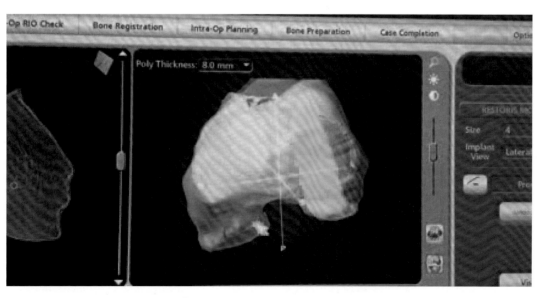

图 9-2-1　单髁置换术前计划，在 RIO 机器人工作站中调整股骨假体的尺寸和旋转定位

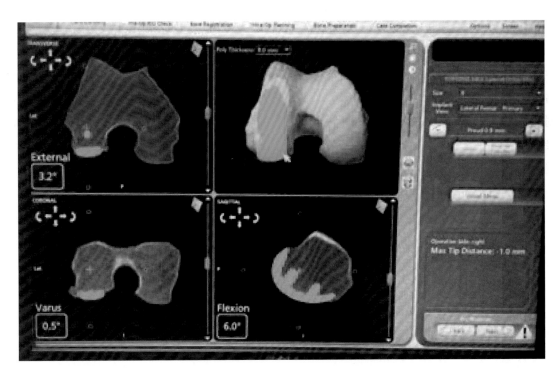

图 9-2-2 在冠状位、矢状位、轴位三个平面调整股骨侧假体的旋转和内外翻力线

侧还是外侧决定采用髌旁内侧入路或者髌旁外侧入路，切口起自髌骨缘。以临床上最为常见的内侧单髁置换为例，切口可以采用：① 微创髌旁内侧入路，关节囊切口开始平齐于髌骨上缘，沿髌骨内缘至胫骨结节内侧，髌骨并不翻转而仅仅是向外侧牵开。如果显露范围不足，可向髌骨上方延伸 2 cm，延伸切口需要位于股四头肌腱内侧 1/3，而不是股内侧肌和股四头肌腱的移行部。② 在髌骨的内上角沿着股内侧肌的肌纤维方向纵向劈开，劈开的位点选择在股内侧肌远端 1/3 和近端 2/3 腱膜的连接处，锐性分离避免损伤股内侧斜肌肌纤维，将深层的腱膜组织切开，直至显露髌上囊的脂肪组织，然后向下至胫骨结节内侧。完整保留来自股内侧肌参与形成股四头肌肌腱的部分。

（三）安装股骨、胫骨靶标与注册

MAKO 机器人系统包含 3 个部分：① 机械臂；② 可视化摄像头；③ 计算机系统（图 9-2-3）。机械臂由 5 个自由度的关节组合形成。按照术前计划，计算机系统通过 3D 虚拟出一个手术操作地图，并将手术安全边界通过机械臂的活动进行限制，患者膝关节和机械臂之间的空间位置关系通过可视化摄像头捕捉安装在各个组件上的可视化靶标进行空间位置的感知。在股骨中下段和胫骨中上段进行可视化靶标安装，采用 2 枚固定钉固定靶标，通过红外线摄像头向机器人主机发送股骨空间位置信息；反复屈伸膝关节，内收外展下肢，旋转髋关节等操作通过可视化靶标的空间

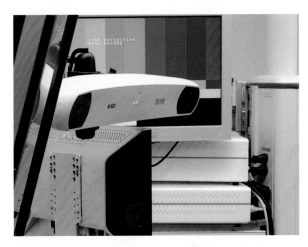

图 9-2-3 红外线摄像头，在 RIO 机器人中作用为机器人的"眼睛"，用于感知机械臂、手术器械、患者膝关节的空间位置，实施即时导航

位置变化向机器人系统发送位置信息，这一过程，在操作中定义为"注册"。

在机器人系统配置的显示器平面上，出现股骨、胫骨注册区域，使用带尖头设计的可视化靶标，对股骨、胫骨表面轮廓进行注册。注册靶标的尖头要穿过软骨直达软骨下骨，以期减少软骨对注册准确性的影响。注册范围及注册信息通过机器人电脑屏幕显示，由主刀医生手持靶标完成注册。

（四）截骨与假体安装

使用半主动式机器人完成截骨操作：在机器人手臂上外接高速的磨钻，由机械臂限定截骨的范围和深度，由主刀医生控制磨锉的手柄，人机协同完成股骨和胫骨截骨。在这个过程中，主刀医生通过电脑屏幕上的虚拟图像进行操作，推动牵拉机械臂到达指定的区域，而机械臂通过限定安全边界对主刀医生的操作进行调整。在安全区中截骨时，机器人将提供快速磨骨程序，提高磨锉效率；当到达安全边界的时候，机器人将提供反馈调整，通过声音警示和触觉控制，使得机械臂变得僵硬和不灵活来避免截骨操作越过安全边界。不仅如此，当患者膝关节出现异常活动或者截骨面出现过度的应力，可能给截骨带来风险时，机器人将自动停止磨钻的工作以确保安全（图9-2-4）。

磨骨时可以选择不同直径和形状的磨头以提高磨骨的准确性。6 mm 的球形磨头用于快速磨锉主要安全区域内的骨质；2 mm 球形磨头用于最后截骨面的精磨；1.2 mm 的刨铣头用于股骨髁固定柱的钻孔。在磨骨完成后，计算机屏幕上可以显示出最后的截骨面及其平整度。

使用骨水泥固定股骨、胫骨金属组件。测试髌股关节活动轨迹，如果存在髌股关节轨迹异常，则需要对外侧支持带进行松解。通过调整聚乙烯衬垫厚度，实现下肢力线和软组织平衡的调整，直至理想的假体位置与厚度。

（五）术后康复

术后早期康复要点：① 术后 1 天即可在康复医生帮助下完全负重；② 循序渐进地进行屈伸功能锻炼、肌肉力量训练、本体感觉与平衡训练，每周 3 次，直至术后 6 ～ 8 周。

三、CORI 手术机器人辅助膝关节单髁置换术操作流程

（一）备台

备台包括 CORI 设备的准备和各组件的连接，开机流程和追踪器的放置同全膝关节置换术。

（二）注册

类似全膝关节置换操作，单髁置换也需先定义检查点针（check point）、踝关节中心点、

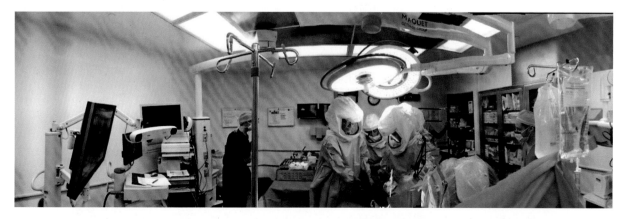

图 9-2-4　通过计算机工作站提供图像导航，通过红外线摄像头监控机器人运动轨迹，主刀医生通过把持固定于机械臂上的磨钻对股骨、胫骨的手术规划区域进行精确的截骨操作

髋关节中心点，收集股骨中立位位置、股骨运动轴和应力下活动范围。在收集股骨标记点时改为四个关键点，分别是潮线点、膝关节股骨中心点、股骨最远端点和股骨最后侧点。完成上述点位收集后，即可进入股骨自由收集阶段，该阶段的目标是在手术髁上收集足够的表面点，以便评估术前骨和软骨的形状，实现植入物的有效选择和放置。收集胫骨标记点，CORI 要求6 个关键点，分别为膝关节胫骨中心点、手术侧胫骨平台最低点、最后侧点、最前侧点、最内 / 外侧点和髁间脊旁轴。而后，执行胫骨信息自由收集（图 9-2-5）。

（三）计划

类似全膝关节置换操作，在该阶段术者可以根据患者骨性结构信息选择假体型号并计划各自放置位置（图 9-2-6）。CORI 同样提供非应力和应力位下关节屈伸全程间隙平衡图，帮助术者评估植入假体位置，并作相应修改。

此外，CORI 还提供股骨和胫骨假体在关节屈伸过程中的接触位点信息，确保术者在屈伸间隙图界面上的微调不会使假体出现脱离位置的风险（图 9-2-7）。如有必要，通过工作流程导航回到植入物放置界面屏幕，以调节尺寸和放置。

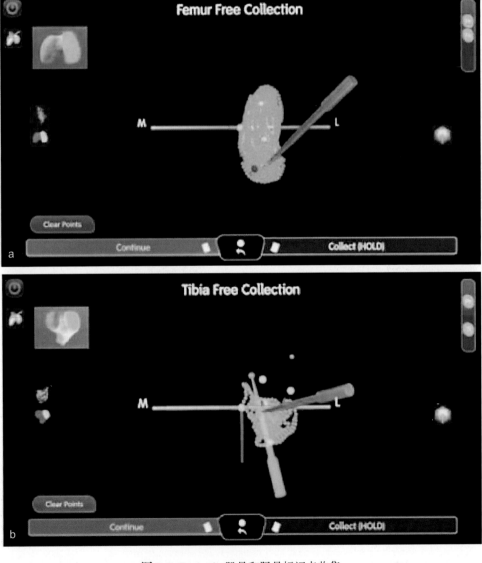

图 9-2-5　a、b. 股骨和胫骨标记点收集

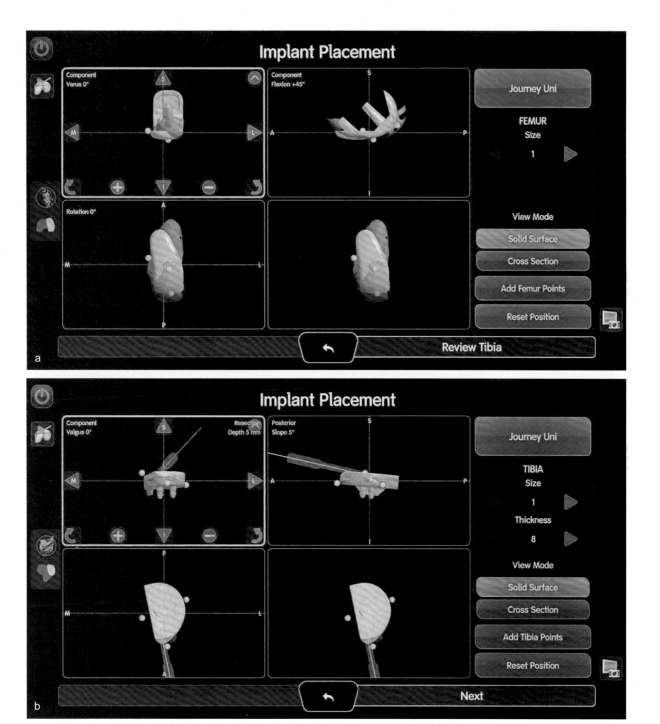

图 9-2-6　a、b. 选择假体型号并计划其放置位置

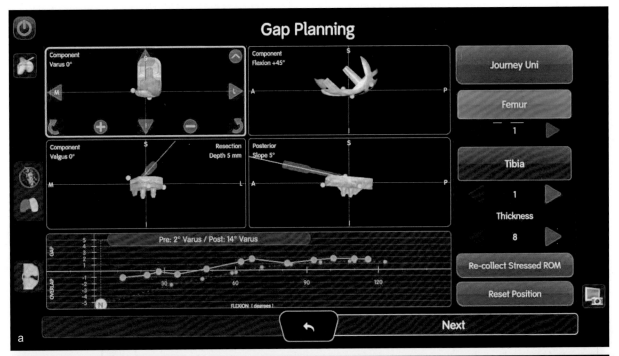

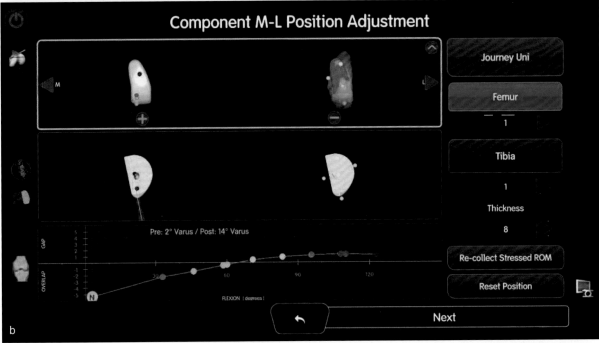

图 9-2-7　a、b. CORI 提供股骨和胫骨假体在关节屈伸过程中的接触位点信息，确保术者在屈伸间隙图界面上的微调不会使假体出现脱离位置的风险

（四）执行截骨

使用手持式磨钻完成磨骨。同样，在这一过程中，术者可以返回到计划界面调整方案后再次磨骨。完成磨骨后，安装假体试模，收集术后关节活动基线信息，使用术后应力间隙评估屏幕来评估术后全程屈伸间隙信息（图9-2-8）。术者满意后安装假体并再次收集上述数据，完成术后评估。

最后，取出两枚定位点针，拆除股骨和胫骨追踪器和四根固定针。常规冲洗缝合关闭切口，手术结束。

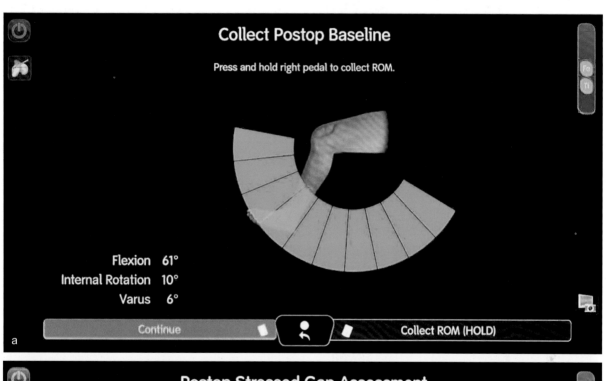

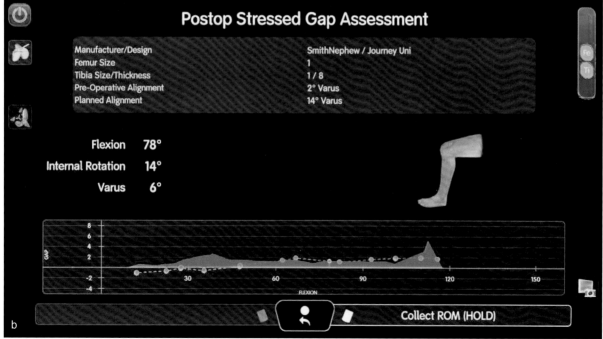

图9-2-8　a、b. 收集术后关节活动基线信息，使用术后应力间隙评估屏幕来评估术后全程屈伸间隙信息

（五）操作示例

以下为 CORI 执行膝关节单髁置换操作流程要点。假体使用施乐辉公司 Journey Uni 系统。

1. 股骨假体计划

首先，通过视窗 1 在冠状位评估假体内外向位置，假体旋转通常定在 0°，并放置在股骨的中央。其次，通过视窗 2 调整假体与股骨远端和后方最佳表面匹配位置。确保假体前唇无凸出，必要时行屈伸调节。再者，在视窗 3 上滑动箭头，类似 CT 横断面逐层评估假体在股骨上无悬垂。最后，在视窗 4 上评估假体位置，确保前唇不超越潮线标记。评估关节磨损，如果关节面磨损很多假体部分凸出可以容忍，如果关节面无明显磨损则需调整假体位置以更好地与骨表面契合（图 9-2-9）。

2. 胫骨假体计划

通过视窗 1 调整截骨深度，通常为 5±1 mm（使用 8 mm 垫片）；然后通过视窗 2 适配假体后斜，通常为 5°；最后，滑动视窗 3 上的箭头评估假体对胫骨平台的覆盖，检查有无悬垂；视窗 4 提供 3D 影像信息（图 9-2-10）。

3. 间隙平衡计划及下肢力线纠正

对于单髁置换，间隙平衡的目标是在膝关节全程活动中始终保留 1～2 mm 间隙。术者根据 CORI 提供的应力位下关节屈伸全程间隙平衡图，调整假体位置避免过紧或过松（图 9-2-11；表 9-2-1）。

表 9-2-1

	伸直间隙	屈曲间隙	屈曲+伸直间隙
紧	股骨假体向近端移动	股骨假体向前方移动 /- 型号	增加胫骨截骨 股骨假体向前和近端移动
松	股骨假体向远端移动	股骨假体向后方移动 /+ 型号	减少胫骨截骨

对于力线纠正，0°～3° 内翻纠正至 0°～1° 内翻；4°～7° 内翻纠正至 1°～2° 内翻；对于外翻畸形，需纠正至 0° 中立位。注意，不要过度矫正内外翻畸形。

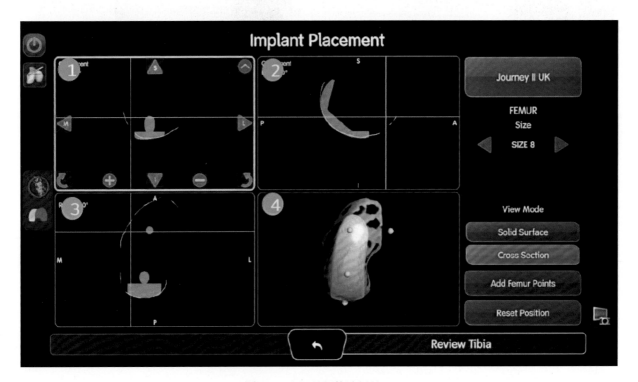

图 9-2-9　股骨假体计划界面

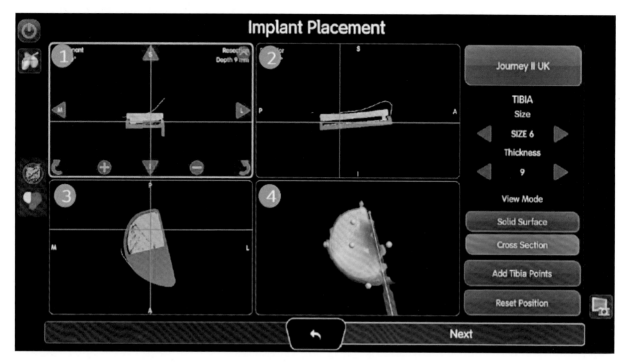

图 9-2-10　胫骨假体计划界面

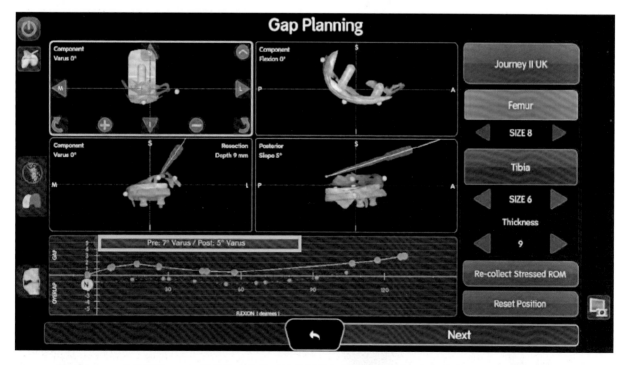

图 9-2-11　术者根据 CORI 提供的应力位下关节屈伸全程间隙平衡图，调整假体位置避免过紧或过松

4. 假体内外向位置及应力接触点

CORI 单髁软件系统提供股骨胫骨接触点信息，该信息帮助医生评估两侧假体相对位置，避免关节屈伸过程中出现脱离（图 9-2-12）。

5. 试模测试及术后信息收集

在安装试模前确保清除所有骨赘，根据计划和截骨后形态正确放置试模位置。收集非应力位下膝关节屈伸活动基线信息。而后施加相应应力（内侧单髁置换施加外翻应力，外侧单髁置换施加内翻应力），采集关节间隙平衡图（图 9-2-13）。

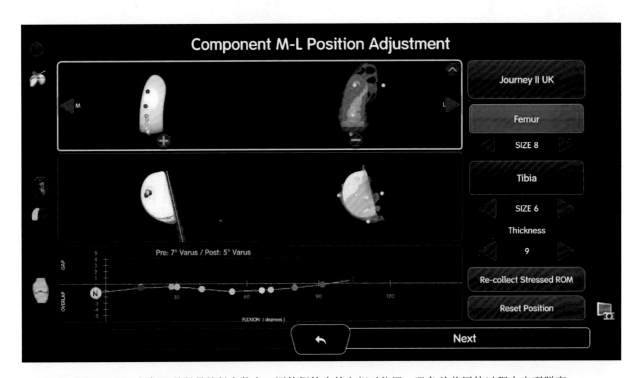

图 9-2-12　根据股骨胫骨接触点信息，评估假体内外向相对位置，避免关节屈伸过程中出现脱离

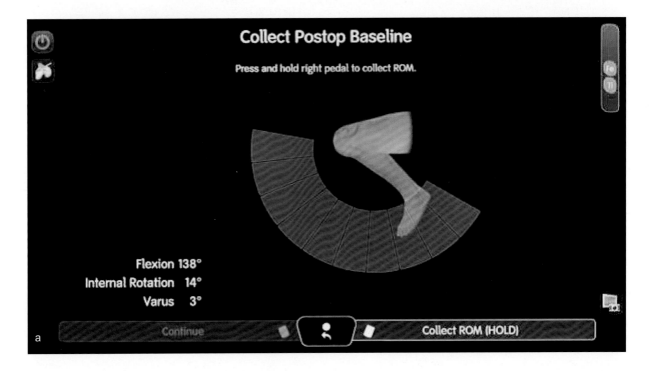

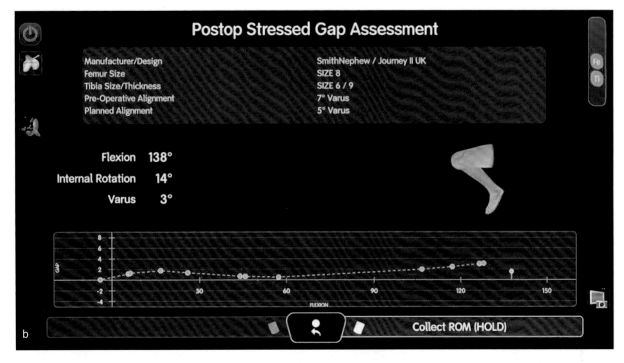

图 9-2-13　a、b. 收集非应力位下膝关节屈伸活动基线信息，评估施加应力后关节间隙平衡

四、机器人辅助膝关节单髁置换术对于手术精度的控制水平

大部分学者通过研究证实，使用机器人系统后能够提升 UKA 假体位置精确度。不管是基于术前 CT 扫描的影像依赖型手术机器人，还是非影像依赖型机器人，其提升 UKA 假体安放精确度的作用是客观和可重复的。Lonner 通过对比机器人手术与传统手术疗效，发现胫骨假体在冠状面和矢状面上的准确性有较为显著的提升：采用传统的手术方法，胫骨假体更容易被放置在内翻的位置，平均为 2.7°；而采用机器人的手术这一均值可下降至 0.2°，胫骨假体绝大部分处于中立位[13]。Lonner 在另外一项研究中，对 4 名手术经验相对较少的医生进行机器人手术的假体旋转定位误差分析，结果显示股骨假体旋转定位误差仅为 1.04°±1.88°，胫骨假体旋转定位误差仅为 1.48°±1.98°，这一误差水平远低于传统手术方式[14]。Citak 通过尸体手术对比，证实在股骨侧假体位置的准确度通过机器人提高了 3 倍，而胫骨侧假体位置的准确度提高了 3.4 倍[15]。Bell

发表了这一领域第一篇临床随机对照研究，通过对 120 例患者的对比（62 例 MAKO 机器人手术，58 例传统手术）发现胫骨、股骨假体位置在术前预计目标 2° 内的比例，在机器人手术组显著高于传统手术组[16]。

并非所有的研究都认为机器人手术体现出无可挑剔的优势，Hansen 报道了 32 例基于 CT 影像的机器人手术和 32 例传统手术对比结果，提出在股骨侧假体的准确性上，机器人手术组明显优于传统手术组；但是在胫骨侧假体的准确性上，两组间无显著差异。但是机器人手术组的手术时间平均延长了 20 分钟。

除了能够提高假体位置的准确性之外，韧带平衡的准确性也能够提升。在下肢综合力线评估中，术后 HKA 角度和术前计划的差异可以控制在 1°～1.6°[17]。同时，关节线的高度在机器人手术组相对于传统手术组有显著的改善。机器人手术组的胫骨截骨深度更浅，更能够保留胫骨骨量。Ponzio 报道了迄今为止最大样本量的 UKA 对比研究结果，纳入了 8 421 例机器人 UKA 病例和 27 989 例传统 UKA 病例，发现采用机器人

的病例中，使用 8 ～ 9 mm 聚乙烯衬垫的比例更高，间接证实了机器人手术中胫骨侧的截骨量更低，同时在使用超过 10 mm 聚乙烯衬垫的患者中，机器人手术组仅占 6.4%，而传统手术组高达 15.5%[18]。减少胫骨截骨量将使患者获益，因为：① 胫骨截骨越多，骨面力学强度越低，假体出现无菌性松动的概率就越高；② 初次置换胫骨截骨越多，在面临翻修的时候胫骨侧需要使用垫块和延长杆处理骨缺损的概率就越大。因此，使用机器人手术，为胫骨保留更多骨量，将有效降低翻修的概率和翻修的手术难度。Plate 通过 52 例机器人手术病例研究证实，使用机器人能够提高软组织平衡程度，其精准度能够控制在 0.53 mm，而且 83% 的患者在全程屈膝中能够控制在 1 mm 以内。软组织平衡程度更好，更能够改善术后膝关节的动力学，功能更好，使用寿命更长。

五、机器人辅助膝关节单髁置换术的早期与中期临床随访结果

目前机器人辅助 UKA 在临床中应用日趋广泛，在北美可占全部 UKA 的 15% ～ 20%。有报道称，十年内机器人辅助 UKA 的比重将会增长到 37%[19]。相较于 TKA，UKA 的容错率更低，假体安装位置不佳、下肢力线偏差及韧带不平衡均可导致相应的术后并发症[20]，术中人为操作误差更易导致患者术后满意度的降低，因此对 UKA 手术机器人系统的精准性要求更高。目前已有大量相关研究证实机器人辅助 UKA 在截骨、假体安装及对线、软组织平衡等方面相较于传统手术精准性有显著的提高[17]。Bell 等人通过测量研究发现，机器人辅助 UKA 在冠状面、矢状面及水平面均可获得精准的假体安装[16]。Picard 等在对使用机器人辅助 UKA 的前 57 例患者的测量研究发现，使用 NAVIO 系统行 UKA，有 91% 的患者术后力线与术前计划误差在 1° 之内[21]。Plate 等报道，使用机器人辅助 UKA 可

有效提高软组织平衡的精准性及可重复性[22]。

机器人辅助 UKA 的临床疗效目前也有较多的报道。Kayani 等人在一项随访大于 90 天的早期对比研究中发现，机器人辅助 UKA 较传统手术在早期可获得更低的术后疼痛评分以及更少的镇痛药物的使用，在早期术后活动度及伸膝装置肌力方面也优于传统手术[23]。Moteshrei 等人报道机器人辅助 UKA 在术后一年的功能指标同样高于传统手术。Jones 等在一项关于 MAKO 系统机器人辅助 UKA 的研究中发现，使用机器人辅助手术的患者术后疼痛明显低于传统手术，此外术后 3 个月的膝关节功能评分也明显高于传统手术的患者，在术后 3 个月内再次前往医院门诊咨询比例及再次入院率均低于传统手术的患者[24]。另一项包含 1 135 例机器人辅助 UKA 病例的多中心研究中，Pearle 通过平均 2.5 年的随访发现，机器人辅助 UKA 的假体生存率可达 98.8%[25]。在一项近期发表的涵盖 38 例相关研究的临床综述中，机器人辅助 UKA 的 6 年生存率可达 96%[26]。Coon 等通过一项大样本多中心临床研究报道，在平均随访 29.6 个月的窗口期内，机器人辅助 UKA 的术后累计翻修率为 1.2%，且患者术后满意度更高，此外其术后 2 年的整体翻修率低于传统手术。

机器人辅助 UKA 自 21 世纪初应用至今，其精准性及可重复性已在不同种类的机器人系统中得到验证，且患者早期满意度及并发症发生率等方面在早期临床随访中也优于传统手术。由于 UKA 在手术技术及假体安装精确性等方面较 TKA 的要求更高，以及机器人手术系统对手术精确性及可重复性的保证，加之早期临床效果的提升，均进一步促进了机器人辅助 UKA 在临床上的应用。然而，其远期的临床效果仍需要进一步随访观察。

六、机器人辅助膝关节单髁置换术仍需解决的问题

1. 手术时间延长

几乎任何一项新的技术在推广应用时都会出

现手术时间延长的问题，由于术者需要一定的时间来克服学习曲线的影响，在这一阶段出现手术时间的延长是相对正常的结果。机器人辅助 UKA 学习曲线相对平缓，即使是经验不足的年轻医生，经过培训后也能够完成这一手术[27]。一项针对 11 名医生的调查结果显示，使用 UKA 手术机器人，平均需要 8 台手术的积累即可完成学习曲线；同时，手术时间相对恒定，不会再出现异常的增加[27]。

2. 机器人手术并发症

由于机器人手术采用磨钻的方式进行截骨，而不再使用摆锯等锐性截骨工具，截骨过程中侧副韧带、交叉韧带的损伤发生率有明显的降低。

机器人辅助 UKA 需要将光学靶标放置在骨骼上，同时为了避免术中的微动，固定钉多采用 3 mm 以上的直径，并且采用螺纹设计。因而在股骨和胫骨上形成固定孔洞，孔洞的周围将出现应力集中，从而增加了下肢骨折的发生率。与此同时，光学标靶固定处皮肤可能存在感染和愈合不良的情况。

第三节　机器人辅助髌股关节置换术

髌股关节骨性关节炎（PFOA）在人群中发病率较高，据统计，60 岁以上人群中 PFOA 的发病率可达 10% ～ 15%，男性发病率高于女性。其典型的症状是膝前疼痛，在坐起和登梯的运动过程中发生。

保守治疗无效的患者可以考虑手术治疗。手术方式包括：关节镜清理、髌骨切除、软骨成形、胫骨结节移位、髌股关节置换或者 TKA。TKA 治疗 PFOA 临床效果确切，单纯髌股关节置换目前应用越来越广泛。与 TKA 相比，髌股关节置换不涉及尚未发生关节炎病变的间室，术后康复更快。

既往髌股关节置换手术开展例数较少，其原因包括：① 单纯的 PFOA 不合并胫股关节骨性关节炎的比例较低，PFOA 多与内侧胫股关节间室骨性关节炎同时出现，需要采用 TKA 来进行治疗；② 髌股关节自由度较大，采用传统器械的髌股关节置换准确度较差，导致患者髌股关节对线异常、髌骨交锁、髌骨弹响等术后并发症发生率较高；③ 单纯髌股关节置换对存在髌股关节发育畸形、关节外畸形的患者而言，手术失败风险显著增加；④ 早期的髌股关节假体设计不

良，导致失败率上升。

使用机器人手术辅助髌股关节置换的目的：① 提高磨锉骨面的准确性；② 减少髌股关节对线异常的发生率；③ 手术微创化，减少手术创伤，缩短手术切口，以利患者快速康复。使用机器人辅助能够改善既往制约髌股关节置换手术开展的因素，髌股关节置换手术领域内机器人技术的不断发展，也将促进髌股关节置换技术不断发展。

一、机器人辅助髌股关节置换术的患者选择和禁忌证

1. 患者选择

（1）髋关节的关节连接是完成骨骼配准所必需的。

（2）手术或非手术腿部的金属会导致 CT 扫描中产生精度降低的伪影，从而对手术计划产生不利影响。

（3）必须考虑是否存在急性或慢性、局部或全身感染（包括感染史）。

（4）骨质量不佳可能会影响植入物的稳

定性。

（5）患者体型可能会使手术复杂化。应考虑体重指数。

（6）韧带结构的缺失可能会阻碍实施理想的手术规划。

（7）必须考虑畸形的严重性（过伸、屈曲挛缩或内翻 / 外翻）。

（8）患有炎性关节炎或其他间室磨损的患者不适合进行该手术。

2. 禁忌证

（1）活动性感染。

（2）患有无法控制膝关节运动的精神或神经肌肉疾病。

（3）其体重、年龄或活动水平可能导致极端负载和假体早期失效。

（4）没有足够的骨量以插入和固定假体。

（5）软组织完整性不足，难以提供足够的稳定性。

二、MAKO RIO 手术机器人辅助髌股关节置换术操作流程

（一）术前计划

对术侧膝关节行 CT 扫描，三维成像，数据传入机器人系统，进行术前计划和术中图像注册。术前计划在机器人系统配置的电脑中完成。截骨的区域、范围，以及假体放置的位置均在计算机辅助下完成，术者可不断地微调与修正，通过计算机反馈的数据，达到最优的假体安装位置，并预估关节面的厚度，做出假体尺寸与厚度的正确选择（图 9-3-1 和图 9-3-2）。

（二）体位准备与切口

患者采取平卧位，术侧足踝部使用固定靴固定于手术台，固定靴下设滑动槽，允许患侧膝关节的屈伸活动，但在屈伸过程中对膝关节的旋转

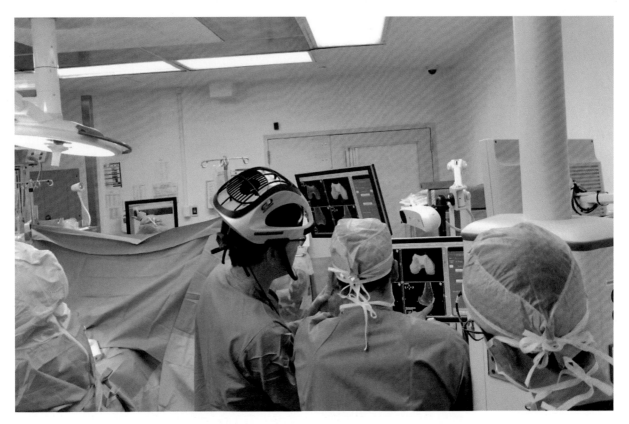

图 9-3-1　术前主刀医生通过 RIO 机器人工作站进行术前计划，模拟手术操作，调整假体位置

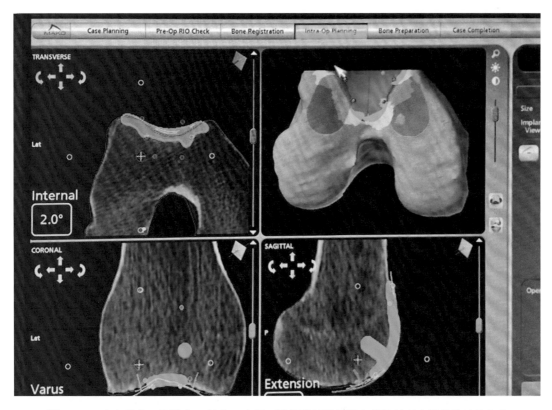

图 9-3-2　在矢状位、冠状位、轴位三个平面模拟放置股骨滑车假体并观察假体位置及角度

和内收外展进行限制，以提高术中导航的准确度（图 9-3-3）。切口采用膝前正中切口，髌旁内侧入路，长度约 12 cm。

（三）安装股骨靶标与股骨注册

在股骨中下段进行可视化靶标安装，采用 1 ～ 2 枚固定钉固定靶标，通过红外线摄像头向

机器人主机发送股骨空间位置信息（图 9-3-4）。

在机器人系统配置的显示器平面上，出现股骨注册区域，使用带尖头设计的可视化靶标，对股骨进行注册。注册靶标的尖头要穿过软骨直达软骨下骨，以期减少软骨对注册准确性的影响。注册范围及注册信息通过机器人电脑屏幕显示，由主刀医生手持靶标完成注册。

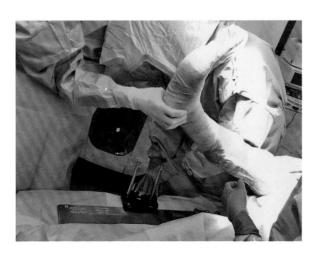

图 9-3-3　在手术床上通过卡扣固定滑槽，限制膝关节在固定轨道内滑动，减少膝关节微动，增加截骨准确性

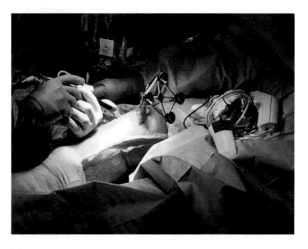

图 9-3-4　股骨中下段安装的可视化靶标，用于向机器人主机发送膝关节角度位置，作为导航的重要标记点

（四）截骨与假体安装

使用半主动式机器人完成截骨操作：髌骨置换，使用带有导向器的摆锯进行截骨，这一步不需要机器人辅助（图9-3-5）；股骨滑车置换，为确保滑车沟槽的准确性，需要使用机器人辅助，在机器人手臂上外接高速的磨钻，由机械臂限定截骨的范围和深度，由主刀医生控制磨锉的手柄，人机协同完成股骨滑车截骨（图9-3-6）。

使用骨水泥固定聚乙烯髌骨组件和股骨滑车金属组件。测试髌股关节活动轨迹，如果存在髌股关节轨迹异常，则需要对外侧支持带进行松解。

（五）术后康复与临床结果

术后早期康复要点：① 术后1天即可在康复医生帮助下完全负重；② 循序渐进地进行屈伸功能锻炼、肌肉力量训练、本体感觉与平衡训练，每周3次，直至术后6～8周。

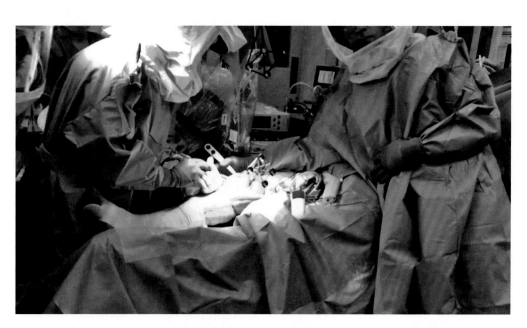

图9-3-5 在机械臂的限定范围内使用高速磨钻对股骨滑车进行截骨操作

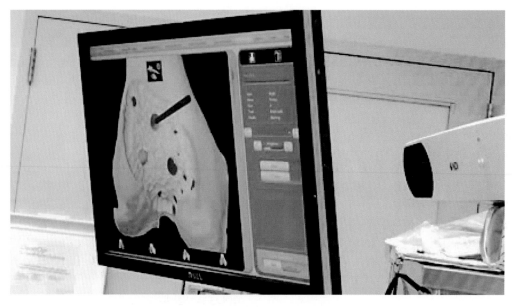

图9-3-6 截骨全程通过触觉反馈、视觉反馈告知主刀医生截骨操作的边界范围与深度

术后早期随访结果显示，使用机器人髌股关节置换术后，髌股关节轨迹不良的发生率相对于传统手术方式显著降低（图9-3-7）。其主要的原因就是术前计划更为精准，同时通过股骨滑车注册这一操作，将术前计划和术中截骨两者精确地实现对接，从而降低了髌股关节轨迹不良的发生率。其次是股骨滑车采用数字化控制技术截骨，使得截骨量相对于传统手术方式更少，为后期翻修手术保留了骨量。

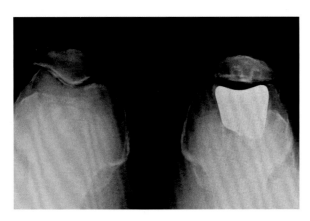

图9-3-7　PFOA患者在机器人髌股关节置换术后X线片，显示股骨滑车假体对位对线情况良好

三、NAVIO手术机器人辅助髌股关节置换术操作流程

和上文提到的MAKO RIO手术机器人不同，NAVIO手术机器人是手持式半主动式骨科机器人工具，通过改变手持式磨钻的速度与开关调节截骨的范围与深浅，当到达截骨的边缘时磨钻的速度会自动降低以确保截骨的精准，因此这一机器人系统的造型与结构简单，对手术室的空间占用率相对较低；同时操作方式更为简化，无需患者在术前进行MRI或CT扫描，直接在术中通过带有光学反射功能的探针对骨骼表面进行探测描绘，形成患者股骨滑车的三维解剖结构，在临床操作方式上更为简洁。

（一）术前计划

标准术前计划省去了术前进行MRI或CT扫

描，仅需对膝关节的临床评估和负重位X线片。

NAVIO手术机器人设置由3个部分组成：①红外线摄像头，安装在距离手术部位约1m处，能够采集信号靶标的位置以确定膝关节的位置变化；②触摸屏显示器，采用透明无菌布帘覆盖后便于医生在术中进行假体植入计划的调整；③带有磨钻与灌注冷却系统的手持式机械臂，与控制机械臂的计算机系统。

手术规划步骤：医生在无菌透明保护罩覆盖下的触控屏幕上的软件界面上进行自由的触控式调整，包括：第一步是确定股骨滑车最适合虚拟模型的植入物尺寸，由医生决定适宜的假体尺寸；第二步是在冠状面、矢状面和横断位上调整股骨滑车假体的位置、旋转的角度、滑车假体的植入深浅，尤其是采用only式假体，需要考虑整体式的滑车假体与周围毗邻的股骨软骨之间的平滑过渡，需要调整适宜的深度，尽量减少台阶式的髌骨弹跳。

（二）体位准备与切口

患者采取平卧位，采用腰麻或者腰硬联合麻醉，通常使用止血带会有利于术中采用光学探针对患者股骨滑车的探测与测绘。手术采用髌内侧入路，显露过程中不同于TKA的髌内侧入路，而强调保护股骨髁软骨和半月板组织不受损害。

（三）髌骨截骨

术中探查确认患者未有孤立性髌股关节骨性关节炎后，去除髌骨周围骨赘。采用和TKA相同的标准方式进行髌骨截骨，确保截骨后髌骨厚度不低于12mm，理想的截骨后髌骨厚度为15mm。

（四）股骨标记、建模

髌骨截骨完成后，显露股骨滑车，采用光学探针对股骨髁表面的各个标记点进行标记，其中包括：①股骨前后轴线，即AP轴；②膝关节中心点；③股骨内上髁；④股骨外上髁；⑤股骨前方皮质。NAVIO的导航系统中将基于术前

X 线片和术中的标记点生成一个虚拟股骨模型，并对滑车面进行染色，输出为立体图像，指引医生在术中进行股骨滑车面的光学测绘。

（五）股骨滑车轮廓绘制与渲染

通过光学探针对术中真实的股骨轮廓进行绘制，绘制的原理就是通过光学探测器采集 NAVIO 系统在手术过程实时捕获到的患者关节骨骼形态轮廓，进而生成带有软骨的虚拟 3D 模型。在这些数据采集结束后，可以进行手术规划。

（六）机器人辅助截骨

使用手持式摆锯进行截骨，通过在屏幕监视下观察截骨的范围和深度，连续地移动手持式的摆锯完成截骨。当电动摆锯进入映射出的切割空间时，开关启动。一旦电动摆锯移出映射出的切割空间时，开关自动停止，锯片被锁定，以此来确保截骨的精准范围与深度。

操作过程中，外科医生可以通过两种模式进行选择：① 暴露时间控制模式；② 速度控制模式。第一种模式可以完成大部分的截骨操作，然后进入截骨的最后边界时，采用速度控制模式进行精细的微调整和固定孔的制备。据此，医生通过监控屏幕的指引，结合机器人的反馈，在一个最优的位置完成股骨滑车的截骨。

髌骨置换的操作同传统技术一致。安装股骨滑车试模和髌骨试模之后，将患者膝关节进行全范围的运动，通过导航系统追踪髌股关节的活动轨迹。同时，利用机器人软件，通过全范围创建图形间隙空间来观察膝关节内、外侧结构的软组织动态平衡程度。采用骨水泥固定股骨滑车和髌骨假体，冲洗关节腔并实施逐层缝合，手术结束。

（七）术后康复

患者术后膝关节的活动不受任何限制，通常情况在 3 个月左右能够恢复至接近正常的膝关节活动，但完全康复的时间为 6 ～ 12 个月。

NAVIO 手术机器人在升级为 CORI 手术机器人之后，暂时取消了髌股关节置换这一功能模块，因此 NAVIO 辅助人工髌股关节置换技术并未在全球进行广泛的推广应用，也因此缺乏足够的随机对照的临床研究。NAVIO 手术机器人系统后续是否会继续研发升级髌股关节置换技术目前尚不明确。通过为数不多的尸体手术实验研究与临床应用，可以初步得出如下结论。

（1）NAVIO 手术机器人通过术前建立虚拟模型，提供截骨操作的量化数据，为医生精准实施髌股关节置换术提供了更为科学合理的术前规划手段。

（2）其手持式的摆锯与磨钻，通过手术范围和边界的约束与术中实时反馈，为精准处理股骨滑车面提供了优于传统技术的精确度。

（3）目前尚无确切证据证实上述两项优势能够显著改善人工髌股关节置换手术的临床疗效，但镶嵌式股骨滑车假体设计较嵌入式假体更为合理，再辅以机器人的精准操作优势，让我们有理由相信这一技术会有可能改善人工髌股关节置换的手术疗效，但还需要更进一步的技术迭代开发和临床随访数据支持。

参 考 文 献

[1]　BROWN N M, SHETH N P, DAVIS K, et al. Total knee arthroplasty has higher postoperative morbidity than unicompartmental knee arthroplasty: a multicenter analysis[J]. The Journal of Arthroplasty, 2012, 27(8, Supplement): 86-90.

[2]　HOPPER G P, LEACH W J. Participation in sporting activities following knee replacement: total versus unicompartmental[J]. Knee Surg Sports Traumatol Arthr, 2008, 16(10): 973-979.

[3]　NAAL F D, FISCHER M, PREUSS A, et al. Return to sports and recreational activity after unicompartmental knee arthroplasty[J]. Am J Sports Med, 2007, 35(10): 1688-1695.

[4]　W-DAHL A, ROBERTSSON O, LIDGREN L, et al. Unicompartmental knee arthroplasty in patients aged less than 65[J].

Acta Orthopaedica, 2010: 90−94.

[5] NIINIMÄKI T, ESKELINEN A, MÄKELÄ K, et al. Unicompartmental knee arthroplasty survivorship is lower than TKA survivorship: a 27-year finnish registry study[J]. Clin Orthop Relat Res, 2014, 472(5): 1496−1501.

[6] WHITESIDE L A. Making your next unicompartmental knee arthroplasty last: three keys to success[J]. The Journal of Arthroplasty, 2005, 20: 2−3.

[7] LIDDLE A D, PANDIT H, JUDGE A, et al. Effect of surgical caseload on revision rate following total and unicompartmental knee replacement[J]. JBJS, 2016, 98(1): 1.

[8] EPINETTE J A, BRUNSCHWEILER B, MERTL P, et al. Unicompartmental knee arthroplasty modes of failure: wear is not the main reason for failure: a multicentre study of 418 failed knees[J]. Orthopaedics & Traumatology: Surgery & Research, 2012, 98(6, Supplement): S124−S130.

[9] DYRHOVDEN G S, LYGRE S H L, BADAWY M, et al. Have the causes of revision for total and unicompartmental knee arthroplasties changed during the past two decades?[J] Clin Orthop Relat Res, 2017, 475(7): 1874−1886.

[10] KEENE G, SIMPSON D, KALAIRAJAH Y. Limb alignment in computer-assisted minimally-invasive unicompartmental knee replacement[J]. The Journal of Bone & Joint Surgery British Volume, 2006, 88−B(1): 44−48.

[11] COBB J, HENCKEL J, GOMES P, et al. Hands-on robotic unicompartmental knee replacement: a prospective, randomised controlled study of the Acrobot system[J]. The Journal of Bone & Joint Surgery British Volume, 2006, 88−B(2): 188−197.

[12] BOYLAN M, SUCHMAN K, VIGDORCHIK J, et al. Technology-assisted hip and knee arthroplasties: an analysis of utilization trends[J]. The Journal of Arthroplasty, 2018, 33(4): 1019−1023.

[13] LONNER J H, JOHN T K, CONDITT M A. Robotic arm-assisted UKA improves tibial component alignment: a pilot study[J]. Clin Orthop Relat Res, 2010, 468(1): 141−146.

[14] LONNER J H, SMITH J R, PICARD F, et al. High degree of accuracy of a novel image-free handheld robot for unicondylar knee arthroplasty in a cadaveric study[J]. Clin Orthop Relat Res, 2015, 473(1): 206−212.

[15] CITAK M, SUERO E M, CITAK M, et al. Unicompartmental knee arthroplasty: is robotic technology more accurate than conventional technique?[J] The Knee, 2013, 20(4): 268−271.

[16] BELL S W, ANTHONY I, JONES B, et al. Improved accuracy of component positioning with robotic-assisted unicompartmental knee arthroplasty: data from a prospective, randomized controlled study[J]. JBJS, 2016, 98(8): 627.

[17] PEARLE A D, O'LOUGHLIN P F, KENDOFF D O. Robot-assisted unicompartmental knee arthroplasty[J]. The Journal of Arthroplasty, 2010, 25(2): 230−237.

[18] PONZIO D Y, LONNER J H. Robotic technology produces more conservative tibial resection than conventional techniques in UKA[J]. Am J Orthop (Belle Mead NJ), 2016, 45(7): E465−E468.

[19] CREDENCE RESEARCH. Medical robotics market size, growth, share & forecast 2032[R]. 2024.

[20] SIMAN H, KAMATH A F, CARRILLO N, et al. Unicompartmental knee arthroplasty vs total knee arthroplasty for medial compartment arthritis in patients older than 75 years: comparable reoperation, revision, and complication rates[J]. The Journal of Arthroplasty, 2017, 32(6).

[21] PICARD F, GREGORI A, PICARD L. Navigation-assisted unicondylar knee replacement[M]// SHARMA M. Knee Arthroplasty: New and Future Directions. Springer Nature, 2022: 439−457.

[22] PLATE J F, MOFIDI A, MANNAVA S, et al. Achieving accurate ligament balancing using robotic-assisted unicompartmental knee arthroplasty[J]. Adv Orthop, 2013, 2013: 837167.

[23] KAYANI B, HADDAD F S. Robotic unicompartmental knee arthroplasty: current challenges and future perspectives[J]. Bone & Joint Research, 2019, 8(6): 228−231.

[24] JONES G G, CLARKE S, HARRIS S, et al. A novel patient-specific instrument design can deliver robotic level accuracy in unicompartmental knee arthroplasty[J]. The Knee, 2019, 26(6): 1421−1428.

[25] PEARLE AD, VAN DER LIST JP, LEE L, et al. Survivorship and patient satisfaction of robotic-assisted medial unicompartmental knee arthroplasty at a minimum two-year follow-up[J]. The Knee, 2017, 24(2): 419−428.

[26] ROBINSON P G, CLEMENT N D, HAMILTON D, et al. A systematic review of robotic-assisted unicompartmental knee arthroplasty: prosthesis design and type should be reported[J]. The Bone & Joint Journal, 2019, 101−B(7): 838−847.

[27] WALLACE D, GREGORI A, PICARD F, et al. The learning curve of a novel handheld robotic system for unicondylar knee arthroplasty[J]. Orthopaedic Proceedings, 2014, 96−B(SUPP_16): 13.

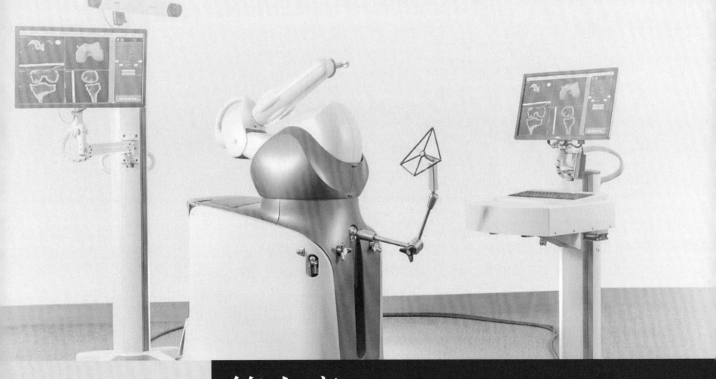

第十章

机器人关节手术的
伦理学问题

第一节　概　述

医学伦理学是研究人类在进行医疗活动和医学研究时如何进行价值观判断的一套道德体系，是广义伦理学的一部分。医学伦理学的出现，源自医疗工作和医患关系的特殊性质。它是有别于其他领域行为规范的、一整套特殊而明确的指导原则，以及一系列的价值观基础。医务工作者必须根据这些价值观，来采取符合医学伦理规范的做法。1979年，由Tom Beauchamp和James Childress编著的《生物医学伦理学原则》一书提出了普遍认可的医学伦理学的四大基本原则[1]（图10-1-1），具体如下。

（1）尊重患者自主（respect for autonomy）：患者有权自由决定自身所受健康照护方式，医务人员不得对患者进行其不想接受的医疗措施。任何医疗行为都必须尊重当事人或其家属的自主性，所以必须以患者的"知情同意"为基础。

（2）不伤害（non-maleficence）：医疗行为应该造福患者，其所带来的伤害不应大于其所带来的好处。若伤害无可避免，必须"两害相权取其轻"。

（3）行善（beneficence）：医务人员必须致力于提升患者的福祉，并保护无决定能力之人，避免其做出有害自身或在有决定能力时不会做出的决定。

（4）正义（justice）：基于正义与公道，以公平合理的处事态度来对待患者，包括公平分配医疗资源。

这四个原则的重要性完全等同，没有主次轻重之分。在过去的半个多世纪里，世界各国对于临床出现的新药、创新器械和术式、疗法，均采取了严苛而理性的医学伦理学考察评价，常见的做法有：① 创新技术进入人体试验前，开展相应的伦理论证；② 新技术投入临床应用后，对其带来的医疗或社会、心理、文化乃至宗教信仰等方面的影响进行科学评估；③ 深入、长远地思考新技术对医学模式、医疗体制、医患关系等造成的改变；④ 从社会福利制度的层面，评价国家将资源、经费用于支付某项新技术，是否潜在"剥夺"了另一疾病人群享有医疗保障的"机会"，从而导致更大程度的公平性破坏。总之，在一项新技术用于临床，进而对其进行大力推广、"狂热追捧"之前，医学伦理的考量是不容缺失的[2]，为的是避免20世纪50～60年代新药"反应停"事件那样的悲剧再度上演[3]。

机器人是20世纪人类科学最大的成就之一[4]。在过去很长一段时间里，机器人都被用来替人类完成"3D"类型的工作——枯燥的（dull）工作、肮脏的（dirty）工作、危险的（dangerous）工作[5]。例如，生产线上的工业机器人每日需完成数万、数十万个重复的动作；探矿机器人可深入洞穴、登上月球寻找标本；排雷机器人可横扫战场，清除险情等（图10-1-2）。20世纪末，随着机器人技术与医学的结合，机器人又开始承担新的"2D"工作——精细的（delicate）和困难的（difficult）医疗操作。近年

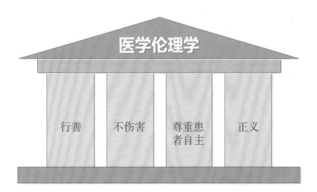

图 10-1-1　医学伦理学的四大基石

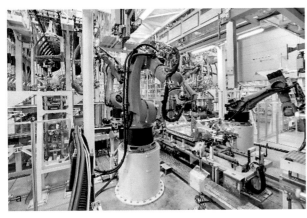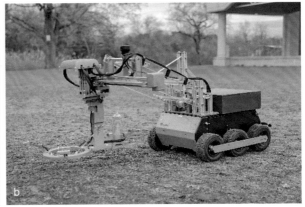

图 10-1-2　a、b. 以往主要用来代替人类完成 "3D"（枯燥、肮脏、危险）工作的工业机器人、扫雷机器人等

来，各种照护机器人也已在日本等老龄化严重、劳动力缺乏的发达国家广泛使用，对弥补养老产业的人力缺口起到了不可估量的作用。在过去的短短几十年里，机器人很快就向人们证明：它们能在这 "5D" 领域内做得比人类更好！尤其是在医疗上，机械臂没有人类双手的抖动、没有人类躯体的疲惫、没有人类大脑的困倦，甚至能将手术做得比人类更好。

在此背景下应运而生的关节手术机器人，是一项全新的医学理念、技术和疗法，自 21 世纪初进入临床以来，受到了全世界医务人员和患者的高度青睐，其应用开展也呈现出如火如荼的势头。美国的数据统计显示，2005 年全美使用机器人辅助的人工关节置换，占全部关节置换手术的 1.2%；到了 2020 年，这一比例已上升至 7.6%；预计到 2026 年将上升至 19.4%[6]。学界对关节手术机器人的研究热情也有增无减，从 1995 年第一篇关节手术机器人文章发表至今，仅仅二十余年的时间，该领域的全球文献已呈爆炸式增长[7]。与此同时，普通民众对手术机器人的兴趣也已被大大点燃。"谷歌趋势"（Google Trends）是全球最大的一个开放平台，有研究显示，2011 年至 2020 年的十年间，"谷歌趋势" 反映的全球互联网对机器人辅助关节置换手术（全髋关节、全膝关节）搜索量呈显著增长，且增长势头明显高于对常规髋、膝关节置换的搜索。方方面面的现实都提醒我们，无论存在何种

的争议、观望或质疑，关节手术机器人这一新技术的时代已经到来。

然而，在对关节手术机器人的伦理学相关问题进行探讨之前，让我们先做一个基础的思考：什么是 "机器人"？

在大多数人看来，这似乎是一个根本无需提出的问题。对很多医务工作者来说，"手术机器人" 也已经是一个早已挂在嘴边的名词，甚至于当下有很多的新手术工具、钻孔导引装置、手术跟踪设备等，都被理所当然地命名为 "机器人"，却很少有人去认真体味一下这个词的严格定义及其真正的内涵。因为当我们在讨论 "机器人" 相关的伦理学话题之前，有必要弄清楚哪些才是我们的讨论对象。

国际权威的《韦氏大词典》（Webster's Dictionary）将 "机器人" 定义为一种 "能够完成通常由人类进行的工作，或是具有人类形态的自动化装置"。这是一个极为宽泛的定义，按照这个定义，许多中世纪的人形机械装置（由齿轮、发条等驱动）也都能被叫作 "机器人"；医院药房里自动取药的机械手，似乎也可被称作为 "机器人"。此外，有许多人认为，一个由电脑控制的，同时带有传感模块和执行模块的，并能与外部世界产生互动的诊疗、康复用机器，就可以被称作 "医疗机器人"；但一台带有打印机、可弹出光驱的个人电脑也完美满足上述定义，但毫无疑问不能算是什么 "机器人"。

牛津大学机器人研究实验室的创建者、全球最著名的机器人工程师迈克·布莱迪认为：机器人科学研究的是"感知到行为之间的智能联系"（the intelligent connection of perception to action），间接地给出了"机器人"这一定义的核心内容——智能。近年来发展迅猛的人工智能（AI），未来可能是机器人的首要属性。具备这一智能的"机器人"，乃是一种具备感知、处理、模仿、深度学习和行动能力的机器，能够独立完成各种环境下的复杂工作，并具有自我进化、自我提升，乃至情感认知的能力。毫无疑问，若是按照这一标准，现今临床上的各种手术"机器人"装置，可能只是一种自动化设备而已。例如，通过光纤、5G网络远程操控的手术机械臂，就不能算是"机器人"，因为它不具备学习和思考的能力。而与此不同的是，同样也是受人类远程操控的军事无人机，就可以根据战场实际情况自动生成飞行或作战方案，这在某种程度上就可算是一种"机器人"。

因此，从严格的"机器人"定义来说，当前的各种手术机器人是不符合我们的讨论标准的。但是，我们相信，也许就在不久的将来，手术机器人很快就会具备生物体的各项特征，到了那时候，我们应在多大程度上将患者的生命交付给这样的机器？有关的伦理学争议必然将会愈加复杂。

第二节　机器人相关的一般伦理学问题

一、安全性

早在1940年，美国科幻作家阿西莫夫就提出了"机器人三原则"，即：① 机器人不得伤害人类，或坐视人类受到伤害；② 机器人须服从人类的命令，除非该命令与第一原则相违背；③ 机器人应保护自己，除非与第一或第二原则相违背[8-10]。人类历史上每一项新技术、新疗法、新药物的出现，首先需要关注的就是安全性问题，机器人也不例外。

首先，机器人的程序是人类编写的，包含有上百万行的代码，其中任何一处的微小错误，都将可能导致机器人的致命失常。历史上第一桩机器人"杀人"的事件发生在1979年，是美国某工厂的自动化设备事故。2007年10月，南非陆军的一门半自动机器人（具有敌我识别能力）火炮突然失控，击毙了9名"友军"并击伤14人。2010年8月，美军的一架无人机失去控制30分钟之久，自主飞行了23英里，并离奇地转向首府华盛顿方向，直逼白宫周边禁飞区。现阶段科技的局限性，使得人们还无法编写出足够精确完美的程序，这是导致"机器人"不时出现失控的重要原因；况且，这是由人类工程师的问题导致的，并非机器人"主观"而为之。然而，在军事、医疗等特殊领域，这种不可预知的失控，结局都将是致命的。

随着机器人智能的进一步提升，人们开始担忧那些力量远超人类的自动化机械，假如有朝一日被"坏人"控制，用来危害人类；更有甚者，这些机器人装备的应用是如此广泛，涉及生活的方方面面，而且普遍联网，一旦失控，对社会运转的打击势必将是灾难性的。

二、对社会结构、道德良俗的冲击

机器人越来越多地深入人们的生活，是否会带来一些不可逆的改变？甚至是否会使得我们的传统、风俗、道德观念发生动摇，乃至崩塌[11]？

这并不是危言耸听，事实上这样的改变，乃至旧习惯的崩塌，已经在刚刚过去不久的汽车革命、互联网革命、手机革命中发生过多次了。机器人的加速渗透，首先带来的可能就是劳动力岗位的减少，这在传统的制造业、手工业以及那些严重依赖人力重复劳动的产业里，发生得尤为迅速。机器人能把这些工作做得比人更快、更优，也更便宜。就连某些领域的医学工作——以往被认为是最难以替代的——也开始出现让位于机器人的现象，例如影像读片、收发药剂、美容植发等，甚至是关节置换这样高度流程化的外科手术。试想这样的时代一旦到来，那么大量失去工作的技术人才将何去何从？未来的学校里所教授的内容、学生所需要掌握的知识技能将会与今天有何等不同？对外科医生来说，大量的复杂手术和诊疗工作一旦被机器人接手完成，那么人类数千年来的医学知识和技艺传承模式将会发生何种改变？是否会有更多的医学技艺失传，乃至消失？

一个重度依赖机器人的社会也许将会是极度脆弱的，或许会因为微不足道的差错，而陷入不可想象的崩溃。

正如互联网、汽车、手机的出现，深刻地改变了人们的社会交往和思维模式一样，机器人的普及，也必定会在这方面带来深刻的变化。以往在美国，就曾经出现过士兵对在战场上救过自己性命的 PackBots 拆弹机器人产生情感依恋的案例。可想而知，当越来越多的照护机器人被用于照顾孤寡老人和留守儿童之后，它们与人类或许也会产生各种复杂的情感羁绊，更不用说现在已经有一些旨在作为人类伴侣的机器人产品正在开发中了[12]。人们认为这些机器人伴侣能够更好地倾听，永远不会欺骗、背叛主人，但这样的人际伴随关系，将会对社会心理造成什么样的深远影响，我们无从得知[13]。

目前，全世界并没有成熟的法律法规或行业规范用来解决机器人相关的方方面面的问题，因为法律是立足于社会习俗和道德传统的，各国情形迥异，而机器人在军事、工业、生活服务、医疗等领域的应用又是如此天差地别，几乎都是人类所没有面对过的全新问题[14]。因此，无论是现在还是未来，机器人相关的法律法规监管，也将是伦理学所关注的一个重要方面[11]。

第三节　手术机器人相关的伦理问题

一、患者的知情同意权

医学伦理学的原则之一是尊重患者自主权，然而在手术机器人这一新技术普及的过程中，屡有报道显示患者的知情同意权未能得到充分的保证[15, 16]，表现在三个方面：① 患者没有被充分告知他们所接受的机器人手术是什么样的一种新技术；② 某些机器人辅助手术缺乏充分的风险和优势证据；③ 机器人手术的新颖性往往被等同为优势，而且持这种观点的外科医生通常都是权威专家，这更导致了患者和助手对新技术的盲从与追捧。

手术机器人的开发过程漫长，研发投入巨大，购置成本高昂，因此生产厂家和医院往往会通过各种宣传推广，强调机器人技术相对于传统手术有巨大的效果提升，但多数厂家缺乏严谨的、翔实的、压倒性的临床数据和卫生经济学证据来为自己的宣传提供佐证[17]。以全球知名的某腹腔内镜机器人厂家为例，该公司在首次向 FDA 注册其机器人产品时，所采用的论述是"手术机器人在安全性、有效性方面与传统的腹腔镜手术一致"，并没有拿出效果更优的证据来。

该产品上市应用后，学者们开展了一系列研究，以比较这两种手术方式的效果，但有多项观察结论并不支持手术机器人提高手术效果的说法。而在广告宣传方面，有调查机构统计了 160 家装备了手术机器人的医院，86% 的医院在网站上宣传机器人具有更好的手术效果，却没有一家提及可能的风险[18]。这些情况，使得 FDA 在 2013 年对该公司发出警告，指出产品的市场宣传对患者存在误导，并超出了 FDA 所批准的使用范围。

手术机器人在市场上的过度宣传，是一个极为常见的商业现象，但在医学伦理上是被认为不道德的，损害了患者的知情同意权和自主权[19]。

二、手术机器人的医源性伤害

外科手术机器人发展至今不过短短二十几年的时间，成熟一代的商业化产品，接受临床考验的时间更短。在历史上，曾经发生过多起因医生操作原因而导致的机器人手术事故[20, 21]，如 2010 年美国罗切斯特市一位 42 岁的妇女，在使用腹腔镜机器人做子宫切除术时，主刀医生误切除了她的双侧输尿管，最后导致其肾脏摘除。当时这名医生仍处在手术机器人的学习阶段，医院也没有向患者告知这一新技术可能的风险。另一位美国患者签署知情同意书，接受一位经验丰富的医生用机器人施行的前列腺切除术，而实际的手术操作是由另一位还处在训练阶段的医生完成的，导致患者术后尿失禁并永久性阳痿。

2001 年，在某手术机器人产品的注册评审会上，FDA 专家分成了两种截然不同的意见。一派专家认为，当时该公司对购买其机器人的医院所提供的医生培训课程，只有两天的动物实验和尸体培训班，这是远远不够的。他们认为必须对医生的操作培训进行严格管控，并制定风险评估机制，只有当操作风险完全可控时，才能批准机器人产品上市。另一种声音则认为应鼓励新技术及早上市，因为只有上市后遭遇到各种实际问

题，才能促使厂家更深入地改善医生培训，这要比现有的几个小时简单训练更符合实际。后一种声音占据了上风，该机器人产品随即顺利上市，之后也确实出现了一些不可避免的不良事件，并以此为代价，实现了医生培训制度的规范化。到现在，进一步形成了"200 ～ 300 例机器人手术才能达到娴熟水平"的全行业共识。

因此，培养合格的手术机器人执刀医生，与一家医院的年手术量密切相关，只有患者数量充沛、病种多样、手术量大的医院才能提供足够的手术训练。因此，对于那些购买了手术机器人而患者数量不足的医院是否能够形成过硬的治疗服务水平，尚需考量。

与此同时，患者接受手术机器人治疗前的知情同意是非常重要的。患者往往不具备足够的医学知识，对新技术的理解往往是从媒体和网络上得到的片面信息，有时甚至具有误导性。而医生对患者及其家属进行的术前谈话，也往往不会出示手术机器人的应用数据和全面资料，但无论如何，向患者做好知情同意的解释不仅是为了保护患者的利益，也是保护医生自身。

三、手术机器人的培训和资格准入

针对手术机器人的使用建立一套严格的培训和医师资格准入制度是非常必要的[22]，如前文所述的一些医疗事故的产生并非是机器人产品本身的问题，而是操作医生的掌握度不够所导致的，他们在早期没有得到足够的培训时间和指导。但单独考量培训时长以及技能掌握程度仍然远远不够[23]，一些机械工程学、光学、电子学和信息学方面的知识也应包含在培训范围内。

在美国等发达国家，腹腔镜机器人的手术资质训练是在严格的导师制和认证制下展开的[24]，这种认证体制通常由医疗器械监管部门、医院和机器人生产商联合建立，医生操作技能合格者可以被授予施术资格，但只有经历过上百台实际的

手术操作达到娴熟水平者才能被允许参与较高难度的手术[25]。早年，美国医生往往在 2～15 例的手术训练后，就可在同行评议下获得资质认证，后来临床上发现：尽管机器人腹腔手术的并发症报道率与常规手术大致相当，但这些并发发生率都是手术娴熟医生的数据，而那些刚刚度过学习曲线的医生，其实际并发症发生率被严重低估了。况且，认证训练期间医生接受的手术病种及其复杂程度，往往与日后实际遭遇的手术不相匹配。因此，多国学者大声疾呼需将手术机器人的训练窗口延长，建立长期导师制，以对患者负责，但这么做又会进一步挤占业已紧张的优质医生资源。

事实上，在目前的关节手术机器人领域，尚无类似于腹腔手术机器人那样的专业培训和资质认证制度。在我国，许多医生都是在摸索尝试的状态下，在手术室开展第一例机器人关节置换手术的。虽然目前这批早期试用关节手术机器人的医务人员普遍都是对常规手术精通娴熟的资深专家，但从技术学习规律和伦理角度出发，仍应努力建立正规的关节手术机器人训练制度，并在国家监管部门的参与下引入资质认证等做法。

四、适合机器人手术的医生与患者

在西方国家，许多学者认为有资格开展机器人腹腔镜手术的医生，首先必须是那些常规腹腔镜手术熟练的医生。而这些医生，本身又具备非常扎实的开腹手术的功底[26]。因此，在机器人手术操作中出现各种不顺、设备故障等情况下，医生可以迅速撤出机器人操作状态，转为常规操作。而当内镜微创手术过程中出现各种意外、并发症时，又可以当机立断转为开放手术以排除险情。

机器人关节手术适合哪些医生开展？一方面，常规置换手术经验丰富的医生也许是机器人手术的合格候选者，因为他们无需惧怕机器人手术中可能出现的各种意外，但在这种情况下，机器人辅助手术对他们来说也许意义并不太大，医生的常规截骨速度和精度可能和机器人辅助相差无几，且机器人的注册、配准等过程还会大大延长他们的手术时间，降低手术室的周转效率。而另一方面，那些非常需要机器人帮助来进行精准截骨的年轻医生、基层医生，一旦遭遇机器人手术故障、意外、截骨失误时，可能根本没有能力进行随机的处置和相应的弥补。这是一个手术机器人术者选择的悖论。

患者的选择对于开展机器人手术也是至关重要的。在医生学习曲线的早期阶段，应该尽量选择那些病状简单、全身情况好、依从性强的病例，以确保医生顺利地度过学习曲线，并积累必要的经验，同时最大限度地保障患者的利益。那些全身情况欠佳、合并症多、病情复杂、依从性不良的患者，应该放在机器人手术的经验积累相当时间之后再进行，并能得到"导师"医生的指导。那些身体耐受性差、并发症危险性高的患者，无论是在常规手术还是机器人手术场景下，都是一样高风险的，并不能因为是机器人手术，就放松对并发症和手术风险的重视，把机器人这种新技术当成是一个降低风险的避难所。

2007 年，比尔·盖茨在《科学美国人》杂志上撰文，讴歌"机器人产业已经到来……它将会获得 30 年前的计算机产业那样的发展"。面对这个必将到来的机器人时代[27]，关节外科医生理应做好面对和拥抱的准备。即使那个时代来临，手术机器人也依旧是人类创造的产物，职责始终是更好地为人类服务。我们必须重视与之相关的医学伦理，决不放弃医务人员的主导地位，通过对手术机器人的严格监管，依托专业的上岗培训和资格准入制度，合理分配机器人手术的优质资源，设计出更具公平性的医保制度，让手术机器人在最适合开展的医疗机构，掌握在获益最大的医务人员手中，为患者创造最大限度的福祉。

参 考 文 献

[1] BEAUCHAMP T, CHILDRESS J. Principles of biomedical ethics[M]. New York: Oxford University Press, 1979.

[2] FRITZ A, PATRICK L, DANIEL M. What is nanotechnology and why does it matter? From science to ethics[M]. Hoboken, NJ: Wiley-Blackwell, 2010.

[3] BENNER S A. Q&A: life, synthetic biology, and risk[J]. BMC Biology, 2010, 8: 77.

[4] BEKEY G. Autonomous robots: from biological inspiration to implementation and control[M]. Cambridge, MA: MIT Press, 2005.

[5] REDORBIT. Japan hopes to employ robots by 2025[Z]. 2008.

[6] ANDERSON J, CHANG D, PARSONS J, et al. The first national examination of outcomes and trends in robotic surgery in the United States[J]. J Am Coll Surg, 2012, 215: 107−114.

[7] CHEN C, FALCONE T. Robotic gynecologic surgery: past, present and future[J]. Clin Obstet Gynecol, 2009, 52: 335−343.

[8] ASIMOV I. I, robot[M]. New York, NY: Bantam Dell, 2004.

[9] ASIMOV I. Robots and empire[M]. New York, NY: Doubleday, 1985.

[10] RONALD C. Governing lethal behavior: embedding ethics in a hybrid deliberative/ hybrid robot architecture[R]. Atlanta, GA: Georgia Institute of Technology's GVU Center, 2010.

[11] PATRICK L, KEITH A, GEORGE B. Robot ethics: mapping the issues for a mechanized world[J]. Artificial Intelligence, 2011, 175: 942−949.

[12] DICK P K. Do androids dream of electric sheep?[M]. New York, NY: Del Rey Books, 1968.

[13] LEVY D. Love and sex with robots: the evolution of human — robot relationships[M]. New York, NY: Harper Collins Publishers, 2007.

[14] JEFF A. Arms control association: the Ottawa convention at a glance[J]. 2010, 12.

[15] SHARKEY N, SHARKEY A. Robotic surgery: on the cutting edge of ethics[J]. Robot Surgery, 2013, 46.

[16] World Medical Association press release[Z]. 2017.

[17] BAROCAS D, SALEM S, KORDAN Y, et al. Robotic assisted laparoscopic prostatectomy versus radical retropubic prostatectomy for clinically localized prostate cancer: comparison of short-term biochemical recurrence-free survival[J]. Journal of Urology, 2010, 183: 990−996.

[18] JIN L, IBRAHIM A, NEWMAN N, et al. Robotic surgery claims on United States hospital websites[J]. Journal, 2011, 33: 48−52.

[19] JEFFREY A, MICHAEL H, SAM B. Application of surgical safety standards to robotic surgery: five principles of ethics for nonmaleficence[J]. Ethics, 2014, 218: 290−293.

[20] O'NEILL M, MORON P, TELJEUR C, et al. Robot-assisted hysterectomy compared to open and laparoscopic approaches: systemic review and meta-analysis[J]. Arch Gynecol Obstet, 2013, 287: 907−918.

[21] TANAGHO Y, KAOUK J, ALLAF M, et al. Positive surgical margins in robot assisted partial nephrectomy: a multi-institutional analysis of oncological outcomes (leave no tumor behind)[J]. Urology, 2013, 81: 573−579.

[22] TANAGHO Y, BHAYATI S, FIGENSHAU R, et al. Robot-assisted partial nephrectomy in contemporary practice[J]. Front Oncol, 2012, 2: 213.

[23] HASEEBUDDIN M, BENWAY B, CABELLO J, et al. Robot-assisted partial nephrectomy: evaluation of learning curve for an experienced renal surgeon[J]. J Endourol, 2010, 24: 57−61.

[24] LARVERY H, SMALL A, SAMADI D, et al. Transition from laparoscopic to robotic partial nephrectomy: the learning curve for an experienced laparoscopic surgeon[J]. JSLS, 2011, 15: 291−297.

[25] MESEBURGER A, HERRMANN T, SHIRIAT S, et al. EAU guidelines on robotic and single-site surgery in urology[J]. Eur Urol, 2013, 64: 277−291.

[26] RODRIGUEZ E, CHITWOOD W. Robotics in cardiac surgery[J]. Scand J Surg, 2009, 98: 120−124.

[27] GATES B. A robot in every home[J]. Scientific American, 2007: 58−65.

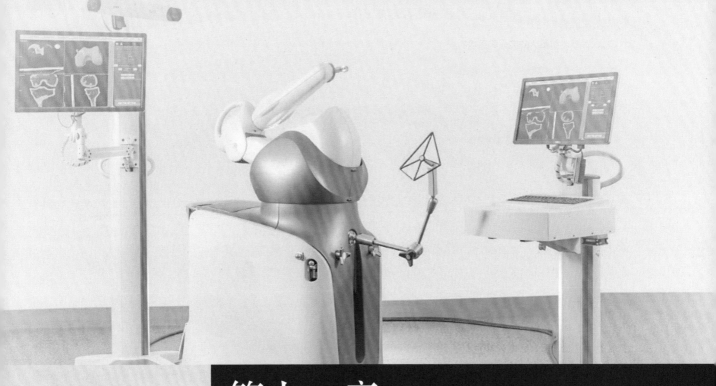

第十一章

机器人关节手术的卫生经济学问题

第一节　概　述

卫生经济学（又称健康经济学）是经济学的一个分支，关注的也是经济学的根本问题——如何合理配置资源。卫生经济学通过对疾病、治疗行为、医疗体系效率、疗法价值等方面的研究，探讨一个社会应该把多少资源用于医疗卫生，以及如何用最低的成本来提供尽可能满足社会需求的医疗卫生服务——即探索医疗投入的性价比。

从经济学视角来看，健康，不仅仅是人类生活的目标，更是人们用来实现和满足各类需求以及用以改变环境的一种资源，具有可衡量的价值。而人们为了获取或保有健康这一资源，则需要付出一定的成本。因此，在卫生经济学范畴下，健康乃是一种特殊的商品，有着可量化的交易代价。卫生经济学首先要探究的就是关于健康的经济学，例如：健康是如何被"生产"出来的？健康又如何影响着经济和社会发展？一个社会应如何在健康领域和其他领域之间分配资源？……

其次，卫生经济学也是一门关于医疗服务的经济学，它试图阐明医疗服务供给与需求的变化规律，医疗保险、医院、医生和医药产业的行为特点，以及如何在医疗卫生领域配置资源，去实现全社会享有的最优、最公平的健康。卫生经济学还关注医疗体制和医疗改革问题，例如中国近年来不断深化的医疗体制改革，就与卫生经济学息息相关（图 11-1-1）。

虽然卫生经济学涉及的范围十分广泛，但本章将重点叙述在开展关节外科手术机器人的过程中，那些与医务人员切身相关的疗效、成本和收费问题，即当下各国医疗制度最关心的"价值"问题。

关节手术机器人作为一种耀眼夺目的创新医疗技术，在过去二十几年的应用历程中，究竟为患者创造了什么样的利益？政府医保部门、医

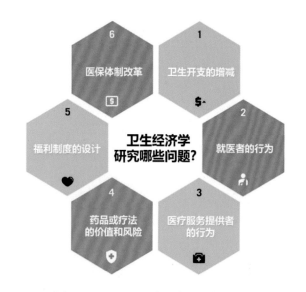

图 11-1-1　卫生经济学关注的各种问题

院、保险支付者和患者个人究竟应该为机器人手术的哪些部分支付费用？基于机器人所带来的利益，什么样的费用水平才是合理的？……这些不仅仅是各国患者和医务人员十分关心的话题，更是医保部门在确定机器人手术这一新疗法定价时的核心关注点。在我国，尤其是在党的十八大以来开展的深化医疗体制改革这一大背景下，适逢商业化手术机器人的井喷式涌现，国家医保部门作为创新疗法的购买者，必须坚持代表广大人民群众和患者的利益，既要用好有限的医保基金，又要推动创新技术造福患者和支持民族产业发展。为此，各国通行的很多药械经济学和卫生技术评估研究方法和工具都被用到了机器人新技术的价值判断中来，例如药品器械创新性评价、以成本-效果分析为主的增量效果比值的应用、医保基金预算影响分析、国际和国内参考价格比较、新适应证定价等。与此同时，医保部门、专家、企业和评价机构之间也已形成共识，在创新技术的医保支付和定价上，倾向于"以价值为基

础定价"（value-based pricing），即创新技术的价格不应主要取决于其研发、生产的成本，而应主要取决于其能为患者及社会带来多大的"价值"（图11-1-2）。这个价值可以是患者生命的延长和（或）患者生命质量的改善，即患者所获的"健康产出"；也可以是相关的成本节省；同时也会适当考虑患者劳动生产力的提高、社会公平性的兼顾。

$$价值 = \frac{患者全生命周期的健康产出}{周期内的全部医疗成本}$$

图11-1-2　医疗创新技术的价值评估理念

以关节手术机器人为例，为了评判这一创新技术是否具有优异的"性价比"，国际上通常采用质量调整生命年（quality adjusted life year, QALY）这一类指标作为衡量健康产出的金标准[1]，计算手术机器人相较于传统关节置换手术，每获得一个增量QALY所需支付的增量成本（即增量成本-效果比，incremental cost-effectiveness ratio, ICER）（图11-1-3），再将ICER与外部经济性阈

值进行比较，得出给定价格下是否具有经济性的科学结论[2-6]。QALY这一概念的引入，突出体现了患者生命+生活质量的进步观念（例如，一个长期卧床的中风患者和一个完全健康的人同样活一年，他们的生活质量是不一样的）。同样，对于关节置换术后的患者，如果不考量他们的生活质量，仅仅只看生存率或死亡率（mortality），或是只看感染等并发症的发生率（morbidity），我们可能根本无法看出差别。不过，对于"生活质量"的量化评定，则取决于不同的社会环境、法律条件、文化传统。例如，在某些特定的社会氛围下，人们觉得如果饱受晚期病痛的折磨，死亡反而比生存好，那么这种情况下的QALY衡量就会有不同的评价标准。

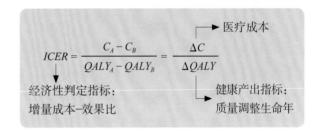

$$ICER = \frac{C_A - C_B}{QALY_A - QALY_B} = \frac{\Delta C}{\Delta QALY}$$

经济性判定指标：增量成本-效果比　健康产出指标：质量调整生命年　医疗成本

图11-1-3　新药或新器械经济性的评价方法

第二节　国外关节手术机器人的卫生经济学发现

机器人辅助的关节置换术，自21世纪初在临床开展以来，已有大量的文献证明其在提高假体放置精确度、恢复下肢力线、改善关节活动度和疼痛、提升患者满意度等方面，相较于传统的关节置换术有着显著的优势[7-10]。Emara等[11]学者曾对美国住院病患数据库在2008~2018年记录的650万例膝关节置换病例（包括全膝关节置换、单髁置换）进行分析，机器人辅助手术的患者的术后住院时间（length of stay, LOS）为2.0±1.4天，显著低于传统关节置换的2.5±1.8天（P<0.001）；与假体相关的术后并发症（脱

位、假体周围骨折、假体感染、伤口问题）发生率也显著低于传统置换。在这项研究数据覆盖的10年中，美国膝关节置换采用手术机器人辅助的比率迅猛提升（2008年仅0.1%，2018年增至4.3%），该研究的作者预言：到2030年，全美膝关节置换采用机器人辅助的比率将达到50%。另有一项资料显示[12]：在美国纽约州的27家医院，2013年关节机器人的手术例数比2009年增长了500%。

在此过程中，机器人辅助手术的并发症也得到了全面的认识。在各类手术中，机器人辅助

的单髁置换术后总体并发症发生率相对较低，最常见的是浅表或深部感染，与传统单髁置换相比，浅表或深部感染率并无显著性差异[13]，术后早期的非计划二次手术率也无显著性差异[14]。机器人辅助的全膝关节置换术后常见的并发症有：关节纤维化及需要手法松解的关节僵硬，报道的发生率介于0%～7.5%；浅表或深部感染，发生率为0%～1.4%，其中深部感染的发生率为0.15%，较浅表感染发生率稍低；手术切口愈合不良，发生率为0%～2.5%。在针道相关的各种并发症中，针道骨折、针道浅表感染和针道深部骨髓炎的总体发生率据报道为0%～1.4%，其中针道骨折是所有针道相关不良反应中最常见的，占比高达81%，且以胫骨侧为多（约69%）。机器人全膝关节置换术后骨化性肌炎、动脉损伤致血肿的发病率极低，偶见个案报道。机器人术后的膝关节翻修率总体较低[15]。同传统的人工膝关节置换相比，机器人术后的关节纤维化、感染、切口愈合不良率并无显著性差异，但相对而言具备更高的风险系数。手术中出现针道松动导致机器人手术失败因而中转为传统全膝关节置换的发生率为1.4%，占到整个机器人辅助手术并发症发生率的40%。

机器人辅助的全髋关节置换术通常带来的并发症有术中和术后两类。术中常见并发症为股骨近端骨折；术后并发症主要是脱位、浅表及深部感染、假体松动以致翻修、神经损伤/麻痹、下肢深静脉血栓、大腿疼痛、骨化性肌炎等。大量文献表明，与传统全髋关节置换相比，机器人辅助手术的术中并发症发生率更低，术后并发症则大致相当[16, 17]，但机器人辅助的全髋关节置换术后似乎较传统技术更容易出现Trendelenburg征（提示臀中肌功能欠佳）。与此同时，少数机器人辅助的手术会因为各种术中意外，需要转为传统手术。

以上并发症是机器人这一技术带来的医学层面的"代价"，这些"代价"可以为医院、医生和医保机构做决策提供重要参考[6]。通常认为，

开展关节手术机器人技术，给一家医疗机构带来的可见成本有：①机器人设备的购置费用；②设备的日常维护和工程师人力成本；③机器人带来的手术时间或手术室占用时间延长成本；④机器人关节置换术后的再手术发生率；⑤机器人相关的术后感染率；⑥术后住院时间；⑦机器人相关耗材和工具的费用[18]。除此之外，一个创新技术所带来的成本，还包括医学以外的经济学、社会学、伦理学等方面成本。譬如开展机器人手术带来的患者口碑、社会形象等，也可算作是新技术制造的无形价值，但同时也可能是成本。

在医保和患者端，更加直观的评判指标无疑是手术机器人带来的费用负担。在这个问题上，目前西方的不同研究给出了相左的说法[19-22]。Cool等[23]研究发现，机器人辅助的膝关节置换患者，其90天的阶段治疗费用［episode of care cost，指患者为某个疾病或是疾病的某一次发作（episode）而接受的全部诊疗项目的费用］显著低于传统膝关节置换，原因是机器人手术的住院时间更短，术后并发症（以及相应的医疗费用）更少。2019年的另一项研究[24]也得出了有利于手术机器人的结论：机器人膝关节置换组患者的90天总费用为28 943美元，低于常规置换组的31 028美元（$P=0.05$）。然而，2023年的一组90天观察对机器人辅助膝关节置换的人均可变成本[21]（variable direct costs, VDC，包括手术室成本、治疗消耗品成本、照护成本、住院成本，以及90天之内的再手术花费）进行评估后，发现相较于传统手术高出24%～28%；辅助耗材的成本更是高于传统手术42%。不过作者坦言，该项研究使用的乃是医院更加关注的"可变成本"，尚不能直接等同于医保和患者所支付的费用。

新加坡中央医院采用卫生经济学领域常用的Markov决策模型（图11-2-1），对该院历史上500例65岁以上的全膝关节置换患者进行分析[25]，发现机器人组的总价值收益是13.34个QALY，传统置换组的收益为13.31个QALY，结论是：接受机器人手术的患者，平均每人相较

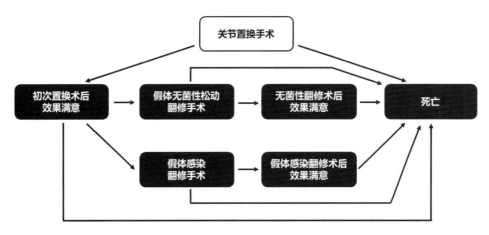

图 11-2-1　采用卫生经济学领域常用的 Markov 模型，对机器人辅助的全膝关节置换和传统置换进行价值收益比较

于传统手术多获得了 0.03 个 QALY 的收益，但需为此多付 128 526 新加坡元 /QALY 的代价。根据全球权威卫生经济学研究机构——英国国家卫生与医疗优化研究所（National Institute for Health and Care Excellence, NICE）的观点，在临床上因一个创新疗法而增加 1 个 QALY 收益，合理的成本上限应该是 20 000 英镑（约合 35 686 新加坡元 /QALY）。由此，该院认为在新加坡医疗环境下，使用机器人辅助的全膝关节置换所带来的 ICER 超出了合理成本的上限，不能被认为是一种具备卫生经济学价值的疗法。

近年来，研究者们还将视线投注于以往人们较少关注的一个问题——患者的辐照暴露风险[26]。目前市售的大多数关节手术机器人，都需要在术前进行专门的 CT 或 X 线检查，用于机器人的数据分析和手术规划。因此，尽管有海量的文献及 meta 分析表明机器人辅助的关节置换术能够呈现出更加满意的术后影像结果[27, 28]，但这与患者增加的辐照暴露伤害相比，收益是否远远大过代价？ Ponzio 和 Lonner[29] 发现单髁置换所需的术前 CT，将使患者增加 4.8±3.0 mSv 剂量的照射，相当于 48 次胸部 X 线摄片。该研究还发现，在机器人手术的患者中，大约有 1/4 的患者会多做一次甚至多次 CT 扫描，实际接受的辐照剂量达到了 103 mSv，而医学界公认的辐照致癌剂量则是 10 ～ 100 mSv。

第三节　我国机器人关节手术的卫生经济学相关思考

任何一项卫生经济学研究的开展，都会受制于社会环境、医疗体制、诊疗行为、考察时段等诸多变量，研究者也很难将所有可能的影响因素都纳入考量，从而得出放之四海而皆准的定论。例如，研究所涉及的手术机器人价格的高低、不同地区医疗服务费用的水准，以及观察窗口的长短，都会显著改变"价值"评估的结果。从西方发达国家的一系列卫生经济学研究报道来看，关节手术机器人这门技术仍在高速普及之中，在可见的未来十年中依然将迅猛增长，但医疗机构、医保决策者和医者对它的认识也更趋于理性，并通过更多、更科学的卫生经济学研究，来寻找这项技术最具价值回报的应用场景。

我国的国情迥异于前述的这些发达国家，对

手术机器人"价值"的定义，也势必有着我国特有的一些标准。但总的来说，要求机器人这项新技术不仅造福于患者，同时有益于全民医保和医疗机构的良性运营，这个原则是不可动摇的。为此，我们需要立足本国实际情况，在关节手术机器人的热潮之下，保持一份冷静，思考以下几个方面的问题。

一、医院端：手术机器人的成本问题

关节手术机器人作为一项新型治疗技术，最大的一项成本无疑是设备购置（含装机）费用。尤其是在我国，绝大部分关节置换手术都是由各级公立医疗机构开展的，公立医院动用国家经费购置手术机器人装备，必须从经济的角度，认真评估相应的产出回报。目前国际上已获批上市的主流骨科手术机器人，大多已在中国获证（或即将获证），这些设备在西方国家的售价虽然因医疗机构而异，但 2022—2023 年的记录显示[30]：Mazor's Renaissance 脊柱手术机器人售价约 550 000 美元 / 台，一次性使用耗材价格为 1 500 美元 / 例手术，外加每年 55 000 美元的维护和服务费用。同类产品如 ROSA 脊柱手术机器人每套售价约 700 000 美元；Excelsius GPS 机器人装机总费用为 1 000 000 ～ 1 500 000 美元。

关节手术机器人在西方国家的定价略高，MAKO 机器人装机售价在 800 000 ～ 1 200 000 美元之间，每年维护和服务费用 20 000 ～ 150 000 美元不等，每例手术的耗材收费约为 1 000 美元。欧盟国家的机器人售价低于美国，美国市场售价 1 000 000 美元的设备，欧洲地区售价约为 545 000 美元。

前文所引用的多项西方卫生经济学研究，都是基于这些设备定价而展开的。新加坡中央医院的研究基于的是单次收费模式[25]，更多考量了每一例手术的价格（该国机器人辅助的初次置换每例 23 836 新加坡元，常规初次置换 20 105 新加坡元，术后无菌性松动翻修每例 23 916 新加坡元，感染翻修 62 796 新加坡元）。可见，我国目前的机器人关节置换手术情形与西方恰恰相反——设备（进口设备）的装机价格显著高于其原产国；而医疗服务的价格却很低。

医院端的设备装机初始费用，是决定新技术开展之后效益高低的最基本因素，医院购入手术机器人这一昂贵设备后，需考虑设备使用率、维护成本、患者口碑和社会影响等，实现机器人设备的高产出回报。与此同时，医院的设备购置费用，也将部分地以"开机费"等形式，转由政府医保、患者个人或其他支付机构承担。因此，进口手术机器人在中国市场的合理定价将有助于缓解这一压力。与此同时，各种国产手术机器人也应同等重视产品性能和市场定价，去努力创造等同于，甚至优于进口机器人的临床价值，并通过高质量的临床研究、治疗证据、卫生经济学结果加以佐证。

二、支付端：机器人关节手术的收费和报销问题

我国骨科手术机器人的收费模式与国际上大体一致，分为三个部分：设备、耗材、服务。设备及装机费用如前所述；耗材通常包括每次机器人辅助手术所需用的一次性工具（基座、跟踪器、连接器、标定器、导引管、工作套筒、固定器等）；机器人的服务费用通常按年购买。患者接受机器人辅助的关节手术，所需支付费用包含：① 手术机器人"开机费"；② 一次性工具和耗材；③ 医务人员的专业劳动收费；④ 人工关节假体、影像学等检查费用。

我国一、二线城市开展的全膝关节传统置换，收费标准是 3 000 元 / 次左右，目前各级医保部门为机器人手术采取的收费方式，通常是在传统手术收费标准的基础上加收 30% ～ 80% 不等（不含人工关节假体等费用），个别地区允许加收金额略高。所谓"开机费"一项，在不同省市的做法则差异较大，且时有调整。如按国际领

先的几种关节手术机器人为例（学习曲线和临床效果可视作与国外一致），医院按目前市场价购置后，即便每年使用 150～200 台之多，其设备硬件分摊、日常维护加每台手术耗材的成本，已显著超过医保支付的上限。

创新技术的医保支付，首先要考虑支付政策的普惠性、公平性，加之我国人口众多，还有大量的患者需要国家医保的帮助，去解决其他大病、慢病问题。因此，尽管关节手术机器人在发达国家取得了不菲的临床成效，但在中国国情下，依然需要呈现更强有力的、立足我国国情的卫生经济学证据，以帮助决策部门持续调整政策，推动机器人技术在我国的良性可持续发展。

三、其他：基层医疗水平提升、本土机器人产业成长等问题

我国地域辽阔，农村和内陆地区患者众多，且医学水平发展极不均衡。以人工关节手术为例，目前广大三、四线以下城市的整体水平依然不尽人意，尤其是在膝关节置换、关节假体翻修等手术上，仍存在普遍的技术挑战。而随着老龄化进程，基层和内陆地区的关节病患治疗需求将远远超过大城市。手术机器人理念的出现，对于快速提升我国基层的关节手术质量，无疑有着极大帮助。为此，如能显著提升目前手术机器人的成本效益比，让手术机器人真正成为基层医院用得起、基层患者付得起、医保农合全覆盖的利器，实现关节手术不出县的目标，无疑将带来远超账面量化数额的深远回报。

与此同时，本土手术机器人企业应找准自身定位，或与进口产品争夺国际市场；或是立足中国国情，瞄准我国基层需求，开发性能优良的创新产品。与此同时，本土企业应高度重视其每一代手术机器人新产品的卫生经济学表现，在新医改的时代获得其应有的发展空间。

参 考 文 献

[1] GOLD M. Panel on cost-effectiveness in health and medicine[J]. Medical care, 1996, DS197−DS199.

[2] VERMUE H, et al. Can robot-assisted total knee arthroplasty be a cost-effective procedure? A Markov decision analysis[J]. Knee, 2021, 29: 345−352.

[3] HUA Y, SALCEDO J. Cost-effectiveness analysis of robotic-arm assisted total knee arthroplasty[J]. PLoS One, 2022, 17(11): e0277980.

[4] CLEMENT N D, DEEHAN D J, PATTON J T. Robot-assisted unicompartmental knee arthroplasty for patients with isolated medial compartment osteoarthritis is cost-effective: a Markov decision analysis[J]. The Bone & Joint Journal, 2019, 101(9): 1063−1070.

[5] SWANK M L, et al. Technology and cost-effectiveness in knee arthroplasty: computer navigation and robotics[J]. Am J Orthop (Belle Mead NJ), 2009, 38(2 Suppl): 32−36.

[6] CHEN K K, et al. Cost-effectiveness analysis of robotic arthroplasty[M]// LONNER J H. Robotics in knee and hip arthroplasty: current concepts, techniques and emerging uses. Springer, 2019: 67−74.

[7] KAYANI B, et al. Robotic-arm assisted total knee arthroplasty is associated with improved early functional recovery and reduced time to hospital discharge compared with conventional jig-based total knee arthroplasty: a prospective cohort study[J]. The Bone & Joint Journal, 2018, 100(7): 930−937.

[8] Smith A F, et al. Improved patient satisfaction following robotic-assisted total knee arthroplasty[J]. The Journal of Knee Surgery, 2021, 34(07): 730−738.

[9] LONNER J H, FILLINGHAM Y A. Pros and cons: a balanced view of robotics in knee arthroplasty[J]. The Journal of Arthroplasty, 2018, 33(7): 2007−2013.

[10] LI Z, et al. HURWA robotic-assisted total knee arthroplasty improves component positioning and alignment — a prospective randomized and multicenter study[J]. Journal of Orthopaedic Translation, 2022, 33: 31−40.

[11] EMARA A K, et al. Robotic-arm-assisted knee arthroplasty associated with favorable in-hospital metrics and exponentially rising adoption compared with manual knee arthroplasty[J]. JAAOS-Journal of the American Academy of

Orthopaedic Surgeons, 2021, 29(24): e1328−e1342.

[12] Naziri Q, et al. The trends in robotic-assisted knee arthroplasty: a statewide database study[J]. J Orthop, 2019, 16: 298−301.

[13] LI C, et al. Robotic-arm assisted versus conventional technique for total knee arthroplasty: early results of a prospective single centre study[J]. International Orthopaedics, 2022, 46(6): 1331−1338.

[14] EZEOKOLI E U, et al. Index surgery and ninety day re-operation cost comparison of robotic-assisted versus manual total knee arthroplasty[J]. Int Orthop, 2023, 47(2): 359−364.

[15] RAJAN P V, et al. The cost-effectiveness of robotic-assisted versus manual total knee arthroplasty: a Markov model-based evaluation[J]. J Am Acad Orthop Surg, 2022, 30(4): 168−176.

[16] KIM Y H, YOON S H, PARK J W. Does robotic-assisted TKA result in better outcome scores or long-term survivorship than conventional TKA? A randomized, controlled trial[J]. Clinical Orthopaedics and Related Research, 2020, 478(2): 266−275.

[17] CHO K J, et al. Robotic versus conventional primary total knee arthroplasty: clinical and radiological long-term results with a minimum follow-up of ten years[J]. International Orthopaedics, 2019, 43: 1345−1354.

[18] FANG C J, et al. Total knee arthroplasty hospital costs by time-driven activity-based costing: robotic vs conventional[J]. Arthroplasty Today, 2022, 13: 43−47.

[19] COTTER E J, WANG J, ILLGEN R L. Comparative cost analysis of robotic-assisted and jig-based manual primary total knee arthroplasty[J]. The Journal of Knee Surgery, 2022, 35(02): 176−184.

[20] ARCHER A, et al. Lengths of stay and discharge dispositions after total knee arthroplasty: a comparison of robotic-assisted and manual techniques[J]. The Journal of Knee Surgery, 2023, 36(04): 404−410.

[21] SYPHER K, LI H F, MICHAEL G T. Robotic vs manual total knee arthroplasty in high volume surgeons: a comparison of cost and quality metrics[J]. Articles, Abstracts, and Reports, 2021.

[22] MONT M A, et al. Health care utilization and payer cost analysis of robotic arm assisted total knee arthroplasty at 30, 60, and 90 days[J]. The Journal of Knee Surgery, 2021, 34(03): 328−337.

[23] COOL C L, et al. A 90-day episode-of-care cost analysis of robotic-arm assisted total knee arthroplasty[J]. Journal of Comparative Effectiveness Research, 2019, 8(5): 327−336.

[24] PONZIO D Y, LONNER J H. Preoperative mapping in unicompartmental knee arthroplasty using computed tomography scans is associated with radiation exposure and carries high cost[J]. The Journal of Arthroplasty, 2015, 30(6): 964−967.

[25] ZHANG J J, et al. Cost-effectiveness of robot-assisted total knee arthroplasty: a Markov decision analysis[J]. The Journal of Arthroplasty, 2023, 38(8): 1434−1437.

[26] LIN E C. Radiation risk from medical imaging[J]. Mayo Clinic Proceedings, 2010.

[27] AGARWAL N, et al. Clinical and radiological outcomes in robotic-assisted total knee arthroplasty: a systematic review and meta-analysis[J]. The Journal of Arthroplasty, 2020, 35(11): 3393−3409. e2.

[28] REN Y, et al. Efficacy and reliability of active robotic-assisted total knee arthroplasty compared with conventional total knee arthroplasty: a systematic review and meta-analysis[J]. Postgraduate Medical Journal, 2019, 95(1121): 125−133.

[29] CHUN Y S, et al. Causes and patterns of aborting a robot-assisted arthroplasty[J]. The Journal of Arthroplasty, 2011, 26(4): 621−625.

[30] VO C D, et al. Robotic spine surgery: current state in minimally invasive surgery[J]. Global Spine Journal, 2020, 10(2_ suppl): 34S−40S.